Sanming Healthcare Reform

A Decade-long Practice

三明医改十年实践

组织编写　福建省医药卫生体制改革研究会
主　　编　明　强

中国科学技术出版社
·北　京·

图书在版编目（CIP）数据

三明医改十年实践 / 明强主编 . -- 北京：中国科学技术出版社，2025. 3. -- ISBN 978-7-5236-1210-1（2025.6 重印）

Ⅰ. R199.2

中国国家版本馆 CIP 数据核字第 2024CA9939 号

策划编辑 宗俊琳
责任编辑 王久红　宗俊琳
文字编辑 方金林
装帧设计 佳木水轩
责任印制 徐　飞

出　　版 中国科学技术出版社
发　　行 中国科学技术出版社有限公司
地　　址 北京市海淀区中关村南大街 16 号
邮　　编 100081
发行电话 010-62173865
传　　真 010-62179148
网　　址 http://www.cspbooks.com.cn

开　　本 787mm × 1092mm　1/16
字　　数 398 千字
印　　张 18.75
版　　次 2025 年 3 月第 1 版
印　　次 2025 年 6 月第 2 次印刷
印　　刷 北京博海升彩色印刷有限公司
书　　号 ISBN 978-7-5236-1210-1/R · 3405
定　　价 138.00 元

编委会名单

组织编写　福建省医药卫生体制改革研究会

编委会主任　李　红

主　　编　明　强

副 主 编　陈　旻　戴　悦　吴胤歆

编　　者（以姓氏拼音为序）

陈　楚　陈　旻　陈学宇　戴　悦

郭昱君　康莉莉　明　强　涂饶萍

吴胤歆　张晨韵　张雪晖

内容提要

福建省三明市秉承人民至上、敢为人先的精神，在长期改革实践中探索、形成和发展起来的三明医改经验，为我国深化医改蹚出了路子、树立了典型。三明医改经历了实践、认识、再实践、再认识，不断总结提高和完善的过程，先后多次得到党中央、国务院的肯定，是经过了实践证明的可学习、可借鉴、可推广的经验。

本书选择"三明医改十年实践"为主题，在把握和理解新时代、新思想、新要求精神的基础上，依据深化医药卫生体制改革和医疗卫生服务体系高质量发展的推进方向和要求，对三明十年医改的全貌进行实事求是的描述。书中从历史背景、改革路径与方法、改革成效等方面，对三明建立高效有力的医改领导机制，推动医疗、医保、医药"三医联动"改革，治理药品购销领域秩序，创新医保管理体制，深化公立医院运行机制改革及建立县域紧密型医共体等重大改革，进行了系统、全方位、多维度的总结、提炼与阐释。同时，本书还注重从三明医改案例中获得启发，并进一步深入思考，提出前瞻性的改革建议和意见，以期为推进深化医改工作贡献有价值的参考和力所能及的帮助。

序

在中国特色社会主义现代化建设的进程中，深化医药卫生体制改革，一直是一项艰巨而繁重的任务。作为一名经历过我国医药卫生事业改革发展的老兵，我深知医药卫生体制改革涉及亿万民众的健康福祉，也涉及广大医药卫生工作者的切身利益，情况非常复杂，不可能一蹴而就，需要不断地探索和创新，才能逐步健全和完善。在推进医改的进程中，福建省三明市为我们提供了可借鉴的宝贵经验。今天，我们回顾三明医改十年的历程，不仅要看到他们取得的成绩，更要看到他们改革的勇气、思路、智慧和力量。

2009 年，我国启动了新一轮的医药卫生体制改革。十五年来，三明市以其敢为人先的精神和求真务实的作风，一直站立在医改的潮头，为全国所瞩目。三明医改坚持人民至上的理念，勇于触动医药体制存在的痼疾，积极探索符合实际的改革路径，努力解决医药卫生服务中存在的突出问题。习近平总书记高度评价三明医改是“人民至上、敢为人先”。这八个字不仅是对三明医改经验的充分肯定，也为全国的医改指明了方向。

为了系统总结三明医改的实践经验，福建省医药卫生体制改革研究会与三明市有关部门密切合作，启动了《三明医改十年实践》的编写工作。福建省医药卫生体制改革研究会作为全国唯一致力于医改研究的省级社团组织，聚集了一批热衷于医药卫生体制改革的有志之士，包括福建和三明医改的组织者、推动者、实践者和支持者。他们怀着对人民健康的热爱和对深化医改的执着，克服种种困难，深入三明各县（市、区），收集了大量真实的原始资料和数据，出色地完成了本书的编写任务。

《三明医改十年实践》具有强烈的纪实属性。全书共 7 章，分为总报告和专题报告两个部分。总报告为全书的纲领，专题报告则对主要观点进行深入研究和论述。该书客观、真实地再现了三明十年医改的全貌，展示了三明医改的基本思路和有效途径，论证了三明医改的理论依据，提出了一些建设性建议。本书采用通俗易懂的方式，力求让更多关心医改的朋友了解三明、读懂三明，增强对三明医改的认同感。

三明医改既是健康政策的完善，更是服务理念的更新，为各地提供了有益的借鉴，树立了学习的榜样。三明医改的成功，在于始终坚持以人民为中心的宗旨，把维护人民健康权益放在第一位。三明的实践还告诉我们，只要明确目标、坚定信心、求真务实、扎实推进，就一定能够走出一条符合中国国情和民众意愿的医改之路。

我曾经三次赴三明调研医改，衷心希望这部《三明医改十年实践》能够成为各地学习和借鉴三明医改经验的重要参考，不断深化我国医药卫生体制改革，为实现健康中国战略的宏伟目标做出积极的贡献。

高强

前　言

三明医改历经十多年，成效显著，得到党中央、国务院大力支持和充分肯定。在 2016 年 2 月 23 日、2017 年 3 月 24 日，习近平总书记主持十八届中央全面深化改革领导小组第二十一次和第三十三次会议，听取并肯定了三明医改工作，并指出“三明医改方向是正确的，成效是明显的，要注意推广”。2019 年 7 月 24 日在十九届中央全面深化改革委员会第九次会议上，习近平总书记再次强调要总结、推广三明医改经验。2021 年 3 月 23 日，习近平总书记赴闽考察，在三明市沙县总医院指出，三明医改体现了“人民至上、敢为人先”的精神，三明经验“值得各地因地制宜借鉴”。习近平总书记的肯定给予了三明巨大的鼓舞和鞭策。

十多年来，三明坚持以人民为中心的发展思想，从人民利益出发谋划改革，把增强人民群众的获得感、幸福感、安全感作为改革的目标，坚持目标和问题导向，敢为人先，勇于创新，闯出了一条符合三明实际的医改之路。基于党中央、国务院推广三明医改经验的要求和各地学习三明医改经验的实际情况，福建省医药卫生体制改革研究会决定组织编写并出版《三明医改十年实践》一书，为全国推广三明医改经验做有益的铺垫和提供有价值的实践素材，以期为实现健康中国战略、推进中国式现代化新征程贡献绵薄之力。

在编写过程中，我们得到了来自国家卫生健康委员会、国家医疗保障局、清华大学、北京大学、福建医科大学等专家、学者，以及福建省、三明市卫生健康主管部门、医疗机构的大力支持，也得到了福建省医改亲历者的鼎力相助。在此，向支持和参与本书编写的各方面人士致以衷心的感谢！

最后，由于水平有限，书中一些观点难免存在一些局限性，恳请读者不吝赐教，以便再版时修正。

明　强

目　录

导 语

摘要：新一轮医改以来，三明市坚持人民至上的执政理念，坚持以人民为中心的发展思想，从人民利益出发谋划改革，把增强人民群众的获得感、幸福感、安全感作为改革的目标，坚持目标导向和问题导向，敢为人先，勇于创新，通过“治混乱、堵浪费”“建章程、立制度”“治未病、大健康”等阶段性措施，因地制宜地探索出一条医改之路。其建立高效有力的医改领导体制和组织推进机制，推动医疗、医保、医药“三医联动”改革以保持改革系统性、整体性、协同性，推进医保管理体制和制度创新、药品集中带量采购、医疗服务价格改革、医保支付方式改革、公立医院薪酬制度改革，建立县域紧密型医共体等改革经验，得到国家认可并上升为国家政策予以推广。

关键词：医改；“三医联动”改革；三明实践

三明医改的突出特征是以问题为导向，遇到什么问题就解决什么问题，是实践性和针对性很强的改革。

三明医改经验是一个实践、认识、再实践、再认识的过程，是一个不断总结、提高、完善、成熟的过程，是国家、福建省、三明市和社会共同努力探索的结果。三明医改经验需要正面诠释和广泛宣传，增加社会的认同感和百姓的共识度。我们了解三明医改经验形成、总结与推广的过程，就会对三明医改经验有一个新认识，就不会一边享受三明医改带来的成果，一边对三明医改经验持否定态度，提出这样、那样的质疑。学习三明医改经验不是简单的复制、依样画葫芦的照搬照套，也不是蜻蜓点水般地学习而无所作为，更不是从一个单位或个人的角度看待三明医改经验，存在畏难情绪。因此，学习、借鉴、推广三明医改经验，首要解决的是党委、政府改革的政治决心，学习其人民至上、敢为人先的改革精神，借鉴其以问题和目标为导向，注重改革的整体性、系统性、协同性的改革实践，而不应纠结于三明医改措施在当地是否行得通的枝节问题上；要通过三明医改经验启发思路，改变观念，从本地实际出发，找准问题所在，因地制宜地提出切实可行的解决办法与措施，不折不扣贯彻落实好国务院深化医药卫生体制改革领导小组《关于进一步推广福建省和三明市深化医药卫生体制改革经验的通知》，以及相关部委推广三明经验的文件要求，真正树立人民至上的执政理念，发扬敢为人先的精神，敢于突破体制机制障碍，走出一条符合当地实际的医改之路，造福人民群众。

习近平总书记指出：“共产党做事的一个指导思想就是尊重群众首创精神，群众是真正的英雄。”我们推进改革要坚持顶层设计和基层探索相统一，对重大改革要坚持试点先行，取得经验后再推广。摸着石头过河的改革方法论没有过时，也不会过时。三明医改始终把维护医疗卫生事业公益性摆在首位，发扬基层首创精神，通过医疗、医保、医药“三医联动”改革，创造出了可学习、可推广、可借鉴的三明医改经验，得到了党中央、国务院的充分认可。今天，我们回顾三明医改的历程，或许会觉得平淡无奇，是顺理成章的事，但如果站在当时的政策环境和对医改认识的条件来看，就会更加深刻领会习近平总书记评价三明医改体现“人民至上、敢为人先”的丰富内涵，就一定会为三明医改点赞，并油然产生敬佩之心。我们希望并有理由相信三明市将继续保持“人民至上、敢为人先”的改革初心，在医改新征程中创造出新成绩，为我国医改提供新经验。

第1章　三明医改十年实践探索

摘要：新一轮医改以来，三明市坚持人民至上的执政理念，坚持以人民为中心的发展思想，从人民利益出发谋划改革，把增强人民群众的获得感、幸福感、安全感作为改革的目标，坚持目标导向和问题导向，敢为人先，勇于创新，建立了高效有力的医改领导体制和组织推进机制，医疗、医保、医药“三医联动”改革，医保管理体制制度改革，药品集中带量采购，医疗服务价格改革，医保支付方式改革，公立医院薪酬制度改革，县域紧密型医疗卫生共同体（简称总医院，下同）建设等改革经验，因地制宜地探索出了一条符合实际的医改之路，得到党中央、国务院的充分认可，并上升为国家政策予以推广。习近平总书记在中央深改组第二十一次、第二十七次、第三十三次会议和中央深改委第九次会议上充分肯定了三明医改。2021年3月23日，习近平总书记在福建省三明市沙县总医院考察时指出“人民健康是社会主义现代化的重要标志”“三明医改体现了人民至上、敢为人先，其经验值得各地因地制宜借鉴”。

关键词：医改；三明医改；实践

一、三明市概况

三明市地处福建省中北部，武夷山脉和戴云山脉之间，总面积2.3万平方千米，辖永安市1市，三元区、沙县区2区，明溪县、清流县、宁化县、建宁县、泰宁县、将乐县、尤溪县、大田县8县，人口287万人。2022年，全市生产总值3110.14亿元；地方一般公共预算收入111.35亿元；城镇、农村居民人均可支配收入分别为44 627元、23 228元。

截至2022年，全市共有医疗卫生机构2642个，其中，公立医院31个，乡镇卫生院124个，村卫生所1749个，公共卫生机构36个。每千常住人口医疗机构床位数6.86张，每千常住人口执业（助理）医师3.04人、注册护士3.72人，每万常住人口公共卫生人员5.65人、全科医生数5.32人。城乡居民人均预期寿命为80.18岁，甲乙类传染病发病率为240.83/10万，婴儿死亡率为2.62‰，5岁以下儿童死亡率为4.4‰，孕产妇死亡率为11.15/10万。

三明市是毛主席诗赞“风展红旗如画”的中央苏区核心区、中央红军长征的四个出发地之一，全市3.7万人参加红军，1.12万人参加长征，到达陕北仅剩76人，为中国革命胜利作出了重大贡献，2021年1月，三明市被国务院列入革命老区高质量发展示范区。

早在苏区时期，三明市各级地方苏维埃政府在战争频繁，经费、物资和人员缺乏的情况下，仍十分重视群众健康，关心群众疾苦，为解决红军和群众治病问题，发动苏区军民，招收当地郎中、土医、教会医护人员，利用百姓闲置的祖厝、祠堂、宗教场所和山洞，设立红军医院、红色医院、卫生诊疗所、苏区中药铺和兵站医院等，设立卫生委员会和卫生小组，开展卫生竞赛，宣传卫生常识，提高群众防病意识，探索符合当时实际情况的医疗卫生工作路子。

三明市又是一座具有改革创新基因的城市，全国群众性精神文明创建活动发源于三明市，习近平总书记在2015年会见全国文明城市先进代表时指出："新时期的精神文明建设是从三明开始的"。三明市创新探索集体林权制度改革，形成了众人皆知的"三明林改"经验。2021年3月23日，习近平总书记在三明市沙县考察时指出："集体林权制度改革，三明是重要策源地"。不忘初心和使命，勇于探索和蓬勃的创新活力是三明市改革的内在动力，是孕育三明医改敢闯、敢试、敢为人先的精神沃土。同样，三明医改所取得的成绩，与三明市这块红色土地和这片改革热土是分不开的，它为三明医改的探索、实践与发展提供了重要支撑和良好环境。

医药卫生事业关系人民的健康，关系千家万户的幸福，是重大民生问题。深化医药卫生体制改革是一项涉及面广、难度大的社会系统工程，是一项十分复杂艰巨的任务。2009年中共中央、国务院印发了《关于深化医药卫生体制改革的意见》，启动新一轮医改。三明市按照党中央、国务院及福建省委和省政府的部署，积极推进基本医疗保障制度建设，建立基本药物制度，健全基层医疗卫生服务体系，促进基本公共卫生服务逐步均等化等改革，建立了新型农村合作医疗（简称新农合，下同）和城镇居民医疗保险，基本解决了基层医疗卫生机构人员和运行经费保障问题，基本做到城乡居民公共卫生服务均等化，经过两年的医改取得了初步成效，但在如何有效解决群众"看病难""看病贵"问题上没有取得进展。其突出表现在：一是全市城镇职工医保基金收支不平衡，收不抵支，亏损严重，2010年、2011年全市城镇职工医保统筹基金收支亏损分别为1.44亿元和2.1亿元，分别占当年全市地方公共财政收入的2.9%、3.2%，职工医保基金欠付全市22家公立医院医药费1748.64万元，财政无力兜底。二是因为"看病贵"，群众有病不敢看、没钱看，小病拖成大病、大病拖成重病，出现"因病致贫、因病返贫"问题，公立医院的逐利性影响了医务人员的医疗服务行为，过度医疗影响了医疗服务质量安全，患者不满意，医患缺乏沟通平台，医患关系紧张，医疗纠纷频发，影响社会和谐稳定和公立医院、医务人员形象。针对存在的问题，三明市委市政府及主要领导认为，如果按部就班，跟着上级改革部署走，改革的步子会稳一些，社会的震动会小一点，但不能有效解决三明市面临的问题，必须秉承三明敢为人先的改革精神，另辟蹊径，以问题为导向，因地制宜找到改革的突破口，闯出一条符合三明实际的医改之路。

二、医改领导推进机制

新医改启动之初，三明市委市政府对于如何解决城镇职工医保基金收支不平衡、亏损严重、医患关系紧张、医疗纠纷频发等问题，有明确和清醒的认识。他们认为这些问题的源头是公立医院逐利机制所造成的，必须从公立医院改革入手。然而，公立医院是医改重中之重，是最难啃的“硬骨头”，其涉及的部门多，牵扯的利益面广，面临的问题复杂，况且公立医院改革路径尚不明晰，全国没有可借鉴的经验，要从公立医院入手改革困难重重，会遇到很多干扰和阻力。当时，按照国家医改部署，公立医院改革处于试点阶段，且当时三明市并未列入国家公立医院改革试点单位。虽然困难重重，但三明市委市政府认为不能坐视群众就医之苦不管，决定在全国率先以设区市为单位整体推进全市公立医院改革。面对如此艰巨复杂的改革，只有建立起一个务实、高效和强有力的医改领导推进机制，才能为改革提供坚强有力的领导组织保证。

（一）明确党委政府推进医改的主体责任

三明市委市政府认识到医改是民生领域的首要改革，是一项系统工程，必须作为头等大事来抓。为此，首先，明确改革的主体是各级党委、政府，要求各级领导干部要树立人民至上的执政理念，坚定改革信心和决心，不绕弯子，不回避矛盾，敢于直面和勇于突破体制机制的桎梏。在长达十年的改革中，三明市委市政府主要领导更替过多任，但始终都将医改作为改革的重中之重工作来抓，一茬接着一茬干，一张蓝图绘到底。其次，为了真正落实政府推动医改的责任，三明市在改革启动之时，就将原涉及医改的医疗、医保、医药所属的部门，即卫生、人社、药监部门归由政府同一位领导分管，实现了“三医联动”改革机制在领导分工层面上的统一，这是三明市建立高效运作的医改推进机制的重要一环。

（二）超常规设置医改领导小组

按惯例医改领导小组是非常设的议事协调机构，没有决策和执行的职权，但三明市认为医改专业性强，难懂且不易操作，不能走层层递交报告、逐级研究讨论决定的常规程序，务必赋予医改领导小组超常规的职责和权力，才能保证医改的成果落地。为此，三明市在医改领导小组的机构、职能设置上进行了大胆突破，即授权医改领导小组医改工作决策和执行职权。同时，在福建省的部署下，三明市医改领导小组办公室（简称医改办，下同）设在政府，这在当时的全国是唯一的。尽管在十年改革过程中，医改办设置在全国范围内发生了数次变化，但三明市一以贯之地坚持设在政府，并坚持至今，保证了医改工作指挥系统长期稳定和渠道顺畅。三明市医改领导小组超常规的设置，以及医改办长期设置在政府，形成了三明市医改领导推进机制具有扁平化、高效的运行特征，这种拥有集权手段的领导组织，强化了医改领导机构作用的发挥，大大提高了改革推进力度和效率。

（三）建立医改激励考核评价机制

三明市在十年的改革历程中，摸索建立了一系列的医改考核评价制度和激励约束机制。在考核评价制度方面，建立医改工作目标责任管理制度，即将医改工作纳入各县（市、区）政府和市直相关部门绩效考核指标体系；建立医改工作督查制度，市医改领导小组每年对全市 22 家公立医院改革进展情况进行定期检查；建立监测评价机制，以“健康三明”服务网站为监督平台，实施“三医”信息透明的公开制度等。在激励干部勇于创新改革方面，制定改革创新容错纠错 9 条措施和提振干部精气神 16 条措施；建立医改表彰制度，在全市召开医改表彰大会，对医改工作中表现突出的集体、个人给予记功或嘉奖。在干部医改学习培训制度方面，建立市委中心组学习医改制度，坚持做到县（市、区）党委、政府换届后必组织各新任主要领导和分管领导参加医改培训，并通过闭卷考试的形式检验培训实际成效。在投入保障机制方面，要求各级政府投入卫生健康支出的增幅，要略高于财政经常性支出增幅等，并监督各级政府落实举办公立医院的主体责任。三明市建立务实、高效、强有力的医改领导推进机制，是三明医改得以顺利推进并取得成效的先决条件，其集中体现了三明市历届领导班子及主要负责人“人民至上、敢为人先”的理念、情怀和政绩观，是三明医改经验的核心，是推广和借鉴三明医改经验的重要内容和关键环节。

三、药品流通领域改革

二十世纪八九十年代，公立医院被推向市场，医疗市场化后，公立医院主要依靠业务收入特别是药品加成收入维持机构运转，形成“以药养医”的逐利机制。在追求利益上医院与药品生产经营企业目标一致，都希望药品价格越高越好，药品使用越多越好，导致医药费用上涨过快。医疗市场化形成的公立医院逐利机制，大大削弱了公立医院的公益性质，导致过度医疗等医疗资源严重浪费问题，三明市也不例外。因此，三明医改就以“治混乱、堵浪费”为起点，开始了医改第一阶段的攻坚战。

（一）实施重点药品监控，从使用端“堵浪费”

2011 年三明市 22 家县级以上公立医院医疗收入中药品收入占比高达 60.08%，因此，三明市从公立医院“合理用药”抓起，并将之作为“堵浪费”的突破口，开始了药品改革。从 2012 年 4 月起，三明市成立了市级药品集中采购监督和使用工作领导小组，承担药品集中采购、管理、监控的职能。三明市从福建省第八批药品集中采购中标药品目录中，筛选出营养性、辅助性和所谓新药 129 个品规（厂家），作为三明市第一批重点跟踪监控品规目录。当月，全市公立医院药品收入减少了约 1700 万元，实施 1 年后就节约药品支出近2亿元，在没有增加财政投入的情况下，初步扭转了职工医保基金收不抵支、穿底亏损的局面。

（二）取消药品加成政策，从根源上破除“以药养医”逐利机制

2013年2月，三明市政府决定从机制上解决公立医院“以药养医”的问题，在全国率先以设区市为单位，整体推进公立医院药品（含中药饮片）、耗材零差率销售改革，取消药品（含中药饮片）、耗材加成政策，实行药品（含中药饮片）、耗材零差率销售。医院由此产生的政策性亏损，由调整医疗服务价格补偿87%、财政补助10%、医院自行消化3%的办法解决，从机制上将医院的注意力从药品转移到提高医疗技术水平和医疗服务质量上。

（三）整顿药品流通领域乱象，从采购端“治混乱”

三明市在使用端“堵浪费”取得初步成效的基础上，又从药品采购端发力，采取三个有力措施治理药品流通领域的混乱。

1. 改革药品（耗材）采购机制

药品流通领域第一环是药品的采购。三明市提出“为用而采、去除灰色、价格真实”的药品采购原则，建立药品联合限价采购的机制。一是“联合”，即三明市建立了“三明药品采购联盟”（简称三明联盟，下同）。这是一个面向全国、跨区域的药品集中采购平台，很好地解决了三明市场份额小、与药企谈判没有优势的问题，同时也抵制了利益集团扬言放弃三明市场、以“断药”来阻碍三明医改的意图。通过跨区域联合采购、抱团采购增加药品采购量，以量带价，量价挂钩，更加有效地挤压药品的价格虚高“水分”。二是“限价”，即按照“价格优先、低价中标”的规则，确定进入三明联盟挂网竞价的“门槛”条件，也就是说能参加三明联盟竞价的同类药品必须是全国市场最低价，在此基础上挂网再竞标，取其最低价中标。由此可见，三明市实际上是采取两道门槛对药品进行限价采购，有效地挤压了药品的价格虚高“水分”，从采购端有效地堵住了浪费。

2. 治理药品购销流通环节

一是实行药品“两票制”，要求药品购销整个过程只允许开两次增值税发票，一次是生产企业到药品配送企业，一次是配送企业到医院，减少了药品购销流通环节，防止层层加开发票、层层加价、过票洗钱、抬高药品价格的行为发生。二是创新药品采购结算方式，三明市改变以往药品采购主体是医院、药品采购结算也由医院负责的状况，统一由医保负责药品最终结算和付费，真正实现“招采合一”，明显缩短了药品结算时间，切断了医院与药企资金往来的利益链条，铲除了滋生腐败的土壤，同时，也减轻了药品生产经营企业成本，为药品价格谈判提供了条件。三是建立医保资金周转金制度，一方面建立预付配送企业结算款制度，以减轻药品配送企业财务负担和经营成本，进一步为药品价格谈判

提供了空间；一方面建立基本医疗保险医疗周转金制度，缓解医院资金周转压力，同时取消住院患者预缴金，减轻住院患者预缴金负担。药品采购结算方式的改革，充分发挥了医保基金经济杠杆作用，在没有增加医保基金支出的情况下，明显减轻了医院、药企、患者负担，做到多方共赢，提高了医保基金的使用效益，激发调动了各方参与改革的主动性和积极性。

3. 治理医药领域商业贿赂

建立药品购销信用制度，对发现有回扣品种的药品生产企业和承担其配送的经销企业，列入商业贿赂企业黑名单并给予相应的处罚；建立医保医师代码制度，对没有取得代码资格的医生，其产生的医疗费用医保基金不予支付；对接受药企贿赂（回扣）的医生采取取消代码资格、暂停或吊销医师执业许可证等处罚；通过关口前移，强化医保对医生医疗行为的监管，形成治理医药领域商业贿赂的高压态势。

药品改革是三明医改的切入点，也是三明医改第一阶段“治混乱、堵浪费”的主要内容。通过这一阶段的治理有效控制住了公立医院医疗收入快速增长的势头。可以说，三明市“药改”是新医改以来治理“看病难、看病贵”成效最显著的举措，也是三明市以“三医联动”推动公立医院改革、实现公益性回归的重要基础，对推动三明医改乃至全国医改都产生了深远影响。

四、医保管理体制改革

医保是公立医院经济来源的主要渠道，在公立医院综合改革中发挥着极其重要的作用。三明市在药改过程中发现，医保管理体制的碎片化、职能分散形不成合力，无法对公立医院改革起到引擎拉动作用。三明市充分认识到只有通过医保管理体制和制度改革，才能推动公立医院的综合改革，并助力药品改革。因此，三明市在药改的同时推进医保改革。

（一）整合医保制度，实行“三保合一”改革

改革前，三明市与全国一样，城镇职工基本医疗保险（简称城镇职工医保，下同）、城镇居民基本医疗保险（简称城镇居民医保，下同）由人社部门负责管理，在筹资方式上，城镇职工医保实行市级、城镇居民医保实行县级统筹管理。新型农村合作医疗保险（简称新农合，下同）由原卫生和计划生育委员会（简称卫生计生委，下同）管理，筹资方式实行县级统筹管理。由于管理部门不同，城镇职工医保、城镇居民医保、新农合的制度是不同的，“三保”的横向、纵向管理体制体系和制度不统一。三明市从 2013 年 5 月起，实行新农合市级统筹，6 月起又将城镇居民医保与新农合并轨整合，统称为城乡居民基本医疗保险（简称城乡居民医保，下同），统一筹资标准并实行市级统筹。2015 年 4 月起，三

明市城镇职工医保和城乡居民医保开始执行统一的用药目录、诊疗目录、服务标准，实现“三统一”，“三保”就此合一。医保制度改革提高了医保基金抗风险能力，为建立统一、高效的医保管理体制提供了基础，也为同步推进公立医院改革了创造条件。

（二）组建市医保中心、医保局，调整和优化医保职能

2013 年 6 月，三明市将市、县两级城镇职工医保、城镇居民医保、新农合经办机构进行整合，组建三明市医疗保障基金管理中心（简称医保中心，下同），为市政府直属事业单位，暂由市财政局代管，各县（市、区）设管理部，原有县级的“三保”经办机构不再保留，市医保中心对各县（市、区）管理部实行垂直管理，建立了由一个部门统一管理医保的管理体制。2016 年 7 月，三明市成立市医疗保障局（简称医保局，下同），与三明市财政局合署办公，将市人社局医疗保险、生育保险管理，市发改委医疗服务价格管理，原市卫生计生委药品集中采购管理，市财政局拟订医保基金、生育基金的预决算（草案），市民政局医保救助管理及基金管理，原已经在市医保中心的医疗保险定点医疗机构、市本级定点零售药店的资格审查和管理等职能，全部纳入医保局职能范围，统一医保管理体制，并使其管理更加科学、规范和高效。通过组建市医保局，三明医保改革从医疗保险阶段进入医疗保障阶段，政府可以更好地为群众提供基本医疗保障，医保成了医保、医疗、医药“三医”联动改革的抓手和平台。在三明医改进入“治未病、大健康”阶段后，医保改革又从医疗保障阶段走向了健康保障阶段，真正做到了以健康为中心。

（三）推进医保支付方式改革

医保支付是保障群众获得优质医药服务、提高基金使用效率的关键机制。三明市始终重视医保支付方式改革，把医保支付方式改革贯穿医改全过程。

1. 实行医保普通门诊统筹政策

2012 年，三明市开始实行医保普通门诊统筹政策，打破门诊与住院界限，将符合医保支付范围的普通门诊的医疗费用纳入医保报销，引导参保人常见病、多发病在门诊治疗，避免因规避医保报销政策，导致“挂床住院”浪费医疗资源和医保基金的问题。

2. 实行住院患者单病种付费改革

2013 年 4 月，三明市在全市 22 家二级及以上公立医院试行 30 个常见病、多发病病种的付费改革，并结合实际情况，及时修订单病种付费定额标准，确保改革顺利实施。

在 2013 年实行单病种付费的基础上，从 2016 年起，三明市在全市县级及以上公立医院开展住院费用全部按病种付费工作［疾病诊断相关分组（DRG）］，病种数达 630 种，基本覆盖全市所有住院病种。医保与医院按病种定额结算，按“定额包干、超支自付、结余归己”的原则，由统筹基金按定额标准支付给定点医院，患者个人与医院按项目结算。2017 年，三明市在全市 22 家县级及以上公立医院开展 C-DRG 收付费改革。在全国首创

从患者收费端和医保付费端同时按 C-DRG 的结算方式改革。从医保和患者付费端来看，做到了在治疗前先明确病种支付标准和报销比例，达到了“明白看病、明白收费”的目的。同时，当实际发生的费用超出标准时，医院则按标准的相应比例向患者收费，如果实际发生的费用低于标准时，则按实际发生的费用相应比例支付，差额部分由医保基金负责承担，切实减轻了患者就医负担，提高了群众的获得感。从医院收费端来看，能够起到发挥医院和医生的主观能动性，做到“合理检查、合理用药、合理治疗”、不断提高医疗质量的作用，从而改变了医保只管对医院的付费，不管患者的付费，导致医院为转嫁费用让患者院外购药（耗材），增加患者负担的状况。这种改革，既使医院节约成本、提高收入，又减轻患者负担，医保基金减少不必要的支出，达到了医院、医保、患者三方共赢的目的，缓解了群众“看病贵”的矛盾。

3. 县域紧密型医共体医保“打包”支付

2017 年，三明市建立县域紧密型医共体，三明市按照“总额包干、结余留用、合理超支分担”原则，按县域参保人数和人均基数年度打包支付给县总医院。结余资金纳入总医院医疗服务收入，可用于健康管理、慢病管理、健康促进等，促进“以治病为中心”向“以健康为中心”转变，提高医保基金使用效率和效益。同时，实行“钱随人走”政策，如参保人居住地发生变化或其他原因，提出申请后可以自主选择总医院就医，推动总医院间形成良好的竞争格局，促进总医院注重提升服务水平、服务质量和服务能力。

三明市医保改革是“十三五”期间我国医改最突出的成就之一，为福建省医保管理体制改革决策提供了实践范本和可借鉴的经验，并被国家所吸纳。2018 年政府机构改革，国家成立医保局并在全国建立了统一的独立建制的医保管理体系，这是我国医保管理极其重要的突破。国家医保管理体系的建立，将为今后深化医改起到极其重要的作用。

五、公立医院改革

三明医改“治混乱、堵浪费”做的是“存量改革”，即医保基金做到收支平衡，财政兜底医保基金的压力得到缓解。随着改革进一步推进，改革力度加大，“存量改革”效果逐步压缩和减少。为此，三明市通过“建章程、立制度”的改革措施进行“增量改革”，于 2013 年以设区市为单位整体推进全市公立医院管理体制、补偿机制、价格机制、薪酬分配等改革，重点在落实政府办医职责、建立科学补偿机制和绩效考核制度、推进薪酬分配制度改革等方面发力。

（一）落实政府投入政策

公立医院改革的目标是坚持公立医院公益性的基本定位，落实政府的领导责任、保障责任、管理责任、监督责任，充分发挥市场机制作用，建立维护公益性、调动积极性、保障可持续的运行新机制。为此，2012 年三明市政府就提出要明确公立医院的功能定位和政府投入边界，建立科学的财政投入机制，按照“硬件投入靠政府、运行管理靠医院”的原则，将公立医院的基础建设和大型医用设备购置、重点学科发展、公共卫生服务等投入由同级政府负责。同时，各级政府基于当地经济社会发展、群众医疗服务需求、医疗服务体系协调发展等综合因素，统筹制定公立医院发展规划。对符合规划的公立医院建设项目，一律实行“交钥匙”工程，由政府负责建设，建成后交公立医院使用，既解决了工程资金问题，又保证了工程进度和质量，也避免医院出现廉政风险，让医院和院长将精力放在医院运营管理上，减轻医院压力，形成医院提需求、政府做决策、财政保投入的政府投入机制，落实好政府保障责任和管理责任。2012 年以来，三明市各级政府共投入 32.5 亿元（含地方债券 13.1 亿元）用于公立医院建设，基本做到公立医院基建项目由财政全额投入。同步，政府化解了公立医院历史债务，对 2012 年改革前符合要求的 4.51 亿元公立医院债务全部纳入政府性债务统一管理，本息由各级政府承担，让公立医院轻装上阵参与改革。

（二）合理调整医疗服务价格

建立科学的公立医院补偿机制不仅仅是解决政府投入问题，更要解决如何科学投入的问题。取消药品加成政策后，公立医院补偿由服务收费、药品加成收入和政府补助三个渠道变为服务收费和政府补助两个渠道，其中服务收费是主要来源。服务收费要科学合理补偿到公立医院，取决于医疗服务价格，而医疗服务价格又是人民群众最关心、最直接、最现实的利益问题，也是公立医院和医务人员急盼解决的问题。三明市将破除“以药补医”机制，挤压药品（耗材）价格虚高等“治混乱、堵浪费”措施获得的红利，以医疗服务价格的“腾笼换鸟”方式，还利于医院和群众。在市医改领导小组领导下，市医保部门根据“总量控制、结构调整、有升有降、逐步到位”原则，采取“先平移、后理顺”的办法，对医疗服务价格进行调整，实现“药、价、保”的有机衔接。

“先平移”即对于公立医院取消药品加成减少的收入，通过调整医疗服务价格平移补偿 87%，重点提高诊疗、手术、康复、护理、中医等体现医务人员技术劳务价值的项目价格。“后理顺”，即根据三明市经济社会发展、居民可支配收入、医保基金收支结余、医院医疗收入和经济运行情况，测算医疗服务价格调整空间，适时动态调整、理顺医疗服务价格，通过结构调整，提高体现医务人员技术劳务价值的医疗服务项目价格，降低大型医用设备检查、治疗和检验价格，逐步理顺医疗服务价格比价关系，保持医药费用总量维持平衡。

在调整医疗服务价格中，三明市始终坚持用好、用活、用足医保基金的理念，注意把握好医保基金、医院和群众三方利益的平衡点，做到各方利益最大化。在合理留足医保风险基金前提下，将改革红利的 70%～80% 通过医疗服务价格转化为对医院的科学补偿，优化医院收入结构，力争医院收入结构达到医疗服务收入、药品（耗材）收入、检查检验收入 5∶3∶2 的比例。将改革红利的 20%～30% 通过提高参保人医疗保障待遇的办法，减轻群众就医负担，让群众享受到改革成果。在调整策略上则采取“小步走、不停步”的办法，同步将调整后医疗服务价格费用纳入医保报销范围，不增加群众就医负担，避免引起社会震动，保证医疗服务价格改革顺利推开。

同时，三明市注重利用医疗服务价格杠杆作用，按照 10% 的级差适当拉开市、县两级医院医疗服务价格差距，鼓励分级诊疗制度建立；降低大型医用设备检查、治疗和检验等价格，防止不合理检查，出现“以检养医”的现象，巩固“治混乱、堵浪费”的成果；设立药事服务费体现药师技术劳务价值，支持医院加强药事管理，鼓励药师参与临床诊疗，促进临床合理用药；调整中医外治、中医骨伤、针刺、推拿疗法、中医肛肠、中医特殊疗法等 60 项中医诊疗项目价格，实行中西医同病同价；设立中医辨证论治费，体现中医医务人员技术劳务价值，鼓励医院使用“简、便、廉、验”的中医治疗方法，扶持中医药事业发展。2012—2022 年，三明市先后进行了 10 次医疗服务价格调整，动态理顺医疗服务项目价格 9220 个（含重复调整、扩充项目），覆盖公立医院已开展医疗服务项目，累计转移增加医院医疗服务收入 78.64 亿元，平均每年增加医疗服务收入约 7.86 亿元，为公立医院实行年薪制改革提供了财力保障。

（三）实行院长目标年薪制

公立医院改革的目标是要建立现代医院管理制度。其中，合理界定政府作为公立医院出资人的举办监督职责和公立医院作为事业单位的自主运营管理权限，实行所有权与经营权分离是关键。三明市以院长目标年薪制为抓手，通过院长目标年薪制转换院长身份，让院长代表政府履行管理公立医院的职责，使院长成为政府管理公立医院的第一责任人，发挥院长的积极作用，实现政府对公立医院的公益性和社会效益最大化的意志，并以此推进公立医院运行机制、薪酬分配制度、绩效考核制度改革。2013 年，三明市在全市二级及以上公立医院（综合医院、中医院）实行院长目标年薪制。院长目标年薪由基本年薪和年度绩效薪酬两个部分构成，按隶属关系由同级财政全额负担。其中，基本年薪（即档案工资）由国家规定的基本工资、特殊岗位津贴和市级规定的基础性绩效工资组成；年度绩效薪酬则根据院长年度考核评价结果和年薪调节系数（包括医院类别、等级、床位规模和医疗业务量等因素）确定，院长的“五险一金”按基本年薪标准缴交，经费来源和缴交办法按原来的渠道不变。法定的晋升工资进入个人档案。院长基本年薪按月支付，年度绩效薪酬在年度绩效考核后兑现。院长年薪由同级财政核拨给原同级卫生计生委后发放给院长。实行目标年薪制后，院长不得从医院领取任何报酬，让院长的报酬与医院收入脱钩。同步，三明市建立了院长目标绩效考核制度，从医院服务评价、办医方向、平安建设、医院管理、医院发展等5个方面，设置了34项（2014年修订为6大类40项）考核指标，通过定性与定量、日常考核与年度考核相结合的办法，对院长进行绩效考核，充分发挥绩效考核的导向作用和指挥棒作用。院长绩效考核工作统一由市医改领导小组负责，考核结果与院长任用、目标年薪和评先评优挂钩。院长年度绩效考核不合格的，不能领取年度绩效薪酬，并由原卫生计生委诫勉谈话，连续2年不合格的予以免职，促使院长切实履行职责，主动将更多的精力致力于医院管理工作。同时，将院长绩效考核视同公立医院绩效考核，考核结果与医院工资总额核定挂钩，变院长责任为全院员工的共同责任，调动全体医务人员参与医院管理的积极性。此后，在取得成效的基础上，将院长目标年薪制扩大到医院党委（支部）书记、总会计师，以及乡镇卫生院（社区卫生服务中心）主任。

（四）改革公立医院薪酬分配制度

建立体现以知识价值为导向的公立医院薪酬制度，是公立医院改革的一项重要任务，是调动医务人员积极性的一项重要措施。改革前，三明市公立医院绩效工资（奖励性绩效工资）是按医院收支结余的一定比例提取发放的，医院收支结余越多，提取的绩效工资就越多。这种办法必然促使医院内部绩效考核指标和分配办法与经济收入挂钩，形成公立医院另一种逐利机制。三明市针对这一弊端，以及考虑到通过“治混乱、堵浪费”，遏制了医院医疗收入的不合理增长，堵住了医生的灰色收入，如果继续按照原来的绩效分配办法，会影响公立医院和医务人员，特别是医生的积极性。因此，三明市在实行院长目标年薪制改革后，启动了公立医院薪酬制度改革，通过采取工资总额核定（含医生目标年薪制、全员目标年薪制）办法和薪酬计算工分制分配办法，改革公立医院薪酬分配制度。

1. 实行工资总额管理

三明市改变公立医院薪酬按基本工资［含基础性绩效工资、国家统一规定的津（补）贴及提租补贴］和绩效工资分开核定的做法，通过实行医生年薪制和全员目标年薪制，将医院所有编内外在岗医生、医技、护理、行政后勤人员的基本工资和医院绩效工资统一核定为工资总额进行管理。医院工资总额由市医改领导小组根据医院收支状况、人员结构、服务质量、成本控制、医疗服务收入等情况每年核定一次，并与院长绩效考核结果挂钩。医院以上年度核定的工资总额为上限，预提并按月预发年度人员工资，待年度工资总额核定后据实结算。核定工资总额时重点考虑医院的医疗服务收入情况，不与医院药品（耗材）、检查检验收入挂钩，切断工资总额与药品（耗材）、检查检验收入的关系。三明市实行的公立医院工资总额管理，是以医生年薪制再扩大到全员目标年薪制为载体，另辟蹊径地突破当时规定的事业单位工资零增长政策，防止事业单位彼此相互攀比，建立符合医疗卫生行业特点的薪酬制度的一种探索。实际上医生年薪制、全员目标年薪制只作为核定医院工资总额的一个方法和指导医院内部分配的一个意见，政府对公立医院实行的还是工资总额管理，公立医院在核定的工资总额内，根据医生年薪制、全员目标年薪制的指导意见，制定内部绩效分配办法，并根据实际工作绩效进行分配，充分落实了公立医院自主分配权。

2. 推行“薪酬计算工分制”分配办法

突破人事编制与聘用的界限，实行编内、编外人员同工同酬，将原来医务人员收入与科室收入直接挂钩，与药品、卫生材料、检查和检验等业务收入挂钩的绩效考核分配办法，改变为“薪酬计算工分制”绩效考核分配办法，根据知识、技术、劳务、管理等要素，按基础工分、工作量工分和奖惩工分三个部分计算薪酬工分，打破了人员工资与科室、个人创收挂钩的分配模式，有效遏制了科室和个人创收冲动。为体现医、护、技、药、管等不同岗位的差异，兼顾不同学科之间的平衡，向临床一线医务人员和关键岗位倾斜，对工资总量分配结构进行规定，原则上医生、护理和行政后勤管理团队分别占工资总量的50%、40%、10%，合理拉开收入差距，避免平均主义。建立薪酬分配公开制度，医院制定工分计算绩效分配方案必须征求职工意见，并报市医改领导小组备案。全院人员薪酬发放结果在院内进行公开，形成公平、公正、公开的阳光收入分配格局。

3. 严格薪酬分配管理

严格执行“两条红线、一条底线”规定。“两条红线”即“上限封顶”和“收支平衡”。“上限封顶”就是明确工资总额是医院年度工资最高上限不得突破，医院根据运行情况可以少提、少发，但不得超提、超发，当年未用完的工资总额，可以结转下一年度使用；“收支平衡”就是要求医院提取年度工资总额必须做到收支平衡，不得亏损兑现年度工资总额。“一条底线”即如果医院正常开展医疗业务后，医院收入仍然无法兑现医务人员档案工资的，由财政予以兜底。同时，建立工资总额管理院长负责制，实行工资总额管理后，医院不得在工资总额外发放任何形式的津（补）贴，不得违规直接或变相向职工发放现金、有价证券或实物等，严格按照规定开支使用医院专项经费。市医改领导小组负责对公立医院工资总额管理的监督检查，对违反工资总额管理规定的，责令整改，清退收回，并追究院长和相关责任人员的责任。

三明市把推进公立医院改革作为深化医改、切实缓解群众“看病难、看病贵”问题的关键环节，以设区市为单位整体推进全市公立医院改革，通过落实政府投入政策、调整医疗服务价格，建立公立医院科学补偿机制；通过院长目标年薪制、建立公立医院绩效考核制度，推动公立医院管理体制改革；通过医生年薪制、全员目标年薪制、薪酬计算工分制途径，对公立医院实行工资总额管理，推动公立医院薪酬分配制度改革，逐步形成维护公益性、调动积极性、保障可持续的公立医院运行新机制。

六、基层卫生服务体系改革

三明市地处山区，全市超过60%的常住人口分布在乡（镇）村，基层医疗卫生改革任务重而迫切。2009年，三明市按照党中央、国务院的要求，对基层医疗卫生服务体系进行改革。

（一）改革基层医疗卫生机构运行机制

2010年开始，三明市按照“保基本、强基层、建机制”总体要求，通过转变基层医疗卫生机构运行机制，健全基层医疗卫生服务体系。一是完善政府对基层的补助政策，明确乡镇卫生院（社区卫生服务中心）基本建设和设备购置等发展建设经费由财政全额承担。人员（含编外）的基本工资、基础性绩效工资和“五险一金”由财政予以全额核拨，奖励性绩效工资则从基本公共卫生服务项目收入和基本医疗服务收入予以解决，业务经费等运行费用通过服务收费和政府补助补偿。经费保障机制的建立，使乡镇卫生院（社区卫生服务中心）彻底摆脱了运营发展的困境。二是改革人事管理制度，实行以县为主的管理体制，将基层医疗卫生机构的人员编制、岗位设置、绩效考核管理、人员调配交流、补充招聘和激励保障管理权统一收归县级管理。三是改革分配制度，参照县级医院改革做法制定院长（主任）目标年薪方案，实行乡镇卫生院院长（主任）目标年薪制，单位绩效与院长（主任）年度绩效考核挂钩。实行与公立医院差别化的工资总额核定办法，基层医疗卫生机构工资总额由财政核拨和医疗服务收入两部分构成，其中，财政核拨部分按原来的标准不变，医疗服务收入则按照扣除成本后的80%计算核定。打破原来基层医疗机构基本医疗服务费收支两条线的“大锅饭”做法，做到“公益一类保障，公益二类管理”，激发了基层医务人员的积极性，稳定了基层医务人员队伍。四是筑牢农村医疗卫生服务“网底”，2016年，为加强网底建设，三明市采取行政村设立的卫生所作为乡镇卫生院的延伸机构做法，乡镇卫生院负责管理村医，实行目标责任制考核，实现了真正意义上的乡村医疗服务一体化管理。同步开通村卫生所医保门诊报销，方便百姓在家门口就近就医。

（二）创新基层医疗卫生机构管理体制

2016年8月，全国卫生与健康大会召开，这是我国医改历程上极其重要的里程碑会议。习近平总书记在会上提出医疗卫生事业要“把以治病为中心转变为以人民健康为中心”，这为三明市基层医改指明了方向，提供了新的思路。三明市认为现行基层医疗卫生服务体系已经不适应“以人民健康为中心”的需要，如果只是对原有管理体制进行修补式的改良无济于事，必须进行彻底改革，才能适应新形势发展的需要。如何进行基层管理体制改革，从全国的改革经验看，比较集中的是建立医疗联合体（简称医联体，下同）。三明市在2014年就开始了对基层组建医联体进行探索，把将乐县和尤溪县两个县作为县域紧密型医共体进行试点。三明市认为，相比松散型医联体而言，县域紧密型医共体将所有成员单位整合组建为一个法人单位，通过管理体制的创新，将所有不同类别医疗机构作为一个整体，进行统筹规划、统一管理，使县域紧密型医共体成为命运共同体、利益共同体、责任共同体、服务共同体和管理共同体，才能实现促进医疗资源下沉、提高基层医疗卫生机构服务水平和质量的改革初衷。在总结将乐县、尤溪县两个县探索县域紧密型医共体的实践经验基础上，三明市向省医改领导小组提出，三明市要在全市推进县域紧密型医共体建设。福建省委、省政府高度重视三明市的基层改革意见和建议。2017 年 3 月 31 日，省委书记主持召开福建省委专题会暨第八次医改领导小组会议，听取了三明市推进县域紧密型医共体建设的汇报，并决定以三明市为重点，在全省开展建设县域紧密型医共体试点工作，三明市作为医改先行先试单位，全市 11 个县（市、区）整体推进县域紧密型医共体建设工作。三明市迅速贯彻执行福建省委的决定，全面推进县域紧密型医共体建设工作，当年年底，全市 11 个县（市、区）全部完成县域紧密型医共体建设任务，通过县域紧密型医共体推动基层医疗卫生服务体系管理体制改革。

（三）组建总医院

如何建设县域紧密型医共体，三明市认为，“以治病为中心向以健康为中心转移”，县域医疗机构是主体，这个主体必须能够统一指挥县域内所有公立医疗机构，才能够推动县域内医疗资源均衡布局下沉，才能够建立合理有序的就医秩序，为分级诊疗制度建立提供基础，才能够当好县域群众健康的“守门人”。因此，县域内只能建立一个县域紧密型医共体，并以总医院的形式，赋予其权力与职责，全权负责县域内群众的健康管理工作。为此，2017 年 4 月，三明市下发了《关于开展总医院组建工作的意见》，要求全市所有的县（市、区）在 2017 年底，全部建成以总医院为形式的县域紧密型医共体。

1. 整合县域内所有的公立医疗机构组建一个总医院

打破行政管理横纵向壁垒，进行县乡二级公立医疗机构整合。一是将县医院和县中医院整合，保留县中医院牌子，实行两块牌子一套班子的行政管理体制，由县医院牵头组建县总医院，作为县政府的直属事业单位；二是将所辖乡镇卫生院（社区卫生服务中心）的“人、财、物”整体划归总医院管理，乡镇卫生院（社区卫生服务中心）作为总医院分院；三是乡镇卫生院在行政村设立卫生所，实行乡村医疗卫生服务一体化管理。整合后的总医院（含县医院、中医院、乡镇卫生院、社区卫生服务中心）作为一个法人单位，由总医院院长担任法人。

2. 建立高度集中统一的内部管理运行机制

三明市建立“七统一”的总医院管理制度，使总医院成为真正的责任、管理、服务、利益共同体和命运共同体，保证总医院健康可持续发展。

(1) 统一人力资源管理：总医院内部设立人力资源管理机构，管理协调人事调配，实行人员统一管理、统一招聘使用。

(2) 统一财务制度管理：总医院财务对内部各级医疗卫生机构的财务实行统一会计核算和财务收支管理。同时，为适应原国家卫生计生委对中医院的管理，各总医院均建立一套规范的中医院财务报表。

(3) 统一资产资源配置管理：总医院优化各级医疗卫生机构资源配置，按照资产处置相关规定，将闲置设备、设施流转到急需的医疗卫生机构。

(4) 统一医疗业务管理：结合原有综合医院、中医院及基层医疗卫生机构的特点，设置不同的业务管理板块，由总医院进行统一管理，做到规章制度统一、技术规范统一、人员培训统一、业务指导统一、工作考核统一。

(5) 统一绩效考核管理：县、乡镇（街道）医疗卫生机构实行绩效统一考核，总医院根据绩效考核结果进行自主分配。

(6) 统一集中采购管理：总医院统一集中采购和管理药品（耗材）及大宗商品物资。

(7) 统一信息化建设管理：构建县乡村互通的医疗卫生机构信息系统，实现县乡村三级网络信息无缝对接，促进健康档案管理和双向转诊制度的进一步落实。

3. 实行县域医保基金打包支付

建立医保基金“总额包干、超支不补、结余留用”的激励约束机制，明确“一组团、一包干、两确定”，即组建总医院，实行医保基金总额包干，确定将医保基金结余部分纳入医疗服务收入，确定健康促进经费从医疗机构的成本中列支。将医保控费的外在压力转化为总医院节约成本、提高效能的内生动力，引导总医院和医务人员参与普及健康生活、优化健康服务，激发总医院做好医防融合工作，促进“以治病为中心”向“以健康为中心”转变。

三明市以党委、政府为主导推进总医院建设，探索建立基层卫生健康管理的有效路径。通过县域建立一个总医院，实行一个法人组织、“七统一”的管理体制和医保经费打包给总医院统筹管理使用的办法，促使总医院主动将服务模式从“以治病为中心”向“以健康为中心”转变，为党委、政府落实健康管理责任找到了负责主体。三明市建设总医院的创新之举，对于医改全局具有十分重要的意义：一是为县域内医疗资源均衡下沉找到了有效路径；二是建立了基层医疗服务向健康中心转移的有效机制；三是从体制上构建了医防融合、防治结合的有效载体；四是总医院将大多数人留在基层就诊，倒逼城市公立医院提高医疗服务技术水平，回归区域内治疗疑难杂症的功能定位，有助于在全局形成科学、合理的基层首诊、双向转诊、急慢分治、上下联动的分级诊疗制度；五是总医院的建立，在县域办医管理体制上实现了“管办分开”，这将自下而上撬动整个医疗服务体系的管理体制改革，对将来实现“大卫生、大健康”的医疗卫生格局具有实践探索上的重要意义。

七、推进三明医改再出发

习近平总书记对三明医改作出高度评价，国务院医改领导小组要求全国进一步推广福建省和三明市深化医改经验后，三明市提出了“全国学三明、三明怎么办”的思考，明确要继续以体制机制改革创新为抓手，加快补短板、强弱项，构建新时代健康保障体系，以实施“六大工程”为抓手，推动三明医改再出发，持续增强人民群众的获得感、幸福感、安全感。

（一）实施全民健康管护体系完善工程

以县级行政区域为单位，做实区域健康管护体系。整合区域内所有公办县、乡、村医疗卫生机构，构建“责任共担、利益共享”的总医院，全方位、全周期管好区域内群众健康，为群众提供全生命周期的服务。以全生命周期为主线，综合防治胎儿期、婴幼儿期、儿童青少年期、成人期、中老年期的健康危险因素，有效降低发病率。强化健康教育与健康促进。提高全民健康素养，加大学校健康教育力度，塑造自主自律的健康行为。健全健康管护药品药材供应保障制度，规范药品（耗材）集中阳光限价采购，确保健康管护药品（耗材）供应。完善医保基金支付健康政策，以“总额包干、超支不补、结余留用”为原则，完善医保基金打包支付政策，医保基金按参保人数和年度人均基数打包支付给总医院，结余资金纳入医疗服务收入，可用于健康管护、慢病管理、健康促进等，提高基金使用效能。夯实基层基础，总医院内部实行“一体化运营、同质化管理、均等化服务”，全面提升基层医疗卫生机构的诊疗技术水平。完善双向转诊机制，落实基层首诊，深入推进责任医生规范签约服务，制订常见病种出入院标准和双向转诊标准，建立基层分院与总医院双向转诊、县级医院转诊上级医院的连续性服务制度。加快推进智慧医疗健康服务，利用信息化手段加强总医院管理，规范医疗行为，推进以居民健康需求为核心的医疗信息一体化平台建设，为群众提供更加便捷、智能、贴心的服务保障。

（二）实施公立医疗机构薪酬制度完善工程

科学确定年薪工资总额。确定年薪工资总额的实施范围、构成，确定基本年薪总额核定标准、绩效年薪总额核定标准和年薪发放要求。合理确定党委书记（院长）和总会计师年薪，确定党委书记（院长）、总会计师年薪基数，明确得分计算公式，确定应发年薪计算公式和年薪发放要求。严格执行年薪“两条红线”，执行财经纪律，规范年薪发放程序。

（三）实施卫生健康人才培养工程

加强党委书记（院长）培训，强化优秀学科带头人培养，重视优秀青年医师培养，做优临床重点特色专科团队培育，做强复合型医防人才培养，做实基层医生培训。多措并举做好柔性人才引进，注重品牌引进，管理人才引进，做好名医名家引进、紧缺专业“星期天医师”（医师业余时间来三明工作）引进、学科带头人引进。搭建人才培养平台，发挥国内知名医学院校、医院优质师资资源作用，搭建高水平卫生人才培养平台，发挥三明医学科技职业学院医学教育专业和三明市乡村医生培训分中心的作用，搭建基层卫生人才培养平台。完善灵活的人才招聘和使用政策，落实公立医院编制备案制管理，合理核定各级公立医院人员规模，加大卫生专业技术人才招聘力度，优化卫生健康事业单位专业技术岗位结构比例控制标准。

（四）实施医疗服务能力提升工程

建设省级区域医疗中心，推动市第一医院与中山一院、入驻福建省内的国家区域医疗中心建立合作共建关系，打造优质医疗品牌，做特做优重点专科，提高医院管理能力，推进生态新城分院示范医院建设。建设闽西北中医区域医疗中心，积极争取国家中医药管理局在试点示范、项目实施、特色工程、资金分配等方面的支持，推进中医中药项目建设，与广安门医院合作共建，提升中医中药服务能力。推进专科医院医疗服务能力提升，支持市妇幼保健院整体迁建和市皮肤病医院改扩建，推进市台江医院、市妇幼保健院、市皮肤病医院与国内高水平专科医院合作共建，打造一批特色品牌专科。提升县域医疗服务能力，抓住国家卫生健康委“十四五”期间推动公立医院高质量发展的有利时机，创造机会促进条件成熟的二级医疗机构逐步提升到三级医院的能力水平，分期分步在县级医院遴选一批临床专科，实现常见病、多发病在市县解决。加强公共卫生医疗救治能力建设，包括：医疗机构发热门诊标准化建设，完善传染病救治服务网络，提高公立医疗机构传染病救治能力。强化医疗质量控制管理，完善三级医疗质控体系，促进医疗质量持续改进，建立医疗安全与风险管理体系，加强医疗安全风险防范。

（五）实施医防融合提升工程

一是完善医防融合运行新机制。各地建立医防融合项目清单，确定本辖区医防融合项目清单并签订服务协议，健全服务项目融合机制；推动总医院与疾病预防控制、精神卫生、妇幼保健等资源融合发展，健全医防资源融合机制；完善专业公共卫生机构与医疗机构分工协作、优势互补、业务融合的合作机制。二是落实全天候健康知识普及。强化健康教育的针对性、多样性、实效性和长效性，提高居民医疗保健常识和自我保健能力，让“每个人都是自己健康的第一责任人”理念深入人心。三是加快推进全覆盖健康筛查。以健康管理团队为主，采取“1+N”模式，融合公共卫生、街道社区等人员，采取网格化方式，开展健康筛查。四是推进全过程健康干预。加强健康筛查、健康体检和健康问卷等结果运用，分类制订健康管理方案；推广非免疫规划疫苗接种工作，加快预防接种门诊数字化建设，改善接种环境；加强妇儿保健全程管理服务，做实0—6岁儿童健康管理，推进儿童早期发展促进服务；强化医校协作，贯彻零级预防理念，设立校园健康讲堂，实现预防工作的关口前移；加强社会心理服务体系建设，建立健全服务网络，搭建基层服务平台，落实社会心理服务疏导和危机干预等管理措施；加快市全民健康信息平台建设，构建一个集信息收集、综合健康评估和健康管理服务为一体的信息化管理系统。五是强化全人群健康管控。完善“分区、分级、分类、分标”和“积分制”慢性病管理，实施“一病多方”制度，建立集预防、治疗、康复等综合健康服务为一体的标准化示范门诊，深化新型结核病防治服务模式，加快重点疾病课题研究；发挥中医治未病优势，为人民群众提供全周期中医健康服务。六是推进公共卫生服务体系改革。按照国家要求和省里的部署，及时调整市、县疾病预防控制机构职能设置，适时挂牌成立市、县疾病预防控制局；完善全市疾控机构综合改革，完善基础设施和实验室装备；推进专业公共卫生机构的薪酬制度改革，完善公共卫生专业机构与医疗机构分工协作、优势互补、业务融合的工作机制。

（六）实施中医药健康促进工程

构建全生命周期的中医药服务体系。全面加强市级中医药能力建设，每个县（市）均设立中医医院，实现县、乡、村中医医生全覆盖，发挥中医药促进健康的全程优势，扩大全国基层中医药工作先进县范围。强化中医药医保扶持政策。探索符合中西医同病同价的疾病组，发挥按病种（C-DRG）收付费改革在推动中西医协调发展中的作用；继续执行中药饮片零起付线报销，拓展中医非药物疗法零起付线报销范围；继续实施中医辨证论治费，扩大中药饮片药事服务费执行范围，完善新增中医类服务价格项目。培育中医药特色人才。鼓励医疗机构聘请合格的中医医术确有专长人员坐堂，建立院内纯中医治疗绩效倾斜机制，完善中医师承带徒激励措施，落实人才引进激励政策。推动中医药创新发展。创新完善促进中西医融合发展机制，将中医纳入院内多学科会诊体系；推动中医药科技进步与创新，支持院内制剂研发与使用；打造中医药文化传播“四个一”（组建一批中医药养生保健专家讲师团队，建立一批推广中医传统运动队伍，创建一个中医药文化宣传大院，每年组织不少于一场的中医专项义诊宣传活动）品牌工程。

虽然三明医改取得了显著的成绩，但三明市并没有躺在成绩簿上自我满足或停滞不前。三明医改再出发体现了三明医改经验不断自我总结、自我完善、自我提高、与时俱进的特征。三明医改再出发的目的就是为了更好地适应新时代卫生健康工作高质量发展的形势需要，更好地满足人民群众不断增长的卫生健康需求，不辜负习总书记对三明医改的殷切期望。

第 2 章　三明医改经验综述

摘要：三明医改经历了实践、认识、再实践、再认识，不断总结提高和完善的过程，三明医改经验是经过实践证明的可学习、可借鉴、可推广的经验。

关键词：医改；三明医改；经验

一、三明医改的核心精神

三明医改在制度设计上，把坚定医改政治决心，加强党委、政府医改责任放在首位，始终做到党委、政府对医改负主导责任，建立了高效有力的医改领导体制和组织推进机制，为医改工作的顺利推进提供了坚强有力的领导和组织保证。在医改路径上针对不同时期的主要矛盾和问题，通过“治混乱、堵浪费”“建章程、立制度”“治未病、大健康”等阶段性措施，采取从外到内、先易后难、层层递进、由浅入深、相互关联、环环相扣、逐个突破的改革路径，探索出一条符合三明实际的医改之路，体现了三明医改以问题为导向，善于发现问题，善于分析问题，善于解决问题，注重医疗、医保、医药“三医联动”改革的整体性、系统性和协同性的鲜明特点。为此，三明医改的目的非常明确，就是要促进公立医院回归公益性，有效解决群众“看病难、看病贵”的问题，形成医疗、医保、医药和社会群众多方共赢的良好局面。

三明医改经验的可贵之处，是体现了“人民至上、生命至上”的为民情怀，“让公立医院回归公益性质、让医生回归看病角色、让药品回归治病功能”的“三个回归”是三明医改的核心价值，目的就是要为人民群众提供安全、适宜、优质、高效的医疗卫生服务，解决好群众“看病难、看病贵”的问题。三明医改体现了“敢为人先、敢于担当”的创新精神，面对改革可能遇到的风险挑战，三明市“志不求易、事不避难”，有着“明知山有虎，偏向虎山行”的勇气，敢于直面问题、破旧立新，敢于破除体制机制障碍和政策利益藩篱，不囿于传统医药卫生体制机制限制，从大改革思维推动体制机制创新，以问题为导向，实事求是地理顺了政府健康治理体系存在的问题，探索了医疗、医保、医药“三医联动”改革的有效路径，牵住了医改的“牛鼻子”。三明医改体现了“统筹谋划、脚踏实地”的实干精神，不是文件的堆叠与积累，也不是“雷声大雨点小”的说一套做一套，而是切实地把嘴上说的、纸上写的、会上定的政策、制度转化为具体举措与行动。面对实际工作中遇到的体制机制问题，敢于啃硬骨头，不绕弯子，不回避矛盾，讲求策略，求同存异，久久为功，有着不达目的誓不罢休的韧劲，有着允许改革犯错，但坚决不允许不改革的坚定态度。三明医改的成功离不开各级党委、政府特别是主要负责人的政治决心和使命担当，离不开各级部门的密切配合和通力协作，离不开社会群众的充分理解和大力支持，离不开广大医务工作者的主动配合和积极参与，离不开医改工作者的辛勤劳动和无私奉献。正是因为有这样良好的医改氛围，才激发了三明市一心一意搞医改的热情。

二、三明医改的成效

十年改革，三明医改取得了实实在在的成绩，实现了“人民群众得实惠、医务人员受鼓舞、医保基金可持续”的改革目标。一是人民健康水平不断提高。城乡居民人均预期寿命由 2010 年的 75.29 岁增长至 2022 年的 80.18 岁，婴儿死亡率由 2011 年的 7.82‰ 降至 2.62‰，5 岁以下儿童死亡率由 2011 年的 10.43‰ 降至 4.4‰，同时，城乡居民之间以上指标的差距在逐步缩小，健康公平性不断改善。二是群众看病负担明显减轻。2011—2022 年，全市二级及以上公立医院城镇职工医保住院患者次均费用实际报销比例由 72.26% 提高到 75.71%，城乡居民医保住院患者次均费用实际报销比例由 46.25% 提高到 66.79%。三是医院收入结构不断优化。2012—2022 年医院医药总收入年均增长 7%，相比于 2006—2011 年年均 19.4% 的增幅，增速回归理性，医疗服务收入占医药收入的比重从 18.37% 提高到 43.97%，药品（耗材）收入占比从 60.08% 下降到 30.96%，医院财务运行保持平稳，全市 22 家县级以上公立医院从 2014 年起实现全部正结余。四是公立医院人均收入大幅提高。三明市公立医院实发工资总额由 2012 年的 3.66 亿元增加至 2022 年的 21.24 亿元，其中医生平均工资由 2012 年的 6.72 万元提高到 2022 年的 20.11 万元；卫生技术人员队伍稳定，2022 年三明市公立医院卫生技术人数（不含护理人员）比 2012 年增加 1604 人，其中，医生增加 1308 人。五是医保基金可持续。城镇职工医保基金安全运行，全市城镇职工医保在赡养比逐年下降的情况下，2012—2019 年连续 8 年保持盈余，2020 年，受新型冠状病毒大流行影响，在基金减半征收，减少 1.2 亿元的情况下，仅赤字 2442 万元，2021 年和 2022 年分别结余 0.53 亿元和 0.44 亿元，收支基本平衡，实现了基金安全运行。六是医院发展后劲持续增强。医疗服务水平稳步提高，新技术、新项目大幅增长，2012—2022 年患者住院总死亡率从 0.46% 下降至 0.35%；手术患者总住院死亡率从 0.17% 下降至 0.084%；急危重症患者抢救成功率从 91.98% 上升至 96.53%；2022 年，全市基层医疗卫生机构诊疗量占比 56.31%，较 2016 年增加 1.9 个百分点，基本实现了常见病、多发病在市县解决，头痛脑热在乡村解决的目标，助推分级诊疗体系建设。

三、三明医改的经验总结

三明医改之所以十年红旗不倒，成绩斐然并为世人所瞩目，与改革时代的大环境、大背景有密切关联，即有以下四方面的重要支撑因素。

（一）离不开党中央、国务院的关心和支持

医改是涉及多方利益的改革，也是多方利益的博弈过程。在福建省和三明市医改面临压力的情况下，2016 年 2 月 23 日，习近平总书记主持十八届中央全面深化改革领导小组第二十一次会议，听取并肯定了三明医改工作。2017 年 3 月 24 日在中央全面深化改革领导小组第三十三次会议上，总书记又听取了福建省医改工作汇报，再次肯定了三明医改工作并指出："三明医改方向是正确的、成效是明显的，要注意推广"。2019 年 7 月 24 日在十九届中央全面深化改革委员会第九次会议上，总书记再次强调要总结推广三明医改经验。2021 年 3 月 23 日，习近平总书记在福建省三明市沙县总医院考察时指出："三明医改体现了人民至上、敢为人先，其经验值得各地因地制宜借鉴"。总书记的肯定给予了三明医改工作巨大的鼓舞和鞭策。

三明医改一直以来得到了国务院的重视和支持，2023 年 11 月 20 日至 21 日，国务院副总理刘国中专门深入三明市考察调研，肯定三明医改"取得了新成效"、是全国医改的标杆，总结了三明医改具有"始终坚持问题导向""注重统筹各方利益""注重体制机制创新""持之以恒深化改革"四个显著特点。此前，2014 年 2 月 19 日，时任中共中央政治局委员、国务院副总理刘延东深入三明市实地调研医改，充分肯定了三明医改工作取得的成绩，指出医改是重大民生工程，深化医改要确保人民群众得实惠，医务人员受鼓舞，财政保障可持续。2017 年 8 月 25 日，刘延东副总理再次到三明市调研医改，充分肯定了三明市"三医联动"、组建县域紧密型医共体等改革经验。2018 年 10 月 16 日，时任中共中央政治局委员、国务院副总理孙春兰深入三明市调研医改，充分肯定了三明医改的示范作用和福建省医改的显著成绩，强调要深入总结、推广三明医改经验，在全省探索医保省级统筹，扩大医改成效和受益面，着力解决群众看病难、看病贵问题。2019 年 8 月 22 日，孙春兰副总理再次到三明市调研医改，并出席国务院医改领导小组在三明市召开的医改推进现场会。2021 年 7 月 8 日，孙春兰副总理第三次到三明调研医改工作并召开推广三明医改经验座谈会。此外，2015 年 12 月 18 日，全国人大常委会陈竺副委员长莅临三明市调研医改工作，2016 年 2 月 17 日，全国政协副主席韩启德莅临三明市调研医改工作，肯定了三明医改工作并进行指导。领导的关心、肯定和支持，为三明医改指明了方向，增添了医改的动力，增强了医改的信心和决心。

（二）离不开福建省浓厚的改革氛围

三明医改不是自己孤立独闯的改革，之所以能在体制机制取得突破和创新，与福建省委、省政府和相关部门坚定搞医改是分不开的。正如三明市所说的那样，如果没有省委、省政府给顶着、担着，我们很难扛得住。如果没有各部门的大局意识，要突破医改政策藩

篱是不可能的。上级领导不回避矛盾，敢于坚持原则，顶着压力，为改革营造宽松环境，鼓劲撑腰，就能够激发基层广大干部的改革创新精神，这既是三明医改经验的重要组成部分，也是国务院医改领导小组提出进一步学习福建省和三明医改经验的原因所在。

新一轮医改以来，福建省委、省政府高度重视医改工作，认真按照党中央、国务院部署，制定了全省医改总体方案，细化医改路线图和时间表，明确具体目标和任务，并把责任分解落实到各设区市和省直有关部门。为加强医改工作的领导，由省委书记担任省医改领导小组组长，省长担任第一副组长，省政府常务副省长和分管副省长担任副组长，强化省医改领导小组的权威性。各设区市按照省里的要求建立医改领导机构，加强对医改工作的领导。省委书记多次主持召开省医改领导小组会议，检查各项任务落实情况，研究解决改革中出现的新问题，部署下一步工作，还多次听取政府分管领导汇报，扎扎实实地推进医改向纵深发展。福建省浓烈的医改氛围，宽松的改革环境，为基层医改的探索与创新提供了良好条件，涌现了三明医改、厦门市家庭医生签约、石狮市公立医院改革、长汀县乡镇卫生院管理体制改革等一批医改先进典型，使福建省医改工作一直走在全国的前列。

三明医改最显著的特点是体制机制创新，这就面临如何突破部门利益、政策藩篱和上级部门干预的问题，这也是基层探索改革面临的最大障碍。2012 年三明市刚开始改革时，社会上就出现了不同声音、反对意见，甚至阻碍、干扰改革的现象。针对这一情况，省委、省政府并没有急于下结论，而是在 2013 年 3 月抽调全省相关专家 30 余人组成调研组，由省政府分管副省长带队对三明医改进行调研和全面客观评价，随后省人大常委会也组织对三明医改进行调研，紧接着省委书记、省长亲自到三明市、县调研医改工作。通过多次调研论证后，省委、省政府认为三明医改的大方向没有错，充分肯定了三明医改的做法，并要求相关部门在政策上放手支持三明市改革，赋予三明市药品（耗材）集中招标采购权，支持三明市探索医保管理体制和制度、公立医院薪酬制度改革路子。同时，在总结三明医改先行先试经验和全省其他基层医改经验基础上，福建省确定了医疗、医药、医保“三医”联动的改革思路，并在 2015 年出台的全省医改实施方案中予以体现，将三明医改经验上升为省级医改政策。2016 年，省委书记召开三次专题会议对三明医改的做法进行深入分析论证，进一步完善提升三明医改经验，同年 9 月，省委、省政府在三明市召开全省基层医改推进会，总结三明市“三医”联动、公立医院改革和基层综合改革的经验，下决心在全省范围推广三明医改经验，以点带面，推动全省的医改工作。2016 年福建省总结提升三明市医保经办机构改革经验，对分属多个部门的医保管理体制和职能进行整合，实行全省统一的医保管理体制。省级成立省医疗保障管理委员会（简称医保委，下同），主任由省政府分管副省长担任，医保委下设办公室为厅级单位，挂靠在省财政厅，相对独立运作，将省物价局医药价格处、省人社厅医保处和省医保基金管理中心、原省卫生计生委药品医疗器械集中采购中心、省财政厅电子结算中心划归省医疗保障管理委员会办公室管理。各设区市统一按省级要求，整合机构与职能，成立医疗保障局（简称医保局，下同），县级不设医保管理机构。将县级医保经办机构统一上收设区市，作为设区市医保基金管理中心派出机构实行垂直管理，将全省的医保管理体制由省、市、县三级改为省、市二级，赋予新组建的医疗保障管理部门政策制定、基金管理（包括城镇职工医保、城乡居民医保、大病保险、疾病应急救治、医疗救助、生育保险）、筹资保障、医疗服务价格管理、药品（耗材）采购、医保支付、监管督办等职能。同步整合全省城镇居民医保和新农合为城乡居民医保，统一实行设区市级统筹，为国家医保管理体制改革提供了经验。同时，省委省政府考虑到医改是需要投入的改革，不仅要盘活存量，更要保证增量，因此，对三明医改给予了经费的大力支持，为三明医改提供了有力支撑。2014 年以来，三明市累计获得省级及以上医改相关补助及奖励资金达 37 亿元左右。为激励三明医改工作，2019—2022 年城镇职工医保基金省级统筹调剂给三明市 9.99 亿元，占全省调剂金的 30.27%；中央财政支持公立医院改革与高质量发展示范项目补助 10 亿元，其中省级 5 亿元。

（三）得益于国家有关部委的帮助与指导

三明医改工作从一开始就引起了原国务院医改办、财政部和原国家卫生计生委等相关部委的关注。2013 年 9 月，原国务院医改办领导到三明市调研了解医改情况。同年 11 月，财政部领导带队调研三明市公立医院改革情况，形成《“三医”联动 向综合改革要红利——福建省三明市公立医院改革调研报告》，在财政部第 40 期财政简报上，以《“医疗、医保、医药”三医联动，三明市向公立医院综合改革要红利》介绍三明医改经验，并报中央和各部委、各省（市、自治区），提出将三明市纳入国家层面的试点范围，尽快推广三明市改革经验，将三明市“三个回归”“三个依靠”“三医联动”改革经验总结提炼，形成中央层面政策予以借鉴推广的政策建议。此后，原国务院医改办、原国家卫生计生委、人社部、财政部、国家医保局领导及相关司局领导先后多次到三明市调研指导医改工作。原国务院医改办先后多次在三明市召开全国医改现场会、推进会、经验交流会，认定三明市为全国深化医改经验推广基地，举办全国性培训班等，总结、推广三明医改经验。国务院医改领导小组和相关部委将福建省和三明市医改经验上升为国家层面政策。2016 年，《国务院批转国家发展改革委关于 2016 年深化经济体制改革重点工作意见的通知》，提出协调推动医疗、医保、医药联动改革，在部分综合医改试点省推广福建省三明市医改的做法和经验。2019 年国务院医改领导小组印发了《关于进一步推广福建省和三明市深化医药卫生体制改革经验的通知》，总结提炼了福建省和三明市医改经验并要求在全国推广。2021 年国务院医改领导小组又印发了《关于深入推广福建省三明市经验 深化医药卫生体制改革的实施意见》《关于抓好深入推广福建省三明市经验 深化医药卫生体制改革实施意见落实的通知》等文件，督促落实三明医改经验推广工作。人社部印发《关于深化公立医院薪酬制度改革的指导意见》，推广三明市公立医院院长目标年薪制和公立医院工资总额管理改革经验。国家卫生健康委印发的《关于推广三明市分级诊疗和医疗联合体建设经验的通知》《关于全面推进紧密型县域医疗卫生共同体建设的指导意见》，推广三明市建立总医院的经验。国家医保局成立以来，借鉴三明医改经验，开展了国家药品（耗材）集中采购、药品（耗材）谈判采购、打击欺诈骗保、职工医保个人账户改革等工作，加大挤压药品（耗材）虚高价格的力度，大大减轻了患者临床使用药品（耗材）的负担。三明医改经验通过原国务院医改办和中央有关部委的直接指导、总结完善和提炼，推向全国。

（四）得益于相关研究机构、专家和媒体的持续关注

三明医改从一开始就引起相关研究机构、专家的关注。国务院研究室、国务院研究发展中心、原国家卫生计生委卫生发展研究中心、原卫生部新型农村合作医疗研究中心、中国社科院、北京大学国家发展研究院、清华大学万科公共卫生与健康学院、中国卫生经济学会，以及世界卫生组织西太区、世界银行等机构的专家学者，先后深入三明市，实地蹲点调查研究，从理论高度上分析、总结、研究三明医改。2013 年 7 月，北京大学国家发展研究院专家调研三明市公立医院综合改革进展情况，并发表了《福建三明公立医院改革模式引关注 专家称可全国推广》署名文章。同年 9 月，中国卫生经济学会参与国家医改方案顶层设计的部分专家、学者到三明市调研、指导公立医院综合改革工作。2014 年 6 月，原国家卫生计生委卫生发展研究中心专家蹲点调研三明医改，撰写了《三医联动，多方共赢——三明市公立医院改革蹲点调研报告》，并向原国务院医改办进行汇报。2014 年 4 月，中国社科院调查研究报告第 57 号刊出《公立医院改革的成功探索——对福建三明市公立医院综合改革的分析》署名文章，对三明市公立医院综合改革进行深入总结分析，提出政策建议并报国务院。国务院研究室向中央报送了《福建省“六改”措施促三医联动——福建省深化医改调查报告（上）》《福建省“四改”精神抓医改政策落地——福建省深化医改调查报告（下）》《福建省深化医保管理体制改革启示及建议（上、下）》等政策建议，对三明医改经验进行提炼总结。《求是》《公共行政评论》《甘肃行政学院学报》《广东社会科学》《中国卫生》《中国卫生经济》《中国医院管理》《中国医院院长》《卫生经济研究》《暨南学报（哲学社会科学版）》《福建论坛（人文社会科学版）》等都刊登了署名文章，提出了对三明医改的观点和研究成果，推动了三明医改经验的理论研究，并在研究中逐步厘清了三明医改的脉络、理论基础和逻辑关系，从理论的高度对三明医改进行总结提炼，对三明医改存在的问题提出改进的意见和建议，为进一步完善三明医改经验提供了专家智慧。

三明医改一直以来存在着争论和质疑，对此，新闻媒体较早介入并进行了正面的宣传报道。2013 年 7 月，新华社、《光明日报》、《经济日报》、《健康报》等媒体就对三明医改工作进行了调研考察，并报道了三明医改，《人民日报》内参刊发了《患者医生都满意，医

院财政均受益——对福建三明市推进公立医院改革的调研》。2014 年 5 月，新华社国内动态向中央报送《多方受益成交显著，谨防成为改革孤岛——福建省三明市公立医院改革调查》。此后，新华社、《人民日报》、《光明日报》、中央电视台、中央人民广播电台、《求实》、《瞭望》、求是网、人民网、中国网、中国广播网等众多新闻媒体与期刊杂志，从不同角度持续跟踪，大量深入报道三明医改的做法。2016 年 2 月 26 日《人民日报》头版头条刊登《三明医改（人民眼 · 医疗体制改革）》；中央电视台《新闻联播》栏目先后播出《改革追踪看落实系列报道：破除利益藩篱的医改“三明路径”》《福建三明：医改补短板医保再延伸》的新闻；在“问计两会”焦点访谈特别报道中，播出了《为看病难开“药方”》，报道“三医联动”的三明模式；央视《新闻 1+1》栏目报道《三明医改：是我们的明天吗？》；央视一套大型政论专题片《将改革进行到底》第十集《人民的获得感》播出了三明医改经验。国务院医改领导小组秘书处和国家卫生健康委分别在三明市举办推广三明医改经验的新闻发布会。2019 年中共中央组织部组织编写的《贯彻落实习近平新时代中国特色社会主义思想、在改革发展稳定中攻坚克难案例 • 社会建设》案例，也将《三明市解决群众看病贵看病难问题的探索》入选，作为各级领导干部教育培训教材。新闻媒体及时、客观、有深度的正面宣传，让社会更加真实全面地了解了三明医改，澄清了对三明医改的模糊认识，在总结、推广三明医改经验中发挥了不可或缺的作用。

第3章　建立强有力、高效的医改领导推进机制

摘要：本章重点论述十年来，三明市以什么样的理念和思路建立起强有力、高效的医药卫生体制改革领导推进机制，它具有哪些特色，在三明医改过程中主要发挥了哪些作用，对于三明医改经验向全国推广有哪些启示。

关键词：医改定位；医改领导小组；“三医归一”

一、准确定位医改

改革推进机制主要是指领导如何组织推动改革的方法和路径。我们认为，三明医改至今能够十年红旗不倒，取得了世人瞩目的成绩，至关重要的原因是三明市有一个强有力、高效的医药卫生体制改革领导推进机制（简称医改领导机制，下同），而其之所以能够建立起这样一个特色鲜明的领导机制，首先是基于三明市对医改定位的认识和把握。

（一）医改是民生领域头等重要的改革工程

医疗卫生事业在民生领域有很特殊的属性。首先是广普性，民生领域涵盖了教育、卫生、文化和体育等事业，除卫生领域外，其他行业都是为了满足人成长到一定年龄时所需的身心需求，而医疗卫生事业却是对人从生到死提供全周期、全过程、全方位服务的事业。2016年8月，全国卫生与健康大会上，习近平总书记指出“为人民群众提供全生命周期的卫生与健康服务”，强调了政府在医疗卫生服务方面所负有的广泛责任。其次是唯一性，人的生命只有一次，健康是生活的基础。习近平总书记多次指出“健康是1，其他是后面的0”，指的就是健康和生命对人是唯一重要的意义。支撑健康和生命保障的医疗卫生事业，比任何一项事业都更接近群众切身利益的需要。因此，事关卫生健康事业的改革应摆在民生领域改革最重要的位置上。最后是公益性，所谓“公益性”，指的是社会公众的福祉和利益，体现在为民众提供方便、可及和适宜的服务。我国是人民当家做主的社会主义国家，这就决定了我国医疗卫生事业公益性的本质。然而，20世纪80年代，医疗服务逐步市场化，而医疗行业的特殊性就在于市场手段对其调配失灵，由于信息严重不对称，患者处于弱势地位。市场化的结果导致医疗服务逐利性倾向凸显，群众“看病难、看病贵”的问题越来越严重。习近平总书记强调“无论社会发展到什么程度，我们都要毫不动摇把公益性写在医疗卫生事业的旗帜上”。因此，新一轮医改的目的就是要扭转医疗服

务市场化的逐利性倾向，让公立医疗机构回归公益性的健康发展轨道。这是一场事关民生健康大业的变革，没有理由不成为各级党委和政府为民谋利的头等大事。

虽然医改持续多年，但至今对于医改定位的认识还是模糊不清，在一些地方医改依然被视为社会事业领域常规的专项改革。正因为对医改的定位认识不清晰，加之医改专业性强、不易了解掌握、改革风险难度大等，使得有些地方领导既不愿意对医改做深度了解，也不愿意承担改革责任，只将医改停留在文件和口头层面上，由下属部门说什么就是什么，缺乏亲力亲为，缺乏靠前指挥指导。同时，因为医改定位不明确，也导致相关职能部门认识模糊，在医改机构设置、工作人员配备、改革经费投入等方面不到位。福建省和三明市医改实践证明，地方医改必须由主要领导亲自挂帅、扑下身子亲自抓才有可能真正推动、落实到位。

三明医改之所以取得显著成效与其对医改定位的正确认识是分不开的。改革前，三明市与全国大多数地区一样，面临着群众就医负担沉重，医药费用增长速度过快（2000—2010 年，增幅年均 19.4%），医保基金收支矛盾突出等问题。2011 年，三明市全市药品（耗材）总收入 8.80 亿元，占医药总收入的 60.32%，加之三明市是老工业城市，退休人员的比重较高，未富先老现象特别突出，职工赡养比例低，城镇职工赡养比从 2011 年的 2.06∶1 降至 2018 年的 1.51∶1。2011 年职工医保基金赤字 20 835 万元，占当年市本级地方公共财政收入的 14.42%，欠付全市 22 家公立医院医保费用 1748.64 万元，财政无力兜底。医疗费用的不合理快速增长，导致群众就医负担过重，医患矛盾紧张，医疗纠纷频繁，这就是改革前三明市医疗卫生的状况。

2012 年 2 月，三明市拉开了医改的序幕。对于三明市医改的缘由，有人认为是因为医保基金收不抵支、穿底倒逼出来的改革，目的是为了省钱。这是对三明市医改的肤浅认识。改革前，三明市面临的医保基金收不抵支现象在不少地方都存在，为什么就三明市敢于自觉地奋起改革？这其中体现的还是为民情怀的问题，即面对群众“看病难、看病贵”的状况，地方党政主要领导干部是坐视不管，还是积极主动去改变，其结果是截然不同的。

三明市领导班子没有漠视群众疾苦、就医之困，而是用改革的“利器”解决因逐利机制导致的医疗乱象。十年改革，三明市始终将医改作为民生领域头等重要的、综合性的改革来对待。尽管主要领导多次更替，但无论哪任领导，都始终把与人民健康利益休戚相关的医改，视为改革的重中之重，一任接着一任抓，一茬接着一茬干，一张蓝图绘到底。正因为他们的坚持不懈，三明市才有了如今令人瞩目的改革成绩，得到党中央、国务院的充分肯定。中央深改组第二十一次、第三十三次会议上和中央深改委第九次会议上，习近平总书记充分肯定了三明医改，指示要注意推广；2021 年 3 月 23 日，习近平总书记又赴福建视察，在三明市沙县总医院高屋建瓴地指出三明医改“人民至上、敢为人先”的精神实质，这就是三明医改最核心的精神财富。为此，2019 年，国务院医改领导小组下发了《关于进一步推广福建省和三明市深化医药卫生体制改革经验的通知》（国医改发〔2019〕2 号）。2021 年 10 月，国务院医改领导小组又下发了《关于深入推广福建省三明市经验深化医药卫生体制改革的实施意见》（国医改发〔2021〕2 号），要求进一步加大力度推广三明医改经验，深化医疗、医保、医药联动改革。

（二）医改是“啃硬骨头”的体制性改革

医药卫生体制改革强调的是体制性改革。所谓体制性改革，就是要扫除制度性弊端和部门之间各自为政的藩篱。这种改革往往是以整合职能、重建制度为主要目标，是跨部门的综合改革，这就决定了医改作为体制改革，具有“啃硬骨头”的特征。

因此，体制性改革既有难度又有风险，如果不是秉承为民而改的信念，真心想改，就容易避重就轻，做虚不做实。这也是一些地方医改，遇见体制性问题就绕道走，一些地方改革存在以外围或辅助性工作来替代医改，如增加财政投入、盖大医院、改善环境、人员培训等都拿来做医改的成绩，不谈或少谈体制性改革，存在着“改革不够，发展来凑”“以发展来代替改革”的情况。应该说，改革是事业发展的动力，只有通过医改解决阻碍医疗卫生事业健康发展的体制机制障碍，才有可能促进医疗卫生事业可持续的高质量发展。

三明市十年医改，一直坚持不懈地直面体制性改革，不做虚功。其十年医改历程每一步都是在勇蹚“深水区”，都是爬坡过坎、硬碰硬的改革，体现了“三不一敢”，即不绕弯子、不回避矛盾、不做虚功，敢于直面体制改革“硬骨头”的实干精神。2009 年新一轮医改启动，中共中央、国务院印发了《关于深化医药卫生体制改革的意见》（中发〔2009〕6 号），这是新医改实施的纲领性文件，文中提出的五项重点改革任务即“四基一公”（基本医保、基本药物、基层卫生服务体系、基本公共卫生和公立医院试点改革），其中，公立医院改革仅是开展试点，这主要是因为公立医院是医改的核心环节，也是最难啃的“硬骨头”。公立医院改革得好不好，直接关乎医改成败，因此，稳妥起见，采取试点先行的办法推进公立医院改革。为此，2010 年 4 月，原国家卫生部等五部委联合印发《关于印发公立医院改革试点指导意见的通知》（卫医管发〔2010〕20 号），提出各省（区、市）选择 1～2 个城市公立医院作为公立医院改革试点城市。2012 年 6 月，国务院办公厅印发《关于县级公立医院综合改革试点意见的通知》（国办发〔2012〕33 号），文件提出“在全国选择 300 个左右县（市）作为改革试点”。在这两份文件中，三明市无论是作为设区市还是作为县级改革试点，均没有被列入。但是，三明市从最质朴的理念出发，即只要涉及群众利益，只要群众有需求就义无反顾去做的理念，于 2012 年初，三明市启动医改，以全市 22 家二级以上公立医院为单位整体推进改革。可以说，三明市这样一个边远山城自党无畏的改革举动，有力地撬动了我国公立医院改革向前迈进。习总书记视察三明市沙县总医院时，称赞三明医改“敢为人先”，指的就是这不畏艰难、敢于碰硬的担当精神。近年来，全国各地频繁到三明市学习医改，我们说，学习三明医改的具体改革措施和做法并不难，难的是如何真正学懂、学会三明医改的核心精神，即三明市为改革担当的“硬骨头”精神，以及背后的为民情怀，这才是三明医改经验最可贵的精神财富。

（三）医改是整体性、系统性和协同性的综合改革

医改很难，难就难在其具有整体性、系统性和协同性的“三性”特征。第一，医改是不能翻烧饼的改革。医改事关所有民众的健康利益，涉及面广、专业性强，这样一个群众十分关注，又有社会风险的改革，顶层整体设计上需要有高度的科学性、可行性和操作性。第二，医改是一个取多方利益最大公约数的改革。医改涉及百姓、医院医生、医药经销商及医保等多方群体，各方利益诉求不同，矛盾纵横交错，改革牵一发而动全身，因此平衡各方利益，取其平衡点，得到各方的认同和支持，是改革得以推进的关键。第三，医改是需要政府各涉医部门协同配合的改革。医疗资源是民生必需品，自然会成为权力的热点。长期以来，医疗资源被分割，医疗管理碎片化，涉医部门之间利益固化形成藩篱，严重阻碍了各部门之间的协作和配合。因此，改革首先要刀口向内“改政府”，整合涉医体制，优化职能，形成合力，但这种重新分配权力“奶酪”的改革，往往是最难的改革。

医改的“三性”特征决定了改革领导推进机制是医改工作的最关键因素。三明市这些年来，由于党委、政府领导班子高度重视，建立了强有力、高效的医改领导体制和推进机制，加之很好地把握了医改的内在规律，几项重大改革都比较成功，取得了明显成效，例如，医保管理体制改革，通过整合人社、卫健、药监等部门的相关职能，建立了新的医保管理体制，这个首创经验上升为国家医保管理体制模式；在公立医院改革中成功探索了医疗、医保、医药“三医联动”的改革经验并在全国推广；在基层改革中，以极大的改革勇气向体制开刀，以建立县域紧密型医共体为抓手，重新再造基层医疗卫生服务管理新体系，为建立健康管理体系提供了实践案例等。三明市的医改实践告诉我们，精心做好改革顶层设计，整体上考虑各方需求和利益的平衡，系统设计改革的路径方法，协调好相关部门达成共识，形成合力，这都是改革顺利推进并取得成效的关键要素。

综上所述，对于医改定位的认识，直接关系到能够建立什么样的改革推进机制，只有领导干部真正从思想上认识到医改是民生领域头等重要的改革，并将其摆上重要的议事日程，才有可能亲力亲为，扑下身子抓改革，才有敢于直面体制性问题，敢为人先、敢破敢立的担当勇气和精神，才能更好地把握改革全局和内在规律去推动改革。树立这些正确的观念，也是建立一个强有力、务实高效的医改领导推进机制的先决条件。

二、建立强有力、高效的医改领导推进机制

医改领导机制主要是指，领导如何组织推动医改的组织模式、方法和路径。从福建省和三明医改领导机制多年运作的实践来看，主要包含以下四个环节。

（一）关于医改领导小组

2009 年新医改启动后，全国各地成立了医改领导小组，组长都是由分管医改的政府副职担任。2014 年 6 月，福建省被国家确定为全国四个医改试点省份之一后，福建省委充分认识到推动医改的重要性和艰巨性，率先决定由省委书记、省长分别担任省医改领导小组组长和第一副组长，分管副省长任副组长，设区市和县（市、区）按此要求建立医改领导小组。2017 年 8 月，中央深改组第二十七次会议上审议通过的国务院医改领导小组《关于进一步推广深化医药卫生体制改革经验的若干意见》，明确提出要"将医改升格为一把手工程"，这就是汲取了福建经验，要求党政"一把手"担任医改领导小组主要负责人，并向全国推广。很快全国各地陆续提升了医改领导小组的领导规格。

提升医改领导小组规格的目的，不仅是组织形式上的加强，更重要的是更加有效地发挥组织和指挥改革的作用。按常规，医改领导小组是非常设议事协调机构。所谓的非常设议事协调机构，往往是因为要推动实施某个专项工作而设置的议事小组或委员会，职责就是召集相关部门和单位采取联席会议的办法进行议事，然后决策事项报上级部门研究决定，执行事项交由下级相关部门具体实施，起到的作用就是承上启下。因此，非常设议事协调机构是没有决策和执行权责的。如果按非常设议事协调机构的决策程序，医改领导小组所讨论研究的方案，必须经过政府专题会－政府常务会议－省委深化改革领导小组（后改为深化改革委员会）－省委常委会的程序进行决策。然而，由于医改专业性强，一般的领导对其知之甚少，即便上会，能有见解的不多。加之涉医部门多，往往又因自身利益而难以统一认识，如果层层提交、层层讨论研究，不仅效率低下，还会磨光改革的棱角，延缓改革进程，降低改革成效。

三明市委的做法就是超常规设置医改领导小组的职责和权限。2012 年 1 月，三明医改初始，需要一支强劲的先锋队伍冲刺改革。三明市重新调整医改领导小组，组长由时任三明市副市长的詹积富担任，该同志担任过省、市两级药监局领导职务，有着丰富的医药工作管理经验，同时也是一位敢担当、善运筹的干部。领导小组成员单位包括编办、发改、财政、人社、卫生、药监等医改相关的 15 个部门，人员都是从各单位抽调的年富力强、经验丰富的负责人。同时，三明市委给予医改领导小组高度信任和充分授权。一是授权医改领导小组决策的职权。市委除了对医改的方向和原则进行把关，绝大多数医改政策和方案的制定及推动落实责任，均由医改领导小组负责，无须层层递交会议讨论研究。三明市委在决策程序上采取这种"不研究"的方式，实质上是鼓励医改团队大胆试、大胆闯，

目的就是以“不研究”方式防止以找“框框依据”为由，将改革方案磨成一个个没有棱角的圆蛋蛋，这种精简高效的决策机制一直延续至今。二是授予医改领导小组执行改革的职权。三明市委在授予医改领导小组决策职权的同时，也采取了非常时期的做法，授予医改领导小组执行权力，即直接指挥和组织实施改革。三明市医改领导小组有了决策和执行职权，如同猛虎添翼，尤其在改革之初更多的是整合碎片化的管理体制机制，精简优化部门职能，这种“刀口向内”的改革，往往十分不易。三明市医改领导小组既在部门之上，同时又拥有集权手段的运作模式，大大增强了医改领导小组推动改革的力度。

三明市授权医改领导小组决策和执行的双重职权，建立了扁平化、高效的运行机制，强化了医改领导机构的作用发挥，大大提高了改革推进力度和效率。可以说，三明市委这种“充分授权、充分集权”的做法，体现了领导为改革者敢于担当的胆略和精神。三明市医改领导小组实际上已经不是一般意义上的非常设议事协调机构，而是已经具备职能机构实体运作功能的机构。这是三明市医改领导机制的最独特之处，也是三明市医改得以不断向纵深推进的关键。在三明市的医改进程中，医改领导小组实际上起到总枢纽和总指挥的作用。市医改领导小组先后研究出台政策性文件300余份，已经印发执行的文件共有276份，全方位推动了各项综合改革的顺利进行。

同样，福建省委也是采取超常规的办法，建立省级医改领导小组工作机制。首先，赋予省医改领导小组决策权限。明确凡属医改的议案，均由组长（省委书记）亲自主持召开医改领导小组会议研究决定。医改领导小组会议同时也是深改领导小组专题会议，深改领导小组成员均参会，会议由身兼两个组长的省委书记主持，会议所决定的事项，分别以深改领导小组医改专题会和医改领导小组会议的名义印发会议纪要，由各部门贯彻落实。这种做法是有依据的，中央深改领导小组就被赋予了决策改革事项的最高权责。福建省委采取授予医改领导小组决策权限的做法有三方面的意义：一是医改“一把手工程”真正落到了实处。所谓医改“一把手工程”就是主要领导必须亲自抓医改，直接决策和部署，而不是空挂组长，推给下面的职能部门去操作。二是“一会两开”的做法，将医改纳入了党委领导深化改革的全局部署之中。三是减少决策的层级，减少重复协商沟通，提高改革实效。福建省自2014年至2017年底，医改领导小组每半年召开一次会议，省委书记亲自主持，先后共召开八次专题会议，决策部署了医保管理体制改革、公立医院运行机制改革和紧密型医共体等重大改革任务，成效显著。其次，建立内部运行机制。医改领导小组作为医改的决策机构，其运转不能虚化。福建省委明确医改领导小组统筹医改规划、决策重大事项和部署重大任务等职责，制定内部工作规程，建立相关会议制度、议事决策制度和监督检查制度等。同时，建立医改领导小组工作体系，明确医改领导小组各成员单位的职责，建立各成员单位定期向医改领导小组报告的工作制度。各级各地均成立医改领导小组，形成全省工作网络，建立了医改指挥系统和责任制，保障医改工作顺利推进。

综上所述，在医改领导小组权限的设置上，福建省与三明市都秉承同样的理念，即改革非常时期，必须超常规设置改革的核心指挥机构——医改领导小组的职能和权责，做到有职有权，高效率地组织和推进改革。两者的不同之处在于，三明市在责权上合并了决策和执行的双重权力，在机构上领导小组与国务院医改领导小组办公室（简称医改办，下同）基本浑然一体，直接从决策到组织实施一体化推进，而福建省委授予医改领导小组决策权，执行权交由医改办组织实施，并采取成立重点专项改革组织的办法，推进改革重点和难点的突破。

（二）关于“三医归一”的制度

改革前，三明市与全国其他地方一样，涉医的三个部门“医疗、医保、医药”分别由不同的领导分管。2012 年，三明市启动医改，秉承改革先改政府，先整合领导力量，建立领导机制的理念，首先从领导层入手，将“三医”归口医疗卫生的市政府副职分管，这就是“三医归一”制度，解决了“三医”在领导层碎片化管理的问题，大大降低了领导层统筹协调的行政成本，为建立高效的改革领导机制创造了最根本的条件。国务院医改领导小组高度重视三明市的这一经验做法，多次向全国推广。2019 年 11 月国务院深化医药卫生体制改革领导小组印发的《关于进一步推广福建省和三明市深化医药卫生体制改革经验的通知》（国医改发〔2019〕2 号）中，再次肯定这一做法，并要求进一步推广。目前，“三医归一”的做法已全国普及。

随着改革进入深水区，好改、易改的都改了，剩下的都是涉及体制性的难啃“硬骨头”，深化改革的难度越来越大，仅靠政府副职统筹协调的改革力度远远不够，必须加强党对改革的领导，才能确保改革有效推进。三明市作为全国医改先行典型单位，2021 年再次对医改推进机制进行探索改进和完善，在 10 个县（市、区）建立了由党委副书记主管“三医”，政府分管医疗卫生的副职协助的改革推进机制，这是基层加强党对医改领导的最初尝试。福建省委高度重视三明市这一基层首创经验，2021 年在全省范围推广、推进了这一做法。截至目前，福建省各设区市、县（市、区）均基本建立了由党委一位领导主管、政府分管医疗卫生的副职协助、层级分明、高效有力的医改领导推进机制。

（三）关于医改领导小组办公室

2009 年新医改刚开始，医改办设在综合部门发改委；2013 年，国务院政府换届时将国务院医改办移至卫健部门，作为国务院医改领导小组直属办事机构；2018 年 3 月，国务院政府换届实施国家机关机构改革，取消了医改办，之后在卫健部门设立国务院医改领导小组秘书处。秘书处是卫健部门的内设机构，对卫生健康委的领导班子负责，秘书处的主任由卫生健康委主任兼任。

医改办是医改领导小组决策和部署的执行机构，是政府分管领导的工作班子，是改革的指挥部，如何设置，关系改革全局。福建省和三明市在设置医改办的问题上，主要基于三点考虑：一是从医改属性定位考虑。医改既然是民生领域的重大综合改革，作为改革的指挥部应该发挥统筹协调全局的作用，参照其他领域设置重大的综合改革办事机构的做法（如金融办），设在同级党委或政府。二是从规避部门利益之争考虑。医改涉及的部门多，部门利益和政策藩篱往往阻碍了改革，只有在部门之上设置改革办，才能有效指挥、协调和推进改革。三是从医疗卫生领域现状考虑。社会事业领域除医疗卫生之外，其他行业都有一个能够统领全局的业务部门，如民政厅、教育厅、文化厅、体育局等，因此这类改革的办事机构由行业主要部门承担顺理成章。然而，医药卫生领域不同，医疗、医保、医药“三医”是三大业务部门，长期以来分别按不同领域归口管理，即医疗卫生在社会事业口，医保在人社口或财政口，药监在市场监管口等，并由不同领导分管。他们之间无论是所属系列，还是领导层分工，都平行并列，没有交织点，谁也统领不了谁。这种情况下，医改办设在党委或政府，不仅能够保证统筹协调的效率，同时也不影响改革的公信度。

综合以上因素考虑，2016 年福建省委派专人到国家卫生健康委，申请将福建省医改办设置在政府，国家卫生健康委高度重视福建省和三明市的做法，并以全局的眼光和气度支持了福建省的这一改革举措。因此，2016—2018 年，福建省各级医改办设在各级政府，这在全国是唯一的，也是福建省医改的重要特色之一。在这一阶段，福建省大刀阔斧推进医改，进行了医保改革、公立医院综合改革及紧密型医共体建设等多项体制性改革，成效显著。之所以能够取得成绩，与当时福建省全省各级政府均设有医改办，形成自上而下的专业改革队伍所起到的统一指挥和统筹协调作用是分不开的。2019 年初，福建省按照国家机构改革的统一部署，省、市、县（市、区）各级均取消医改办，将相关职能划转卫健部门，但是三明市根据自己实际情况，实事求是地将原来的医改办成建制转为政府的内设科室，继续作为市政府分管领导直接指挥改革的工作班子，保证了医改指挥体系不乱，工作渠道不变，核心队伍不散，这也是三明市医改至今改革方向正确、力度不减、步伐不停的重要原因。

医改办是改革推进机制中极其重要的部门，为了确保医改这一民生领域重大改革顺利推进，医改办设置在党委或者政府，能够直接对医改领导小组负责，这是有效保证各级领导统筹协调、高效指挥改革向前推进的重要组织支撑。

（四）关于建立改革保障机制

建立医改保障机制是医改领导机制中的重要一环。党委政府不仅要以推进改革为主，还必须建立长效的改革激励、监督、评价机制，以此促进和保证各地在执行上级医改工作的部署中，以及基层在创新的探索中立足点不偏移，始终沿着正确方向前进。

1. 建立有效舆论宣传制度

医改是民心工程，涉及面广、群众关注度与期望值较高。改革需要全社会凝心聚力，共同参与，才能形成强大合力，推进改革顺利进行。因此，舆论宣传工作对于推进医改至关重要。三明市委看到了这个关键点并下大力气营造了良好的改革氛围。第一，强化干部队伍对医改的学习和培训。市委多次组织以“学医改、懂医改”为主题的中心组学习，并以市委党校为依托举办医改学习班，对各类干部进行轮训。每到换届或领导干部有较大范围调整时，组织对新任干部的专项医改培训，并采取闭卷方式进行考核，考核不合格的不得分管医改。同时，要求县委书记、县长、分管副书记、副县长每年到市医改领导小组述职。三明市历任党政主要领导一直保持着下基层必问医改的传统作风。要求基层干部做到有问必答、问而不倒。毛泽东主席说过“政治路线确定之后，干部就是决定的因素”，由于三明市党委高度重视，打造出了一支懂医改、会改革的干部队伍。他们在本辖区范围内组织宣传，发动群众，对改革起到了关键性作用。第二，做好医务人员宣传教育工作。医生对患者有影响力，只要医生认同和支持医改，对群众的影响不可估量。同时，医生又是改革的主力军，只有他们积极投身于改革，改革才有希望。三明市在公立医院每一次改革前，均无一例外要提前对医务人员进行专门培训，提高他们对改革的知晓率和认同度，要求医务人员做到既是治病者又是宣传员，正确引导群众了解和支持改革。例如，在院长年薪制年终考核期间，要求市医改团队成员到每个医院开展医改宣讲，举办分管副县长、医院党委书记（院长）和医改宣讲员宣讲比赛，并将医改列入全市大中专毕业生转正定级培训班岗前教育的内容。除此之外，还利用展板、广播、小册子、宣传单、咨询会等方式，在医院内外营造浓烈的改革氛围。三明市的“药品零差率”改革、药品招采改革、医保改革及公立医院薪酬制度改革是全省乃至全国最早进行的地区，在医改还鲜为人知的情况下，这些重大改革的顺利推进正是得益于浓厚的舆论宣传氛围。第三，表彰先进典型。2019 年 9 月，三明市委市政府印发《关于奖励全市医改突出贡献集体和个人的决定》（明委〔2019〕36 号）文件，并隆重召开全市医改表彰大会，对在医改工作中作出突出贡献的市卫生健康委员会等 29 个集体、74 名个人给予记功或嘉奖，形成了人人争当医改先进的浓烈改革氛围。2021 年，三明市委市政府印发《关于对“十三五”期间医改工作表现突出的集体和个人给予奖励的决定》（明委〔2021〕114 号），决定授予“十三五”期间医改工作表现突出的三明市卫生健康委员会等 20 个集体奖励、52 名个人记三等功（或记功）。这是新医改十多年以来，首个地方党委政府为医改进行的专项表彰活动，影响深远、意义重大。除召开表彰大会记功表彰外，三明市还注重在社会层面的宣传发动。例如，多年的护士节都要举行大型表演活动，歌颂“白衣天使”，对护士进行表彰慰问，营造尊医爱医的氛围。第四，传播医改经验。三明医改“人民至上、敢为人先”，敢破敢立的精神和业绩受到中央和地方各级领导的支持和肯定。尤其是近些年来，在三明市举办的各类全国性医改高端会议、论坛等不计其数，三明市以宣传推广医改为己任，借各类媒介和宣传渠道大力宣传医改，提高民众对改革的知晓率和认同度。2021 年 2 月，三明市以国家授牌设立全国医改培训基地为契机，面向全国举办各类培训班。截至 2022 年，三明市已承办多场次医改线下培训班。凡来三明市学习医改的人无不为三明市浓厚的医改氛围所感染，三明市因此有了民间医改“小延安”之称。

2. 建立激励和容错用人机制

三明市在长达十年的医改过程中，经历过起伏和曲折，但是三明市党委、政府历任主要领导坚持正确的选人用人理念，着眼于改革大局，既要在改革一线考核干部、使用干部，同时也要保护干部。十年来，从事医改工作的各级干部多人得到提拔，仅市级医改团队成员先后晋升职务职级的就有 19 人次，其中大多数都是医改的主要参与者和实践者。2017 年 3 月，三明市印发《三明市激励干部担当作为提升干事创业精气神实施办法（试行）》，制定并实施改革创新医改容错纠错 9 条措施和提振干部精气神 16 条措施。三明市对改革者一贯秉承支持、包容的态度，鼓励他们勇于创新和尝试，激发医改工作者的工作热情、工作干劲和工作积极性。例如，2016 年 6 月，为促进中医药事业传承创新发展，三明市出台了取消中药饮片起付线的政策，3000 元以内 100% 报销[1]，由于缺乏必要论证，中药饮片费用非正常急剧增长，浪费严重。2017 年 5 月，三明市对这项改革政策进行了调整，并没有因为政策未取得预期效果而进行批评问责，这让改革团队成员感受到了关心与爱护。在强调正向激励和容错纠错的同时，也强化反向约束，对医改部署“不冷不热、不急不忙、不疼不痒”的干部给予坚决问责，对医改工作研究不深、推动不力的分管领导及时调整分工，树立允许改革有失误，但不允许不改革的鲜明导向。正因为多年来三明市改革形成了鼓励先进、鞭挞后进和保护改革干部的良好环境，才使得三明医改干部队伍人才辈出，形成了医改事业欣欣向荣的局面。

3. 建立绩效考核制度

预先设定改革任务的考核指标体系，事后应用考核结果进行改革效果评价的机制，可以最大限度地激发员工的积极性，同时也是最有价值的管理手段。三明市自 2013 年起就建立了自上而下分级推进医改工作的绩效考核制度，充分发挥了绩效考核“指挥棒”的作用。一是采取层层传导压力责任做法。把不同阶段的医改重点任务，列入政府绩效考核中，各地根据改革任务完成的情况，得到不同的奖励资金，促进了政府医改主体责任的落实，同时也把医改列入干部一线考核的重点内容。二是实施书记（院长）目标年薪制，抓住院长绩效分配的“牛鼻子”，设置以公益性为目标的院长绩效考核指标，并将书记（院长）绩效考核结果与医院工资总额核定挂钩，带动医院员工沿着公益性的方向共同努力发展。

[1] 文件出处：《关于提高城镇职工基本医疗保险门诊中药饮片报销比例的通知》（明医改办〔2016〕27 号）。

4. 建立医改工作督查机制

三明市建立了规范医务人员的诊疗行为、加强医疗质量和医疗安全管理、定期开展处方点评分析、用药量排名分析等督查制度，促进合理检查、合理用药、合理治疗。三明市启动医改以来，市医改领导小组建立了“周例会、月报表、季督查、年考核”的工作机制，每年对全市 22 家公立医院改革进展情况进行定期检查。在公立医院管理方面，一是重新制定并严格执行公立医院工资总额制度，医院的工资总额做到既不与药品、耗材收入相挂钩，也不与医学检查、检验收入直接挂钩。二是以严格的绩效考核数据确定医院工资总额，院长在核定的工资总额范围内按照规定自主分配。三是规范公立医院设备采购、专项基金、结余资金的使用管理，从医院结余中提取 90% 作为事业基金，分别提取 5% 作为职工福利和奖励基金（2021 年调整为书记院长奖励基金 10%），并明确每种基金对应的支出目的和范围。四是严禁公立医院举债筹资建设，对于设备购置，以 20 万元为界，超过这一限制的设备购置需由医院提出采购计划报主管部门审批。这些督查制度有力地推进了公立医院改革任务的落地生效。

5. 建立监测评价机制

监测评价机制主要是指政府利用信息化手段，建立数据平台，对医改进行日常性、不间断的监督管理的制度。这种常态化的监测评价机制能够起到全面掌握工作进度、查看实施效果和发现问题的作用。2013 年改革初始，三明市就建立了医药、医疗、医保信息透明的公开制度和“健康三明”网站服务监督平台。将全市 22 家县级以上公立医院运行情况、医保基金运行情况、药品（耗材）价格、医院和医生个人住院次均费用、门诊次均费用、用药排行等信息全部公开。一是为政府管理部门强化对医疗行为的监管，实时抓取治疗、检查、用药数据信息进行重点分析、跟踪提供服务，有异常问题及时反馈处理，同时也为各地医改进行指导和及时纠偏提供依据。二是为群众的健康档案管理，医保医药、医改政策等信息的查询，预约挂号选择医院医生等提供了便捷的途径，深受群众好评。三是医疗信息的透明公开也起到了良好的社会监督效果。

6. 建立改革投入保障机制

改革伊始，三明市党委即对各级政府承担办医责任提出要求。一是要求政府投入卫生健康支出的增幅（含医保补助等），要略高于财政经常性支出增幅，自 2012 年起，政府投入卫生健康支出年均增长 13%，比财政一般预算支出同期增幅高 4.4 个百分点。卫生健康支出占财政一般预算支出的比重，从 2012 年的 8.2% 提高到 2022 年的 12.1%[1]。二是强化政府举办公立医院的主体责任。改革初始，三明市政府就提出公立医院“硬件投入靠政府，运行管理靠医院”的投入原则，并明确要求各级政府承担基本建设、大型设备购

[1] 数据来源：财政总决算报表，不含地方专项债数据。

置、重点学科发展、人才培养、政策性亏损、公共卫生任务等投入责任，建立了科学的财政投入机制。同时，随着公立医院年薪制改革的推进，继续要求各级政府承担公立医院的党委书记、院长、总会计师的目标年薪。2012 年财政对公立医院投入为 1.08 亿元，此后 2013—2022 年分别增至 2.80 亿元、2.94 亿元、3.58 亿元、3.37 亿元、3.34 亿元、5.78 亿元、3.04 亿元、16.09 亿元（含地方债券 13.1 亿元）、5.35 亿元和 11.44 亿元（图 3–1）[1]。三是清理公立医院债务。对 2012 年改革前的 22 家公立医院进行调查、核实并锁定债务，对符合规划要求、经同级政府确认的债务纳入政府性债务统一管理，本金和利息由各级政府承担。

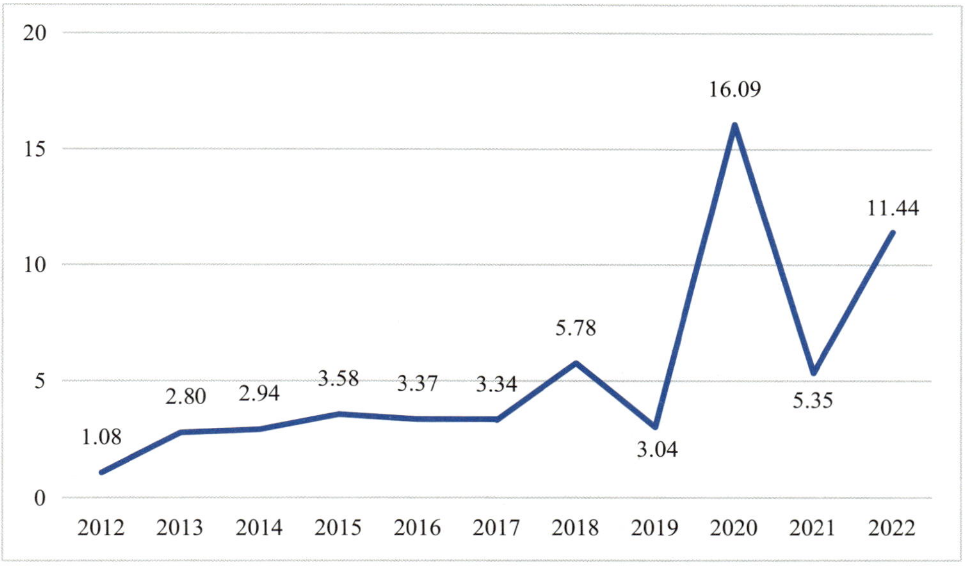

▲ 图 3–1　**2012—2022 年三明市财政对公立医院的支出（单位：亿元）**

三、医改领导机制在体制性改革中发挥巨大作用

三明市历经十年的医改，成绩斐然，三明医改经验获得了社会的广泛认可和国家的大力推广，其闪光点在于体制性改革，而体制性改革是综合的、集成的改革，所需投入的领导力量远在一般改革之上。2016 年 8 月，在全国卫生与健康大会上，习总书记指出“将健康融入所有政策”，这既是指出所有部门在医疗卫生事业这场大变革中，均有责任、均需参与、均需作为之外，同时，也深刻指出只有健康融入各部门政策并付诸行动，医改才有成功的希望。因此，如此庞大的全国一盘棋的改革，领导改革的着力点一定是各级党委、政府，而不是某个行业、某个部门。三明市之所以能够大踏步突破和深化医改，得益

[1] 数据来源：财政对公立医院六项投入医院统计汇总。

于各级党政主要领导的亲自指挥，医改领导小组的实体运作。分析三明市医改十多年的改革脉络，医改领导机制在体制性改革中发挥的巨大作用可见一斑。

（一）药品“招采合一”改革

以问题为导向，以突破体制性障碍为主是三明市医改的突出特征。如前所述，三明市医改起源于医药费用增长过快，群众“看病难、看病贵”问题日益严重。因此，三明市启动改革首选以“药改”遏制“药价”虚高。在遏制药价的同时，医改领导小组看到药价居高不下背后的原因，与药品采购机制存在“招采分离”即“点菜的不买单，买单的不点菜”的弊病有着极大关系。于是，医改领导小组本着“一件事情，在一个平台上解决的原则”，将分别设在卫生健康委的药品招标定价和设在人社部门的医保药品采购职能，合二为一，实现了药品的“招采合一”，解决药品定价与购买脱钩的问题。针对职能整合涉及两家之争的问题，医改领导小组采取搁置争论，以改革非常时期可代替具体部门行使执行权的做法，将药品招标采购职责收归医改领导小组操作执行，改革得到迅速有效的推进。

（二）医保“三合一”体制整合

“药改”让药品价格逐步回归合理，不仅百姓受益，医保基金浪费也得到了遏制，初步扭转了医保基金收支不平衡的状况，但原来靠药品收入维持医院运转的公立医院却出现了收支不平衡。因此，医保基金必须拿出部分结余对医院实施合理补偿，因为基金有结余是改革产生的“红利”。然而，对医院实施合理补偿遇到的障碍就是医保基金管理处于“三保分离”的状态，即三个险种中城镇职工医保和城镇居民医保由人社部门管理，“新农合”由卫健部门管理。医保基金由不同部门管理有三大弊病：一是无法形成合力“重拳”挤压药品虚高水分。二是不同的部门采购药品将形成不同的谈判价，不利于公立医院统一管理。三是不同的部门管理不同的医保，对医院无法实施统一的补偿，不利于改革推进。综上，必须对医保“三保分离”的现状进行整合，建立统一的管理平台。为此，三明医改领导小组以极大的勇气迈出了医保管理体制改革的第一步。2013 年 6 月，三明市合并三个险种，成立医疗保障基金管理中心（简称医保中心，下同）。这是 1949 年以来我国医保第一个统一的、独立运作的医保机构，对于日后撬动整个医保管理体制改革起到了关键性的作用。

（三）“药、价、保”归一，促成医保新体制诞生

三明市在建立医保中心的同时，也把药品招采职能归到了市医保中心。尽管“药、保归一”使得药品招标定价、集中采购，以及配送结算形成一个完整的闭环链条，但是仍然解决不了公立医院的补偿问题，因为医保基金无法直接拨付给医院，必须通过调整医疗服务价格的方式补偿医院。因此，医疗服务价格就成为对医院合理补偿的主要渠道。然而，

当时的医疗服务价格调整职能属于医疗卫生不同行政系列的物价部门，难知医疗行业之冷暖，医疗服务价格调整始终滞后，无法满足公立医院的发展需要。三明市医改领导小组解决这个问题的方法还是进行体制改革，将调整医疗服务价格职能划归医保，这样“药改”释放的红利，就可以通过医保调整医疗服务价格的手段，将“红利”顺利“给”到医院，形成“三医联动”闭环运作，真正体现“一个问题在一个框架内解决”的体制改革优势。于是，三明市在 2012 年底酝酿“药品零差率销售”改革时，就将价格职能从物价局划入市医保中心，代为行使调价职责。2013 年 1 月，三明市率先进行了“药品零差率销售”改革，理顺了价格平移。2013—2022 年，医改领导小组先后进行 10 次价格调整，共调整了医疗服务项目 9220 个，其中调高（增加）7412 个、调低（取消）1808 个。2016 年 6 月，福建省在汲取三明市成立医保中心的经验基础上，决定在全省范围内自上而下推进医保体制改革，要求三明市率先成立独立的医保管理机构。这是集药、价、保三大职能为一体的全新体制的医保独立机构，在全国是首创之举。福建省汲取三明改革经验，于 2016 年 7 月 16 日成立了医保管理委员会下设办公室（简称医保办，下同），挂靠在省财政部门，实行独立运作，并要求全省按此模式进行改革，医保办成立的初衷是为了规避机构编制管理有关规定和避免因部门之争拖延了改革。福建省和三明市医保改革的首创模式，为 2018 年初国家成立独立的医保局提供了基层实践范本。

（四）“三医联动”倒逼公立医院改革

三明市改革始终是围绕着公立医院进行。俗话说“兵马未动，粮草先行”。无论是“药改”还是医保改革都是为公立医院改革做铺垫，或者说是打外围的改革。当医保体制已经汇聚了“药、价、保”三大职能，医保通过调价对医院进行补偿的条件已经具备时，三明市医改领导小组认为对医院实施补偿，前提条件是公立医院必须同步改革，公立医院只有不断努力消除逐利性，回归公益性，才能同步获得改革“红利”。这就是以医保为引擎动力的“三医联动”改革基本原理。因此，对公立医院实施补偿而引发的公立医院改革，成为医改全局的重头戏。三明市公立医院改革以医院薪酬制度改革为切入点，这其中涉及对医保、卫健、人社、财政、编办等多个部门的职能整合和重组。医改领导小组充分发挥了实体运作的优势，实施了院长目标年薪制、医院工资总额核定改革方案、医院内部“工分制”绩效改革方案等一系列改革举措。十年来，三明市坚持“三医联动”推动公立医院的改革从未停顿。随着医改不断深入，医保从改革初始以“治药”拉动“三医联动”对公立医院进行改革，如今已转化为以支付手段为主深化公立医院改革，这将更加有效、可持续地推动公立医院改革向纵深发展。三明市公立医院改革的“三医联动”有效路径和方法，已被医改界广泛认同，并在全国推广，这要归功于医改领导小组建立的强有力、高效的实体运作实践。

（五）破题基层综合医改

基层医改是医药卫生体制改革较为特殊的改革。如果说医保、公立医院、药品等改革是具有重点领域重点项目改革的属性，即以某项改革为突破口，在该领域纵向深化推进改革为特征，那么基层医改就具有横向、纵向、整体、综合的改革特征。因此，基层医改就是党委和政府领导的“刀口向内”改革，其艰巨性、复杂性更加考验改革组织者的全局眼光和敢破敢立的胆略。三明市医改领导小组认真分析了县域医疗卫生状况，认为主要存在两大突出问题：一是以治病为中心的现状未改变。我国有 70% 的人口在县域，其中 90% 是基本健康人群，需要的是预防疾病和健康生活。为了实现习近平总书记“以治病为中心转变为以人民健康为中心”的任务，毋庸置疑要以基层作为主战场，故对现行基层医疗卫生服务体系的改革势在必行。二是县域内医疗秩序混乱。长期以来，医疗市场化导致的公立医疗卫生机构“以治病赚钱”为主的状况，破坏了县域医疗卫生机构的合作关系，相互之间形成恶性竞争，服务体系碎片化，横向上县级医院各筑壁垒，资源不能共享，相互争资源、争设备。纵向上县乡两级医疗机构，不同法人，不同隶属，资源下沉被拦腰截断，重医轻防、医防分离的现象严重。在这种情况下，人民群众健康利益得不到保障，基层医疗服务体系作为分级诊疗的基础作用也无法发挥。

基于以上情况，三明市医改领导小组再一次直面体制改革，发挥了敢啃“硬骨头”的精神，以建设县域紧密型医共体（下称总医院）为抓手，对县域基层三级医疗服务体系进行了全方位的改革和再造：一是以县级综合医院为龙头，将县域内所有公立医疗机构横向到边、纵向到底整合成一个总医院，明晰办医的主体责任。二是建立内部人员、财务、资产、物资、业务、绩效、信息高度集中的“七统一”管理运行机制。三是医保打包支付作为总医院的经济利益纽带，实行“结余留用、超支自付”的办法，同时，将县域基本公共卫生经费和政府对各成员单位的投入，统一交给总医院，构建起利益共同体。

三明市总医院建设具有体制性改革的重大意义。一是总医院是县域内医疗资源的均衡器，是县域人民健康责任的主体，它的建立使得县域内以治病为中心转变为以健康为中心成为可能。二是总医院能够留住 90% 的人口在县内就诊，使分级诊疗成为可能。三是总医院的建立使得三级医疗服务体系定位更加明晰，倒逼省、市的城市医院更加注重医疗服务质量和水平的提升。四是总医院的建立在县域内实现了管理体制的“管办分开”，这对实现“大卫生、大健康”的管理体制有重大实践意义。

从以上三明市五项重大体制改革的实践不难看出，三明市医改领导小组在其中发挥了关键性的核心作用，领导小组集决策和执行为一体，扁平化地指挥和推进改革充分体现了三明市医改推进机制务实、强有力和高效的特色。

四、改革的启示

推广三明医改经验，各地必须结合本地实际，因地制宜，找到符合本地实际的推动医改的具体办法、措施和路径，而三明医改“人民至上、敢为人先”的理念和精神实质，以及在此基础上建立起来的医改领导机制，则具有普遍性和广泛推广意义，无论何时、何地，只要是真正想改，都是可借鉴、可复制和可推广的。

（一）对医改定位的认识直接决定了医改的作为和成就

习总书记对三明医改8个字的评价“人民至上、敢为人先”准确地勾勒出了三明改革精神的内涵实质。三明市十年如一日，始终把医改摆在改革的最重要位置，就是心中有民，认为医疗制度不改，顽疾不除，百姓健康利益难以保障。三明市敢碰硬，是真改，为民而改，三明医改取得成绩的背后是三明市对于医改重要性和特殊性的深刻认识，这点上远比其他地方站得更高。2013—2022年，到三明市学习的单位和人员络绎不绝，据统计，三明市共接待来明医改考察团1836批次，18 897人次，承办推广三明医改经验线下培训班68期，培训9668人[1]。然而，学习效果并不明显，这也给了一些不想改或有畏难情绪者以“三明经验不可复制”的口实。推广和学习三明医改经验，核心并不是具体的操作办法，关键是要领会和认同三明医改的精神实质和科学理念，以及以此为基础所建立起来的切实可行的医改领导机制。因此，改革首先是观念与认识的改变，只有认识到医改给予民生的重要意义，才能勇于创新、纲举目张，才有决心建立切实可行的改革推进机制，不断推进改革向纵深发展。

（二）超常规配备医改领导小组职权是推动医改至关重要的因素

三明市委、市政府赋予三明市医改领导小组的职权，已远远超过了非常设机构议事部门的范围，它实际上是一个有职有权的职能部门。这种超常规的配备，使得三明市医改领导小组成为集决策和执行职能为一身的实体机构，形成了具有“三高”特征的医改领导机制，即权力高度集中、行动高度统一和推动改革高效率的特征。这说明：真正的改革，要突破常规思维，建立起领导本身能亲自操盘、管用的“推进机制”，担起改革决策和推动实施的责任。自2015年初，福建省率先由党政“一把手”担任医改领导小组正副组长，提升了医改领导小组规格，这一做法在全国迅速推广，但福建省和三明市超常规配备医改领导小组职权的做法，却鲜为人知和借鉴。因此，虽然提高了医改领导小组的规格，但未在内涵上注入新机制，其作用一样很难得到发挥。这也给一些担当精神不够的地方领导以理由。有些领导担任医改领导小组的主要领导，却很少过问医改，领导小组的领导能力弱化，形同虚设，导致医改实质上停留在以部门主抓的层面，医改被“高高举起、轻轻放下”

---

[1] 数据来源：明医改考察统计表。

的现象持续存在。相比之下，“十三五”期间，福建省委和三明市委都不约而同授予医改领导小组超过议事机构的职权，通过授权的制度设计，领导敦促自己要扑下身子，身先士卒抓改革，从而形成省、市两级改革相映生辉的大好局面。这就是为什么当时福建省和三明市医改能够走在全国医改最前列的重要原因。

三明市设置医改领导小组的改革实践给予我们的启示：改革时期，组建决策和执行责权合一、具有实质意义的医改领导小组是改革的基础和前提。三明市医改领导小组这种组织形式，虽然是改革非常时期的特殊做法，但从医改的艰巨性和长期性考虑，应该脱去其非常设议事机构的外衣，直接设置为直属于党委或政府的职能机构，名正言顺地推动改革。其重大意义有两方面：一是建立健全医改领导机构，增强全国各地各级医改领导力量，从而保障医改合法合规，真正建立可持续的推进机制。二是医改领导小组转设为实质性的职能机构，让全国各地清楚三明医改领导机制的实质所在，进一步有效地推广三明医改经验，促进医改向纵深发展。

（三）建立超脱部门之上的医改机构和组织

如上所述，改革机构要设置在具体部门之上，是因为医改具有不同于一般性改革的重要性和特殊情况。一是医改具有民生领域重大的、综合性改革的属性，这就决定了其改革必须由党委和政府直接抓；二是医疗卫生领域管理的碎片化，“三医”部门的平行独立运行和各自为政，以及部门利益和彼此之间形成的藩篱，要求医改机构设置层级要高于具体部门，才能充分发挥作用。

1. 以医改办设置为例

2009—2013 年，医改办设置在发改部门。发改委不是一般意义上的具体业务部门，而是位居部门之首的综合性部门，具备了超越具体部门之上设置的要素。这一时期，新医改拉开序幕，中共中央、国务院《关于深化医药卫生体制改革的意见》（中发〔2009〕6 号）的出台，“四基一公”的改革任务如火如荼地开展。特别是国家发改委发挥牵头部门优势，筹集了大量资金，投入基层医疗机构的硬件设施改造。与此同时，也对基层办医体制进行了大刀阔斧的改革，重新恢复了乡镇卫生院事业单位的属性，从办医体制上消除了当年乡镇卫生院及村卫生机构因被推向市场，实行自收自支的运行机制而产生的逐利倾向。通过这一阶段的改革，促进了基层医疗卫生服务体系回归公益性，稳定了基层医疗卫生技术队伍，方向正确、成果重大，符合这一阶段提出的“保基本、强基层、建机制”的目标要求，为进一步深化医改奠定了良好基础。回顾这段历程，在当时的条件下，只有医改办设在发改委才能承担起这么一场涉及面广、体量大、任务重的改革任务。2013—2018 年，随着改革的深入，医改已经从初期的增量改革转入以存量为主的“深水区”改革阶段，需要遵循医疗卫生内在规律推进深层次的体制改革。因此，这一阶段医改办转至卫健部门，但其仍然是国务院医改领导小组直属的办事机构，直接对国务院医改领导小组负责，其综合性、超越于部门之上的定位和属性都未变。正因为如此，形成了“十三五”期间我国医改蓬勃发展的大好局面。在此期间，中央深改组（委）40 次会议中有 8 次涉及医改议题，在党中央、国务院高度重视和支持医改的浓厚氛围和环境下，三明医改成为先进典型脱颖而出。“十三五”期间，福建省和三明市医保体制改革经验为国家成立独立建制的医保局提供了基层实践样本，国家医保局的诞生是“十三五”期间医改取得的最重大成果。

2. 以福建省设置医改重大改革专项组织为例

所谓医改重大项目是指在医改的重点领域、重点环节需要重点突破的体制性问题，同时又必须是以政府为主推进的，具有整体性、系统性、协同性的改革任务，如“三医联动”改革，公立医院、医保、药品管理体制改革，基层医疗卫生服务体系改革，社会资本办医体系改革等。所谓专项组织，就是成立由党委或政府分管领导为组长的、各相关单位负责人参与的委员会或工作小组。2015 年、2016 年，福建省委分别设置了两个专项组织，即医疗保障管理委员会和公立医院管理委员会，两者直属省政府，主任均由分管医疗卫生的政府副职担任。其成员是相关部门的负责人，这就是超越部门之上设置改革专项组织的做法。这对于协调和组织相关部门形成合力，共同攻克医改体制性难关起到重大作用。“十三五”期间，福建省医保管理体制改革和省属公立医院院长目标年薪制、工资总额管理的薪酬制度改革，都在全国处于领先地位，与这两个委员会在改革中所起的作用是分不开的。

实际上，中央层面也有类似的做法，2018 年，国家药品集中采购工作刚起步，国务院医改领导小组既没有让药品集采职能所在单位的医保局承担，也没有让设在卫生健康委的秘书处承担，而是在国务院办公厅设立了药品集中招标采购工作小组，这就是超越于具体部门之上的改革组织，它在推进“4+7”药品招标改革中起到了至关重要的作用。因此，这种做法是组织和推进改革的有效办法，是在实践中得到验证而且证明行之有效的方法，也是遵循改革的内在规律所创新的经验。

（四）推广三明医改经验需要组织和制度保障

三明市十年医改，其体制改革的成果及经验得到社会各方面的认可，习近平总书记一再强调三明医改经验值得推广，但从目前情况看，各地推广三明医改经验的进度不平衡。我们认为推广三明医改经验，除上文所阐述的领导重视、树立正确改革理念、建立高效的领导机制等必备条件之外，如何具体组织实施，采取什么样的路径和方法也是极其重要的因素。

1. 推广三明医改经验需要自上而下的总动员

对于三明市医改，至今仍有非议不绝于耳，网络上依然有公开污蔑造谣的言论。负面的舆论影响了人们对三明医改的正确判断，也阻碍了三明医改经验的传播和推广。因此，要推动三明医改经验的传播和推广，从舆论宣传上要加强正面发声，给予旗帜鲜明的支持。同时，还应在全国各地有组织地进行宣讲，这点可以汲取当年福建省委的做法。2014年6月，福建省被确定为医改试点省份后，省委用了整整半年时间从事改革的顶层设计工作。在充分调研和论证的基础上，2015年2月，省委、省政府出台了《福建省深化医药卫生体制改革综合试点方案》（简称《试点方案》，下同），并就此专门组织宣讲团，走遍了全省9个设区市和平潭综合试验区，在宣讲《试点方案》的内容和精神的同时，宣传和推广三明医改经验，达到了统一全省各级干部思想认识的目的，为即将拉开序幕的全省医改推进奠定了思想认识基础。

2. 推广三明医改经验需要自上而下有序有效的推动

三明医改独树一帜，成果丰硕。十年来不仅各级领导高度重视，国内、国际医疗界的专家学者也高度关注，各方对三明医改的研究和经验总结从未间断，各种版本说法不一。各地不断自发地邀请三明市有关人员传经送宝，到三明市学习参观的人员也不计其数。国家有关部委阶段性地发过几次学习推广三明医改经验的文件，目前正在推进。推广三明医改经验需要从更高层面上有计划地组织推进：一是组织编撰推广三明医改经验的有关教材。二是充分发挥三明市国家医改培训基地的作用。真正建立由国家直属管理的培训基地，有计划、有步骤地安排全国各地相关人员到三明市学习培训。三是建立三明市国家医改培训基地师资队伍，吸纳全国各地知名医改专家学者，丰富和充实师资力量，以便更加全面地了解掌握三明医改经验的精神实质。四是重点选择几个有条件的省份和设区市，作为推广三明医改经验的试点单位，国家采取集中指导、重点支持和推进的办法，让推广三明经验形成以点带面的持续有效推进的态势。

3. 推广三明医改经验需要在国家层面上建立考核标准和监督机制

推广三明医改需要国家有关部委组织研究力量，就三明市医改可借鉴、可推广的经验进行指标量化，例如“三医联动”改革效果测评、公立医院医疗费用合理控制、医疗服务价格调整、医保基金运行、群众就医负担、医务人员薪酬待遇、区域紧密型医共体建立等。与此同时，建立科学、可操作的评价体系和定期督促检查的工作机制，强有力、全方位地推动三明医改经验在各地的落地、落实。

第 4 章　治理药品购销领域秩序

摘要：药品购销领域涉及三个环节，即药品的生产、流通和使用。三明市药品购销领域改革主要集中在药品流通和使用环节。三明市之所以选择“药改”作为医改突破口，主要是针对当时药品流通市场混乱、药品价格虚高和药品不合理使用等现象导致的医保基金不合理支出和群众就医负担增加问题。三明市采取严控医院不合理用药、取消药品加成、药品阳光限价集中带量采购等措施“治混乱、堵浪费”，通过改革释放出的“红利”，为三明市后续的医改创造了条件，夯实了基础。三明市药改取得的明显成效，为国家和其他省市医改提供了可推广、可借鉴、可学习的实践经验。

关键词：药品购销领域改革；药品集采；药品使用监管

一、改革的历史背景

药品购销领域改革（简称药改，下同）是三明市的首项改革。它既是三明市总体改革的切入点，也是三明市医改的鲜明特点。

（一）药品购销领域乱象是促动药改的原因

我国在计划经济年代，药品供应模式为国家单一调拨。药品生产和供应模式是计划为纲，以产定销。药品流通依托的“三级批发体制”，省、市、县（市、区）三级药品批发采购供应站是唯一的药品销售渠道。当时呈现的常态是药品供应不足，无法满足医疗机构的需要。20 世纪 80 年代，国家为了改变药品流通“层级过多”“统得太死”等突出问题，开始改革药品供应保障体制，逐步放宽药品价格管控，取消“统购包销”“按级调拨”等政策规定，意在探索实行扁平化的药品市场价格竞争机制。进入 20 世纪 90 年代，市场经济开始复苏，国内药企经营方式随之改变，各地建立办事处以直营的方式销售，也就是直接将企业生产的药品销售给医院。市场化催生数目众多的药品经营企业。这种状况导致药企同质化的竞争相当激烈，他们为了追求利润，在销售方式上各显神通，甚至通过不正当的手段促销药品，促使医院多用药、用贵药。医院“以药养医”的逐利机制，让医院也愿意买贵药、用贵药、卖贵药。由此逐渐形成了“药企－医疗机构－医生”隐蔽性的灰色利益输送链条，直接导致了医疗机构的逐利行为日趋严重，推高了药品价格虚高，导致群众“看病贵”，增加了医保基金支出，出现医保基金收不抵支的问题。在这样的大背景下，三明市医改首选药改是趋势所使然。

（二）三明市的特殊市情是首选药改的直接原因

1. 三明市本身是经济欠发达地区

三明市位于福建省中北部山区，全市户籍人口 287 万人，常住人口 249 万人，作为设区市的建制体量偏小，并且三明市又是以农业为主导的地区，经济发展相对滞后，经济总量小，财政比较困难。

2. 三明市财政的民生保障负担过重

三明市是老工业城市，未富先老的现象比较明显，体制内退休人员的比重较高，城镇职工赡养比 2011 年为 2.06∶1，2015 年降为 1.7∶1，而 2016 年全国的平均赡养比则为 2.9∶1[1]。可见，与全国其他城市相比，三明市的民生保障支撑是比较脆弱的。

3. 医药费用增长速度过快

由于医疗、医药领域有逐利倾向，医药费用连年高幅增长，2001—2011 年，三明市公立医院医药收入年均增速高达 16.58%。年年高速增长的医药费用，让群众和医保基金不堪重负。一是群众就医负担过重，“看病贵”问题突出。2011 年，三明市公立医院和基层卫生机构医药收入中个人自付费用占比超过 50%，城镇职工医保住院患者年均医疗费用占城镇居民人均可支配性收入的比重达 10% 左右。二是医保基金收不抵支。2010 年职工医保统筹基金收不抵支 1.4 亿元，2011 年超支 2 亿元，连续 3 年收不抵支，财政无力兜底。

4. 医疗腐败呈频发态势

医药流通领域秩序混乱，医院出现了各种偏离医学本质的行为，如“带金开方”，不合理的“大处方”“大治疗”“开发患者”等。2012 年前后，三明市陆续曝光了一些发生在医疗机构的商业贿赂案件，一些院长因为利用职务上的便利为他人谋取利益，收受巨额钱款，受到了党纪政纪和法律处理。这就坚定了三明市委、市政府加快推进药改的决心。

（三）三明市医改团队的优势决定药改作为改革突破口的必然性

2012 年，三明市委、市政府认为要闯出一条符合三明实际的医改之路，首先是要建立一支敢冲敢闯的改革团队，关键是要选择一位懂业务、有闯劲、敢担当的领导干部担任市医改领导小组组长。这副重担自然而然地就落在时任三明市副市长詹积富的肩上。詹积富曾经担任过市、省两级的药监局领导，熟悉医药领域业务和情况，有改革情怀。2012

[1] 2016 年 2 月 29 日在国新办的发布会上，人社部部长尹蔚民表示，中国目前的赡养比已经从原来的 3.3∶1 降低到 2.9∶1（央广新闻 . 中国养老金赡养比降至 2.9∶1 将推进养老保险改革 [EB/OL].（2016-02-29）[2023-11-11]. https：//news.ifeng.com/a/20160229/47632530_0.shtml）。

年 1 月，三明市委任命詹积富为市医改领导小组组长。上任伊始，詹积富就抽调卫生、财政等部门业务骨干组成专班，把改革的切入口瞄准了自己熟悉的医药领域，带领医改团队大胆地进行药改。三明市采取药改的策略在于医疗、医保改革牵涉面广，比较复杂，而且直接面对群众，改革风险大，而药品购销领域混乱无序的问题社会有目共睹，政府着手整顿无可非议，同时，群众对药品价格虚高深恶痛绝，实施药改有共识度，社会认同度高，社会阻力小，相对容易。

综上所述，在市场经济的大潮下，医疗被推向市场，三明市与全国各地一样，医药购销领域出现逐利乱象，医药费用快速增长，财政难以支撑。如果这种情况发生在经济状况较好，有足够财力支撑的沿海经济发达地区，那么改革的紧迫感或许就没有三明市那么强。然而，不一样的市情，决定了三明市不改革就没有出路，而且更急迫的是，当时三明市因为群众“看病贵”导致医患纠纷不断，市政府已无法坐视不管。因此，2012 年初，在没有被国家列入医改任何试点单位情况下，三明市自觉奋起改革，并将改革的目标首先指向药改。这是一场敢于与既得利益者碰硬的改革，其意义之重大，影响之深远，在后来的三明市乃至于全国医改中得到了充分体现。

二、改革的路径与方法

三明市药改的路径大致经历三个阶段：第一阶段，从医院用药端上，严控医生不合理用药；第二阶段，从机制上取消药品加成政策，破除“以药养医”逐利机制；第三阶段，从采购端上，治理药品购销领域乱象，重塑药品购销领域新秩序。三明市在不同改革阶段设立不同重点突破目标，环环相扣、循序渐进，不断破除旧体制桎梏，探索出了重点药品监控、二次议价、三明联盟和预付配送费制度等配套有效的改革措施，确保药品购销领域改革顺利开展并取得显著成效。

（一）严控医生不合理用药

改革前，三明市药品集中招标采购分为“省级招标，市级确标，医院购买”三个环节。第一个环节是“招标”，即药品以省为单位，由福建省卫生厅制定采购目录，然后通过药企报价竞争，中标的药品进入医保报销目录。第二个环节是“确标”。在该目录之内，各设区市确认本地区公立医院所需的药品。第三个环节是“购买”，各公立医院在市级确认的本地区公立医院所需药品的范围内，向医药企业购买药品。由此可见，设区市没有单独集中招标采购药品的权限，只有确标、购买的权限。至 2012 年，福建省共组织了 8 次省级药品集中招标采购。当时的第七、八标药品采购目录有上万个品种，充斥其中的辅助性和营养性药品临床治疗效果不确切且价格高昂，当时被称作“万能神药”，而这些药品往往又是带金销售的重灾区。由于没有集中招标的权力，三明市药改就从重点监控这些“神药”的使用入手，拉开了药改的序幕。

1. 监控重点药品使用

2012 年 4 月，三明市成立了药品集中采购工作领导小组，由市医改领导小组组长任组长，药品集中采购工作领导小组下发的第一份文件就是《关于〈第八标药品三明市第一批重点跟踪监控品规（厂家）目录〉的通知》（明药采〔2012〕1 号），将 129 个辅助性和营养性药品及临床治疗效果不确切且价格高昂的药品使用，列入第一批重点跟踪监控目录，对重点跟踪监控药物实行备案管理，即凡采购使用第一批重点跟踪监控品规药品的医疗机构，必须执行采购备案制，按照分级管理原则报备，并报市药品集中采购工作领导小组办公室备案。重点跟踪监控药品使用的措施取得了立竿见影的成效，监控当月全市药品支出就下降约 1700 万元。2020 年，三明市进一步将省级医保目录清单药品全部纳入监测范围，进一步加强药品使用稽核监管。

2. 建立合理用药常态化监管机制

2014 年 8 月，三明市卫生局制定了《关于加强医疗机构静脉输液管理的通知》（明卫〔2014〕136 号），治理临床滥用静脉输液治疗的不合理用药行为，建立常见病、多发病静脉输液治疗的管理制度，规范医疗机构静脉输液治疗行为，有效遏制了滥用静脉输液治疗的不规范医疗行为，使患者就医更加安全有效。2015 年上半年，三明市医改领导小组先后出台《关于进一步加强医疗机构药事管理工作的通知》（明医改组〔2015〕5 号）、《关于开展三明市临床合理用药专项巡查工作的通知》（明医改组〔2015〕11 号），要求各县（市、区）医改领导小组、卫生局和各有关医院应定期对辖区内医疗机构医务人员的合理用药情况开展监督检查，要根据《医疗机构药事管理规定》《处方管理办法》《抗菌药物临床应用指导原则》等有关规定，对全市各级各类医疗机构，重点是医保定点医疗机构的临床合理用药开展专项巡查工作，规范医疗机构用药行为，提高合理用药水平，以着力解决群众“用药贵”的问题。

（二）取消药品加成政策

20 世纪 50 年代末，我国实行的是计划管理模式，政府完全负责公立医院运营管理。由于当时国家处于建国初期，经济薄弱，政府财力有限，1954 年，政府出台了医院药品加成政策。根据当时的规定，医院的药品加价率，西药不超过 15%，中成药不超过 16%，中草药不超过 29%，县级以上的医疗机构在销售药品时，以实际购入价格为基础，顺加加价率作价销售，药品加成所获得的收入作为医院医疗收入，用于医院运营管理。在计划经济时期，药品供应由国家单一调拨，医院只能在政府划拨药品的渠道购买药品，因此，药品加成政策的实施是政府可控的，也曾经对保障医疗机构的正常运行发挥了非常重要的作用。然而，随着 20 世纪 80 年代的医疗、医药市场化改革，药品加成政策就成了医院、医药企业逐利的诱因，也是导致群众“看病贵”的主要原因。据有关资料显示，1984—1994 年全国医疗机构的药品收入上升了 5.6 倍，同期药品支出上升了 6.5 倍，1994 年药品收入占医疗机构医药总收入的比重为 55.3%，之后一直维持在 50% 左右。可以说，药品加成部分替代了政府的财政投入，成了公立医疗机构的重要收入来源，这种情况也被称为“以药养医”。

1. 三明市率先在全国实施药品（耗材）“零差率”改革

2009 年“新医改”启动，中共中央、国务院发布了《关于深化医药卫生体制改革的意见》，明确要改革药品加成政策，即实行药品零差率销售。2012 年 4 月，国务院办公厅印发的《深化医药卫生体制改革 2012 年主要工作安排》中，部署了公立医院改革取消药品加成改革的工作。当时，2010 年国家确定的首批进行“零差率”改革的 15 个公立医院改革试点城市中，福建省只有厦门市列入，但三明市自加压力，主动改革，在药改取得初步成效的基础上，于 2013 年 1 月，由三明市政府出台了《关于县级以上医院实施药品零差率销售改革的通知》（明政文〔2013〕22 号），决定从 2013 年 2 月 1 日零时起，全市所有公立医院实行药品（含中药饮片）、耗材零差率销售改革，破除“以药养医”逐利机制，从源头上遏制药价虚高和不合理用药行为。三明市率先在全市公立医院实行药品（含中药饮片）、耗材零差率销售改革得到了省委、省政府的大力支持，省委指示省物价局、卫生厅、人社厅等有关部门，要支持三明市的先行先试。为此，相关部门专门批复同意三明市对县级以上公立医院 80 项医疗服务项目价格进行调整。从 2 月 1 日零时起，公立医院的医疗服务价格按照调整后的价格执行。公立医院因实行药品（含中药饮片）、耗材零差率销售减少的收入，在不增加群众就医负担的前提下，通过调整服务价格、政府补助、加强医院内部管理等措施进行弥补。按 2011 年药品（耗材）费用测算，全市公立医院由此而减少的差价收入为 11 265 万元，通过价格平移补偿约 9773 万元，占总差价的 86.76%；政府每年定补专项基金 1127 万元，约占 10%；剩下的 3.24% 由医院加强管理内部消化。

2. 三明市药品“零差率”改革的特点

三明市药品“零差率”改革是“我要改”，而不是上级“要我改”的自觉行为，其特点是改革全面彻底、不留死角。

(1) 将中药饮片纳入“零差率”改革范围：2012 年 4 月，国务院办公厅印发了《深化医药卫生体制改革 2012 年主要工作安排》，明确公立医院药品“零差率”改革中药饮片除外，主要是考虑中药饮片的特殊性。不过，三明市则认为凡是药品只要有加成，就有逐利倾向，中药也不例外，因此中药饮片必须同步取消药品加成。考虑到使用中药饮片的特殊性，为扶持发展中医事业，三明市在取消中医饮片加成的同时，设置了中医门诊“药事服务费”，每次收 20 元。此举措让中医与西医一样，不再从药品中直接获利，而是转向从医师技术劳务价值中获取阳光报酬。迄今为止，在全国范围取消中药饮片加成，并采取设置中药“药事服务费”给予补偿的做法，三明市仍然是唯一的地区。

(2) 基层医疗机构也实行“药品零差率”改革：国务院办公厅文件要求实施“药品零差率”改革，明确是在公立医院实施。所谓公立医院指的是省、市、县（市、区）三级公立医院。乡镇卫生院、社区卫生服务中心和村卫生所等基层医疗卫生机构，并未列入药品“零差率”改革范畴。这是从基层医疗卫生机构是集医疗、预防、保健、医疗为一体的功能定位考虑的，但三明市则认为，只要是公立医疗机构，就应当破除他的逐利机制，维护他的公益性。为此，三明市采取分步走的办法，推进乡镇卫生院、社区卫生服务中心和村卫生所的“药品零差率”改革。

首先，实行乡村医疗卫生机构一体化管理。2015年以前，三明市大多数的村卫生所（社区卫生服务站）是由个体诊所和乡村医生举办的，这种市场化办医模式的逐利倾向不可避免。面对这一现状，三明市于2015年5月下发了《关于加强社区卫生服务机构建设做好医养结合和分级诊疗工作的通知》（明医改组〔2015〕12号），明确要求主城区以居委会为单位，在人口较为密集的地方设置1个社区医养结合卫生服务站，由当地卫计局和社区卫生服务中心进行共同管理，并且通过“公办托管、购买服务”和政府提供一定补偿的方式，将原有的个体诊所转型为社区医养结合卫生服务站，由政府举办管理。2015年12月，三明市又下发了《关于乡镇卫生院在行政村设立卫生所的通知》（明医改组〔2015〕31号），将村卫生所纳入乡镇卫生院进行统一管理。至此，三明市统一实行了村（社区）级医疗卫生机构由公立举办和管理。

其次，开展村（社区）级医疗卫生机构的价格改革。为保证村（社区）级医疗卫生机构的正常运行，更好地调动他们的积极性，三明市于2016年3月1日制定了《关于加强社区医养结合卫生服务站和乡镇卫生院在行政村设立的卫生所医疗服务价格管理的通知》（明医改组〔2016〕7号），以加强社区医养结合卫生服务站和村卫生所建设为目标，调整提高其医疗服务项目价格，保证他们能够从医疗服务中获得合理补偿。

最后，实行村（社区）医疗卫生机构药品零差率改革。村（社区）医疗卫生机构实行公立举办和管理，并调整提高了医疗服务价格调整，为村（社区）医疗卫生机构药品零差率改革奠定了基础。实行公立举办和管理，一方面使得村（社区）医疗卫生机构成为公立医疗卫生机构的有机组成部分，符合国家对公立医疗机构实行药品零差率改革的政策，具备实施药品零差率改革的正当性。另一方面，村（社区）医疗卫生机构医疗服务价格改革形成了新的改革红利，使得他们的日常运行得到了经济保障，具备了实施药品零差率改革的可行性。在此背景下，2016年4月11日，三明市印发了《关于在医养结合点和民营医疗机构实行药品零差率销售的通知》（明医改组〔2016〕11号），在全市范围内要求社区医养结合点卫生服务站和卫生所全面取消药品加成，实行药品零差率销售。

(3) 民营医疗机构实施药品零差率改革：民营医疗机构自主办医，药品购销不受价格限制，但三明市认为多数民营医疗机构都是医保定点单位，既然与公立医院一样享受医保支付的待遇，就必须与公立医院一样破除“以药养医”的逐利倾向。为此，2016 年 4 月，三明市医改领导小组印发了《关于在医养结合点和民营医疗机构实行药品零差率销售的通知》（明医改组〔2016〕11 号），对民营医疗机构进行药品零差率销售改革。根据规定，三明市全市的民营医院按照自愿原则，自行申报是否实施药品零差率销售；选择实行药品零差率销售的民营医疗机构，医疗服务价格可以参照同等级公立医疗机构调整后的价格执行；选择不实行药品零差率销售的，医疗服务价格按照原规定执行。同时规定医保统一按照公立医院医疗服务价格与定点民营医院进行结算。三明市通过价格引导，使得民营医疗机构更倾向于实施药品零差率销售，从而享受到与公立医院一样的医疗服务价格补偿的机会。因此，三明市的民营医院普遍选择执行药品零差率政策。

（三）重塑药品购销领域新秩序

改革之前，三明市与全国一样，药品购销领域存在各种乱象，助推了药品（耗材）价格虚高和不合理使用。因此，破除药品（耗材）领域的逐利行为，切断灰色利益链条，使“药品回归治病功能”，减轻群众“用药负担”，就成为三明市药改重中之重的任务。

1. 以设区市为单位进行药品集中采购

药品集中招标采购（简称药采，下同）实际上是一个以政府主导为主，结合市场因素的药采管理模式。我国的药采早期是以医院为主进行招标采购，后期转变为以设区市为主。新一轮医改后，改为由省级统一负责药采，设区市级确标，医院采购的方式。尽管药品招标采购方式，从分散到集中，但省级药采“只招价格不带量”“量价脱钩”，不允许“二次议价”等做法，无法有效解决药品价格虚高的问题，出现了低价中标企业无药可供和无医疗机构购买低价药的现象，并且药价越招越高，越高越有市场的问题一直得不到有效解决。此外，药采是标期制，即每招一次标，就必须按既定的有效期进行采购，标期到期全部药品重新换标，这就导致：一是在标期内无论标内药品好与坏都难换掉，而标外临床急需药品或新药又进不来。二是每次换标都要重新制订采购目录，程序繁琐，新标采购很难如期完成，往往因新标难以产生而将旧标合同期一延再延，不仅标期的严肃性大打折扣，而且耗费了政府、企业和医院的时间和精力，也为权力寻租的腐败行为提供了土壤，造成药品集中招标采购的效率低下。对此，三明市坚持以问题为导向，大胆改革。三明市看到福建省级第八期药品采购合同已经到期，但第九期药采还在酝酿中的窗口期，就抓住机遇积极向省医改领导小组申请将三明市作为药采改革试点，并请求赋予三明市药品集中招标采购权。省医改领导小组认为三明市药改已经取得初步成效，迈出了成功的一步，得到了中央及有关部委的高度关注和支持，对其敢闯敢试的改革精神，省里必须给予大力支持。

为此，省医改领导小组同意授权三明市以市为单位单独集中招标采购药品。福建省医改领导小组的支持极大鼓励了三明市的改革创新，三明市抓住这个契机，推出了一系列改革措施，创新规范药品集中招标采购工作，将药改向纵深推进。

2. 实行药品（耗材）联合限价采购

(1)“瘦身”药品招标目录：三明市按照“为用而采、去除灰色、价格真实”的原则，在省级药品招标采购目录的基础上，根据三明市的实际情况，采取由公立医院根据临床需要，报送各自所需的药品清单，市级对各公立医院报送的药品清单，组织专家进行论证筛选，从省级 14 000 多个药品采购目录中筛选出 1565 个药品，形成了三明市药采的目录，摈除了包括“万能神药”在内的那些临床疗效不确切的、重复的药品，优化了药采目录，从源头上遏制了“带金销售”“带金开药”的逐利行为。

(2) 实施“联合限价”采购：所谓“联合”是指医疗机构联合带量采购，量价挂钩、以量换价。“限价”是指三明市医保部门收集本市药采目录内药品的全国最低价，作为三明市药采竞标的最高限价。这种“联合”与“限价”双管齐下，“以价格换市场”的采购办法，最大限度地挤压了药价虚高。

(3) 践行“四通用”和“一品两规”：这是三明市在集中药采中，采用的两种药品准入规则。竞标厂家从自身利益出发，经常将同一产品改头换面（使用不同包装、多名称、多规格、多剂型等手段）参与竞标，使得一品多投，鱼龙混杂。这样的情况在改革之前比比皆是，严重影响了竞标的质量和性价比。为此，三明市提出“四通用”原则，即所有药品按通用名称、通用剂型、通用规格和通用包装竞标，让参与竞标的同类产品状况一目了然，让弄虚作假者无法得逞。同时，三明市还实行“一品两规”，即一个品种只能有 2 个规格，解决药品“一品多规”参与集中招标采购的问题。“四通用”和“一品两规”的举措，从准入环节规范了药品生产经营企业参与竞标的行为。

3. 实现药品采购目录动态管理

三明市建立了药品（耗材）采购目录动态调整制度，及时将临床急需的药品纳入采购目录，第一时间将国家谈判药品 363 个品种挂网采购，将国家集采药品 333 个品种、耗材 3 类（冠脉支架、人工关节、骨科脊柱）和省级及省际联盟集采的药品（耗材）纳入采购目录。将同类低价药品品种调整进入目录，对采购周期届满及价格低于采购目录内同一品种 10% 以上的药品，按采购程序纳入目录进行调整替换。2018 年来，三明市累计对价低 10% 以上的 509 个药品进行价替换，平均降幅 21%，最大降幅 74%。采购目录动态管理体现了三明市药品集中招标采购“为用而采”的理念。

4. 实行医保支付价和“二次议价”

所谓医保支付价，就是医保部门采集目录内全国各省集中招标采购药品的最低价，作为医保支付最高限价，接受该价格的企业即可在采购平台上参与竞标，竞标后形成的价格，作为医保支付价，也被称为“一次议价”。“一次议价”获得的药品降价“红利”，医保和群众是受益方。为了让公立医院也从中获益，2013 年 6 月，三明市医改领导小组印发了《关于进一步深化公立医疗机构药品采购改革的意见》（明医改组〔2013〕9 号），允许公立医院联合带量采购药品，“量价挂钩”与企业进行第二次谈判议价，通过“以量换价”进一步降低药价，医保仍以医保支付价与公立医院结算，医保支付价与公立医院实际成交价所形成的差价，作为医院医疗收入，可用于提高医务人员的薪酬待遇，让公立医院也享受到药改的“红利”，调动公立医院参与药品集中招标采购改革的积极性。通过“二次议价”办法，药品集中招标采购的药品价格不再是一成不变的，这就形成了药品价格动态调整机制，多管齐下挤压药品虚高价格，压缩药品“带金销售”的空间，达到“去除灰色”的目的。

5. 实行药品购销“两票制”

由于药品经销商的逐利行为，药品销售往往经过多个药品经营企业倒手开发票。“过票洗钱”行为导致了药品价格虚高，而药品价格虚高的利润则主要被药品流通领域获得。为切断流通环节的灰色利益链，2016 年 3 月，三明市制定《关于进一步规范医疗设备采购的通知》（明卫〔2016〕32 号），实行药品采购“两票制”改革，即药品从药品生产企业卖到一级经销商开一次发票，经销商只能卖到医院再开一次发票，货票同行，并且每个品种的一级经销商不得超过 2 个，减少药品购销流通环节，防止流通过程层层过票提价的问题。三明市采取药品购销“两票制”的做法被国家采纳，2017 年 1 月，国务院医改办等 8 部门联合下发通知，要求综合医改试点省和公立医院改革试点城市的公立医疗机构，要率先推行药品采购“两票制”，鼓励其他地区执行“两票制”，以进一步降低药品虚高价格，减轻群众用药负担。时至今日，药品采购“两票制”已经全国推广。

6. 创新药品（耗材）采购结算方式

改革前，药品配送结算机制是医院直接向经销商购买药品并结算。这种机制有三大弊病：一是由于药品供应市场化以后，药品购销的总体趋势一直是供大于求，当医院直接与企业结算时，为了自身资金周转便利，医院很容易拖延或滞后付企业的药款。对这种行为医院往往借口是医保支付拖延不付给医院所导致的结果。因此，医保、医院、企业之间长期形成“三角债”，增加了药品生产经营企业的融资成本，客观上增加了药品供应成本，这也是药品价格高的一个主要原因，企业合法利益无法得到保障。二是医院与企业直接结算，医保作为药品费用最终的主要付费人，无法掌握购销运营情况，不利于流通过程的监管。三是药品生产经营企业为了尽快结算回笼资金，就使用不正常的手段打通医院的相关环节，以致灰色利益链条长期存在。

三明市认为解决这个问题的关键是医保要提前介入，要把医保的药品付费环节，从医院就诊行为发生后再结算付款的环节，提到最前端，即由医院提需求，医保负责购买药品，交予医院验收入库后，医保负责资金结算。为此，三明市医保管理中心增设了药品配送结算科，建立药品配送结算信息平台，医院向药品配送结算平台报送采购计划后，由结算科直接向配送企业购买。配送企业通过平台响应订单并配送到医院。医院验收入库后，药品配送结算平台在 1 个月内向配送企业结算付款，这种医院按规定“点菜”，不管“买单”，医保按规定“买单”，不“点菜”的采购机制，彻底解决了医院、药品供应商、医保机构之间长期存在的“三角债”问题，大大缩短了药品配送企业回款时间（由原来的平均 60 天缩短到 23 天），也切断了医院与药品供应企业之间的资金往来和利益链条。新结算机制的建立，不仅能够减少药品采购资金流动环节，提高结算效率，而且实现了对医院采购药品行为的全程监督管理。从 2014 年 6 月 1 日起，这一采购办法在三明市全市县级以上公立医院执行，2016 年 11 月 1 日起，进一步扩大到了全市所有医保定点医疗机构。通过改革，医保在药品限价采购、配送与结算、药品价格谈判、医保定点机构的审核结算和医疗行为的监督稽查等方面逐渐起到了主导作用。

7. 建立预付配送企业货款制度

在改革药品（耗材）采购结算办法的同时，2014 年 10 月，三明市印发了《关于预付药品配送企业货款的通知》，规定对药品配送企业按单月的药品采购金额，市医保基金管理中心（简称医保中心，下同）从医保基金中预付药品配送企业 1 个月的药品货款，作为药品配送企业采购药品的流动资金并长期使用，以减轻药品配送企业的财务负担和运营成本，提高药品配送企业主动配合参与药改工作的积极性，也为降低药品价格创造了空间和条件。从 2020 年 3 月开始，市医保中心给予耗材配送企业的预付款金额会根据上一年度配送企业配送金额变化情况，每年度进行一次调整，2021 年、2022 年分别拨付药品（耗材）预付款共计 9066 万元、9816 万元，年增长 8.27%。其中药品（含中药饮片）配送企业分别为 7515 万元、8201 万元，年增长 9.13%；耗材配送企业分别为 1551 万元、1615 万元，年增长 4.13%。

8. 建立三明药品采购联盟

2013 年，三明市药改之初还没有自己的药品采购网络数字平台。虽然获得以市为单位的药品集中招标采购权限，但三明市毕竟仅是一个人口不到 300 万的小市，医疗机构数量少，联合采购形不成量的规模，没有竞争力和影响力，有的药品生产经营企业公开声称可以放弃三明市场，“带量采购，以量换价”的效果不明显，目的难以实现。为此，三明市再度创新，将目光投向市域外，开始筹建跨区域、跨省份的药品联合采购平台“三明药品采购联盟”（简称三明联盟，下同）。2014 年 7 月 1 日三明联盟正式运行。2015 年，国务院办公厅发文推广三明市这一经验做法后，全国各地市纷纷与三明市签订协议进行联合限价采购，形成了跨区域的药品采购联盟。2016 年 3 月，三明联盟（全国）正式成立，2020 年 5 月，三明联盟（全国）开展全国首次非一致性评价药品带量采购工作。在国家的大力推动和支持下，目前，“三明联盟”成员共涵盖 17 个省的 41 个地级市、4 个国家医改示范县，覆盖区域人口 1.8 亿多，提高了三明联盟的竞争力和影响力，为平台实现“带量采购，以量换价”的目的奠定了坚实基础。三明联盟建立的意义十分重大，具体表现在以下四个方面。

(1) 三明联盟是国家和省级集采的有益补充：国家集采的药品均是经过“一致性”评价合格的产品（简称过评药品，下同），截至 2022 年底，已完成七批次药品和耗材的集采工作，但国家集采不能够完全覆盖医疗机构的全部药品和医用耗材的品种。三明联盟主要是对国家和省级集采之外的（以下简称“非过评药品”）药品（耗材），进行跨区域联合限价采购，集采的重点为小品种同时又是临床所需药品。因此，三明联盟就成为国家和省级集采的重要补充力量。2020 年，三明联盟完成了国内首次 7 个非过评药品的集采，结果是相比这些药品原来的价格，总体平均降幅达 69.52%。

(2) 三明联盟药采为国家药品集中采购先行探路：早在 2012 年，三明市就进行了药品集中带量采购的尝试，国家医保局成立后，在开展药品（耗材）集中采购工作方面，借鉴、吸纳了三明市药品（耗材）集中采购的经验和做法。2018 年，三明联盟吸纳了乌海、宁波、珠海、玉溪、太原、贵阳等 30 多个地市（州）进行药品（耗材）集中采购，这是在国家首次开展“4+7”药品集中采购前的一次全国药品集中采购的预演练。正是有了三明市的实践，国家医保局才认可国家层面开展药品（耗材）集中带量采购是降低药（耗）价格的可行策略。三明联盟为全国药品（耗材）集中采购铺石探路，成为国家药品（耗材）集中采购的“试金石”。目前，三明联盟的常态化联采形式，重点放在国家药品（耗材）集中采购以外的药品（耗材）品种，积极探索重点和难点药品（耗材）的集中采购路子，如非过评的化药、生物制剂、中成药、高低值耗材等。与此同时，三明联盟继续坚持“为用而采，招采合一，以量换价，价格真实”的改革思路，为全国药品（耗材）集中采购价格提供晴雨表，为我国探索一条符合中国国情的药品（耗材）集中采购之路“打前站”“探路子”。

(3) 三明联盟促进跨区域、跨省份药品集中采购信息共享和互联互通：三明联盟的优势是利用数字化手段实现跨区域、跨省份的“带量议价”和数据互联互通。这不仅使得采购联盟内各区域平台的联通互通，实现品种目录、挂网价格共享，提升各地药品（耗材）谈判议价能力，增加药品（耗材）集采的成效；同时，还使三明联盟选中产品、交易价格等信息，与三明联盟外的其他省份共享，为各地医改决策提供大数据支持，扩大了三明联盟成果的外溢效应，增加了各地对三明医改的感知力和感受力。目前，三明联盟的号召力和影响力不断增强，也让更多、更好的改革成果惠及广大人民群众。

(4) 三明联盟是推广三明医改经验的重要载体：三明联盟是三明医改的产物和重要成果。三明市的经验做法写进了中共中央、国务院发布的《关于深化医疗保障制度改革的意见》中。2021 年 10 月，国务院医改领导小组印发的《关于深入推广福建省三明市经验 深化医药卫生体制改革的实施意见》（国医改发〔2021〕2 号），鼓励地方加入三明联盟，国家《“十四五”全民医疗保障规划》鼓励各地要积极加入三明采购联盟（全国），把三明医改的经验做法和成效进一步向全国推广。可见，国家层面上已认定，三明联盟有利于推进构建区域性、全国性联盟采购机制，形成竞争充分、价格合理、规范有序的供应保障体系。推进医保基金与医药企业直接结算，完善医保支付标准与集中采购价格协同机制，证明了三明联盟是推广和普及三明医改经验的重要载体。参加的会员单位越多，不仅能在全国更大范围内联合开展药品（耗材）集中采购，还能进一步挤压药品（耗材）虚高的价格水分，从而拉动本地区公立医院的综合改革。三明联盟也是宣传和传播三明医改经验的很好阵地。联盟每增加一个成员单位，就增加一份传播三明医改经验的力量，就会让三明医改经验在当地开花结果。

9. 加强药品（耗材）购销全过程的监管

为了构建规范有序、保障有力的药品购销秩序和供应环境，三明市建立了综合有效的药品购销监管体系。一是建立健全药品（耗材）购销制度，规范药品（耗材）集中阳光限价采购行为，实行县域紧密型医共体统一由总医院从市药品（耗材）联合限价采购平台采购药品，统一调拨给乡、村医疗卫生机构使用，实现县、乡、村药品一体化管理。二是建立药品质量跟踪评价机制。建立医保与卫健部门、市场监管部门、医院的沟通协调制度，对临床发现质量不稳定、疗效不确切的药品进行更换退出，确保临床用药安全有效。三是加强临床合理用药管理。通过增设药事服务费，促进医院提升药事管理水平，加强药品临床使用前置审核、处方点评、用药监护、质量抽检、不良反应监测等管理，充分发挥药师在保证临床合理用药、安全用药方面的积极作用。同时，发挥医保在线稽核监控系统作用，加强不合理用药监测，及时预警提醒，减少违规行为发生。四是实行严格的诚信管理。建立黑名单制度，对被查实有回扣等不正当竞争行为的药品生产经营企业，列入黑名单并取消其所有药品供货资格。完善院长绩效考核奖惩制度，将医院药品（耗材）采购使用管理纳入院长年薪制考核内容，发生药品（耗材）违规采购使用的，除扣减绩效考核分数外，按违规采购的药品（耗材）2 倍金额，分别扣减书记、院长当年目标年薪。

三、改革的成效

三明市药改有效降低了药品（耗材）虚高的价格，规范了药品（耗材）的购销秩序，促进了临床合理用药，实现了“让药品回归治病功能”的目标，成为三明医改重要成果之一。

（一）药品（耗材）价格虚高现象得到有效遏制

2013 年 10 月，三明市第一批联合限价采购的药品价格就出现了明显下降，1565 个品规中有 419 个品规价格降幅达 10% 以上。此后，三明市不断扩大药品（耗材）集中招标采购范围，截至 2022 年，三明市公立医院通过药品联合限价采购的药品累计有 5239 个品种，每个批次药品联合限价采购都会降低部分药品的采购价格。其中第五批次药品的平均降幅高达 69.52%，单品最大降价幅度高达 91.63%（表 4–1）。

表 4–1　三明市药品联合限价采购情况

序　号	采购时间	目录品规数	降幅情况
1	2013 年 10 月	1565	419 个品规降幅达 10% 以上
2	2015 年 9 月	1858	95 个品规降幅达 10% 以上
3	2016 年 10 月	1668	54 个品规降幅达 50% 以上
4	2018 年 9 月	141（中药饮片）	平均降幅达 44.61%，降幅超 50% 的产品共 48 个
5	2020 年 4 月	7（非一致性评价药品）	平均降幅 69.52%，最大降幅 91.63%

从 2016 年起至 2022 年底，三明市已先后完成 7 批耗材的联合限价采购。截至 2022 年底，三明市的耗材联合限价采购范围已覆盖吻（缝）合器类耗材，外科补片类耗材，介入类耗材，骨科（创伤）类耗材，骨科关节类、脊柱类、关节镜类及辅助类耗材，外科手术耗材，内镜室耗材，泌尿科耗材，神经内（外）科耗材，眼科耗材，透析耗材，以及胶片、注射穿刺及清洗液等其他耗材等，各批次耗材均有不同程度的价格下降。其中，第七批次耗材的价格与历史采购最低价格相比平均降幅 62.92%，最大降幅 90.73%（表 4–2）。

表 4–2　三明市耗材联合限价采购情况

序　号	时　间	采购类别	降幅情况
1	2016 年 2 月	眼科耗材类、透析耗材类、吻（缝）合器类、外科补片类	平均降幅 5.86%，最大降幅 50%
2	2016 年 8 月	骨科（创伤）类	平均降幅 28.58%，最大降幅 73.66%
3	2016 年 10 月	骨科关节类、脊柱类、关节镜类及辅助类	平均降幅 49.77%，最大降幅 79%
4	2017 年 3 月	手术类与麻醉类	国产品规平均降幅为 26.83%，其中手术类最大降幅 84%，麻醉类最大降幅 82.5%；进口品规平均降幅为 21.64%，其中手术类最大降幅 59.8%，麻醉类最大降幅 48.7%

（续表）

序　号	时　间	采购类别	降幅情况
5	2018 年 5 月	检验试剂	进口品规平均降幅 16.66%，最大降幅 57.14%；国产品规平均降幅 31.17%，最大降幅 61.93%
6	2019 年 5 月	介入类耗材、外科手术耗材、内镜室耗材、泌尿科耗材、神经内（外）科耗材、眼科耗材、透析耗材、胶片、注射穿刺及清洗液等其他耗材	国产品规平均降幅 30%，最大降幅 63%（胎儿监护纸）；进口品规平均降幅 27%，最大降幅 56%（一次性使用热活检钳）
7	2022 年 8 月	血糖试纸、一次性使用无菌注射器、雾化器等 8 类医用耗材	与历史采购最低价格相比，平均降幅 62.92%，最大降幅 90.73%

（二）优化医院医药总收入结构

三明市药改没有影响公立医院的医药总收入。通过医疗服务价格转换，三明市公立医院的医药总收入在稳步提高，而且医药总收入结构持续优化，医院医药总收入的效率持续提升。据统计，三明市公立医院医药总收入从 2012 年的 18.90 亿元增长至 2022 年 37.18 亿元，增长了 96.72%（图 4–1）。

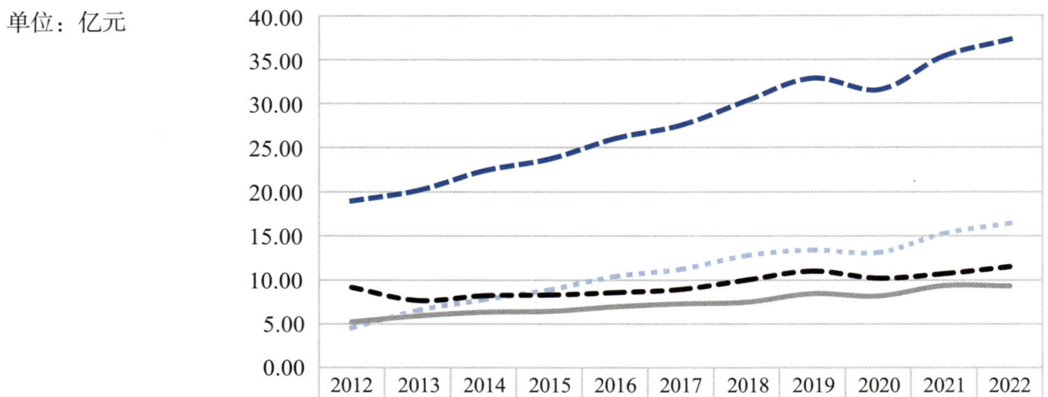

	2012	2013	2014	2015	2016	2017	2018	2019	2020	2021	2022
医药总收入	18.90	20.09	22.29	23.62	25.93	27.43	30.22	32.80	31.46	35.30	37.18
医疗服务收入	4.49	6.48	7.71	8.85	10.35	11.16	12.71	13.31	13.04	15.20	16.35
检查检验收入	5.24	5.92	6.35	6.45	6.98	7.31	7.50	8.46	8.19	9.37	9.32
药品（耗材）收入	9.18	7.69	8.23	8.32	8.60	8.96	10.02	11.02	10.23	10.73	11.51

▲ **图 4–1　2012—2022 年三明市 22 家县级以上公立医院的医药收入**

为方便读者阅读，本图数据单位为亿元，且仅取小数点后两位（经四舍五入），与三明市实际统计数据（单位为万元）可能存在细微差别三明市公立医院的药品（耗材）收入占医院医药总收入比重，从 2012 年的 48.55%，下降至 2022 年的 30.96%，医疗服务收入从 2012 年的 23.75%，上升至 2022 年的 43.97%。相关数据显示，三明市已初步实现了药改提出的医疗服务收入、药品（耗材）收入、检查检验收入比例为 5∶3∶2 的目标（图 4–2）。

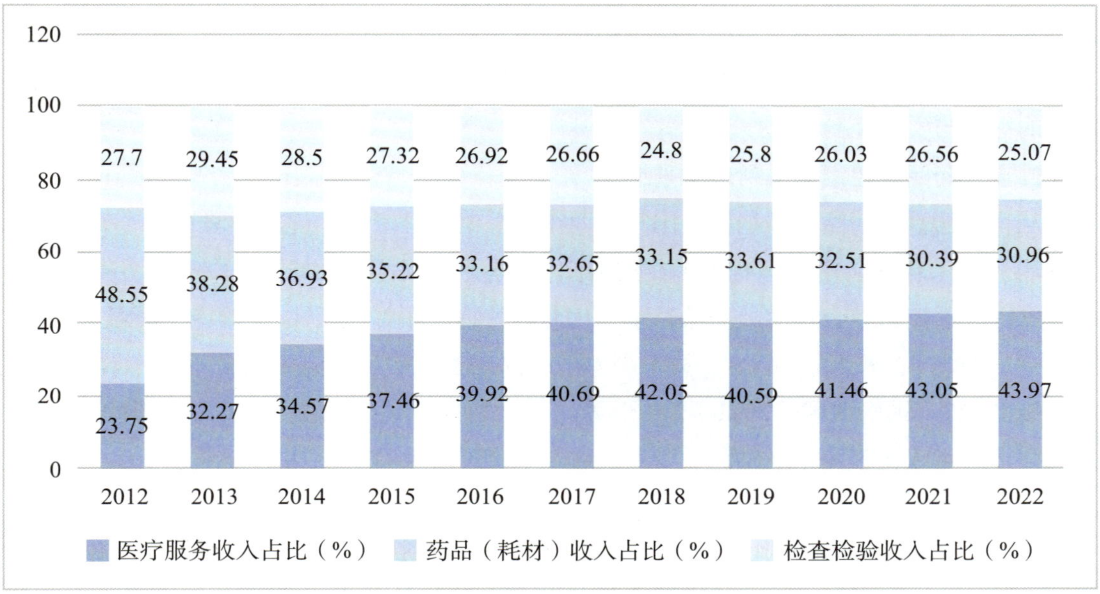

▲ 图 4–2 2012—2022 年三明市公立医院收入结构占比

（三）提高了医保基金使用效率和效益

三明市通过药改“堵浪费”，提高医保基金的使用效率和效益，在没有增加财政投入的情况下，扭转了职工医保基金收不抵支的局面，全市城镇职工医保基金 2012—2019 年连续 8 年保持有结余。2020 年，虽然受新型冠状病毒病大流行影响，在基金减半征收减少 1.2 亿元的情况下，赤字 2442 万元，但至 2022 年后，结余已回升至 0.44 亿元。

（四）撬动了医保、医疗改革

虽然三明市以药改作为医改的切入点和突破口，但在药改过程中，当发现与药改有密切关联的问题和矛盾时，三明市不就事论事，不回避问题、矛盾，而是从医改全局的角度让药改与医保、医疗联动改革，协同推进医保管理体制和制度改革、“药品零差率”改革、医疗服务价格改革、医保支付方式改革、院长目标年薪制和公立医院薪酬制度改革、公立医院绩效考核制度改革等，变单兵突进为协同突破，使改革更具整体性、系统性和协同性，保障改革取得了整体效应。

（五）改革的外溢效应显著

三明市在药品购销领域改革的做法、政策和措施为国家和福建省及其他省（市、区）所吸纳采纳，其改革外溢效应十分显著。

1.《关于深化医疗保障制度改革的意见》吸纳了三明市药改的探索与实践经验

2020 年 2 月 25 日，中共中央、国务院发布的《关于深化医疗保障制度改革的意见》提出完善医保目录动态调整机制，推进构建区域性、全国性联盟采购机制，推进医保基金与医药企业直接结算，完善医保支付标准与集中采购价格协同机制的要求，吸纳了三明市药改的探索与实践经验。

2. 重点药品监控制度得到广泛采纳

三明市的重点药品监控制度在国家层面得到采纳。国家卫生健康委印发的《关于做好辅助用药临床合理应用管理有关工作的通知》（国卫办医函〔2018〕1112 号）、《关于印发第一批国家重点监控合理用药药品目录（化药及生物制品）的通知》（国卫办医函〔2019〕558 号），国务院医改领导小组《关于深入推广福建省三明市经验 深化医药卫生体制改革的实施意见》（国医改发〔2021〕2 号）等文件，均采纳了该制度。目前，全国各省市已经陆续开始实施该制度，并出台了多个重点药品监控目录。

3. "两票制"在全国范围内得到推广

2014 年 6 月，福建省制定的《福建省 2014 年医疗机构药品集中招标采购实施意见》（闽药采〔2014〕1 号），明确将三明市实施两票制的经验上升为福建省的政策。2016 年 12 月，国务院医改办等八部门印发《关于在公立医疗机构药品采购中推行"两票制"的实施意见（试行）的通知》，正式在全国范围内进行推广。2017 年开始，全国各省市也开始陆续实施"两票制"。

4. "四通用"成为阳光采购新规则

2017 年 2 月，福建省医疗保障管理委员会办公室下发的《关于开展以医保支付结算价为基础的药品联合限价阳光采购工作的通知》，明确福建省药品集中招标采购采取"四通用"规则。2019 年 11 月 6 日，国务院深化医药卫生体制改革领导小组下发的《关于进一步推广福建省和三明市深化医药卫生体制改革经验的通知》（国医改发〔2019〕2 号）也提出要推广适用"四通用"规则。

5. 三明联盟的影响力日益扩大

从 2015 年开始至今，"三明联盟"成员共涵盖 17 个省的 41 个地级市、4 个国家医改示范县，覆盖区域人口 1.8 亿多。2020 年，"三明联盟"首次完成 7 个非一致性评价药品带量采购，平均降幅 69.52%，单品最大降幅 91.63%。2022 年 8 月，完成 8 类医用耗材联盟集采，平均降幅 62.92%，最大降幅 90.73%。2023 年 5 月，三明市与山东省医保局共同开展 21 个中药饮片集采，平均降幅 29.5%，最大降幅 56.5%。2023 年 7 月，三明市与河北省医保局共同开展血管结扎夹等 19 类医用耗材集采，平均降幅 67.1%，最高降幅 92.4%。

四、改革的启示

三明市药改是三明医改最成功的经验之一，作为三明医改的切入点和突破口，药改成功开启了三明医改的进程，体现了三明市以问题为导向的改革理念，也给我们带来了启示。

（一）药改是从整体性、系统性和协同性角度推动改革的典范

如前所述，医改是一个系统工程，在改革过程中，必须充分考虑医保、医疗、医药“三医”之间的关联度，不能单兵突进。三明改革理念十分明确，“三医”的位置和关系是：医疗始终是改革的主体，医保、医药改革是服务于医疗改革这个目标的，反过来，医疗改革也要主动适应医保、医药改革。所以“三医”改革不是割裂的，不能站在各自角度立场只管自己“一亩三分地”，所谓“只扫门前雪，不管他屋瓦上霜”，更不能相互掣肘，相互对立，而是“三医”切实做到真联真动，深联深动，相辅相成，相互促进。在这点上三明市把握得很好，在战略上，始终将公立医院改革作为“三医联动”改革的目标，策略上采取“先易后难，由外及内，先急后缓”的方法，不直击公立医院改革，而是选择药改作为切入点和突破口，旁敲侧击，投石问路，撬动医保、医疗改革。在具体改革中，三明市不是就事论事搞药改，而是通过药改发现医保、医疗存在的体制机制问题，同步采取相应措施进行改革，与药改相辅相成，相互促进，并通过药改、医保改革，扫除公立医院改革外围阻力和障碍，外加推力倒逼公立医院主动改革，起到水到渠成的作用。

（二）药改是践行医改“最大公约数”准则，实现多方共赢的典范

医改是民生领域重大改革，关系到人民群众健康权益，既不能走“回头路”，也不能“翻烧饼”。医改的特征是涉及面广，利益链条长，各方利益交织，很难满足所有人和所有利益集团的诉求，因此取“最大公约数”是医改根本的准则。三明市药改挤压药品（耗材）价格虚高水分，药品（耗材）价格下降，节约了医保基金，减轻了群众就医的药品（耗材）负担，受益的是医保和群众。医保将药改获得的“红利”，通过医疗服务价格调整、“二次议价”、“打包支付”等激励措施，让医院获得合理补偿，保障医院的正常运行，推进薪酬制度改革，让医院步入健康可持续发展的轨道，医院也是受益方。难能可贵的是三明市并没有就此停步，既考虑了医保和群众的利益，也考虑了公立医院的利益，同时还考虑了药品（耗材）生产经营企业的利益，通过创新药品采购结算方式，建立预付配送企业货款制度，减轻药品配送企业的财务负担和运营成本，让药品（耗材）生产经营企业也在药改中受益，使他们逐步认可药改，积极融入三明市建立医药行业新市场的秩序中，充分调动了医保、医疗、医药和社会参与医改的积极性。由此可见，三明市药改能形成多方共赢的局

面，与其较好地平衡各方利益，实现改革“最大公约数”的目标是分不开的。

（三）药改为建立竞争充分、价格合理、规范有序的药品供应保障体系做出了有益探索

三明市药改很好地发挥了政府和市场的作用，创新了药品集中招标采购办法，有效挤压了药品价格虚高水分，规范了药品购销领域秩序，建立了公平竞争的药品营销环境，符合大多数药品生产经营企业的利益。虽然三明市药改主要针对药品流通和使用环节，但对药品生产企业同样产生积极影响。一是通过药品招标目录，将主要依靠“带金销售”的耗材，辅助性、营养性药品，以及适用范围广、临床疗效不确切的所谓“新药”全部挡在采购门外，让其没有市场，引导药品生产企业调整产品结构，更多地生产临床需要、疗效确切的药品。二是不设标期、动态调整采购目录的办法，优先选择通过“一致性”评价的药品，使得性价比高、信誉好、质量可靠、临床疗效确切的药品，能够签订较长的购销合同，以此激励药品生产企业不断提升产品质量和管理水平，积极主动争取通过“一致性”评价，不断加大创新力度，持续增加科研创新投入，提高企业核心竞争力和市场竞争力，改变重流通轻生产、重营销轻科技、重仿制轻原研的状况，让小而散、低水平的药品生产企业转型重组或退出市场。三是通过带量采购，以量换价，有效挤压药品价格虚高水分，引导药品（耗材）生产企业更加关注控制生产成本，提高竞争力，改变重高价轻低价的状况，遏制医药行业商业贿赂等不正当竞争乱象，减轻药品生产企业因不正当竞争导致的经营成本负担压力，将资源更多地投到提高药品质量竞争和创新领域上，实现高质量发展。四是药品集中采购，能够提高药品生产经销的集中度，有利于推进医药行业优化重组，改变医药生产经营企业“数量多、规模小、水平低”的问题，推动医药行业向着规模化、集约化、规范化和现代化的方向高质量发展。

第5章　创新医疗保障管理机制

摘要：三明市医保改革是因为“药改”过程中出现问题而引发的，三明市认识到“药改”不从医保端发力，很难取得真正成效，但医保自身存在管理体制碎片化、制度多样化的问题，阻碍了医保作用的发挥。因此，三明市着手改革医保“九龙治水”“政出多门”的问题，通过整合经办机构和医保职能，合并城乡居民医保，实行市级统筹和统一待遇政策等措施，改革医保的管理体制和制度，充分发挥了医保在医疗、医保、医药“三医联动”改革中的引领作用，并取得明显成效，为国家医保管理体制和制度改革提供了实践经验。

关键词：医保改革；“三保合一”；“三医联动”

一、改革的历史背景

医疗保障制度的建立、发展和完善是随着经济社会发展而逐步成熟的，也是与其国家制度特征相匹配的。我国是社会主义国家，发挥社会主义制度的优越性，体现公益性，保证绝大多数人民群众的健康利益是医保制度改革的根本方向。

（一）医保改革是经济社会发展到新阶段的需要

我国的医疗保障制度始建于20世纪50年代，逐步实施了三种保障制度，分别是国家的公费医疗、单位的劳保医疗和农民的农村合作医疗。这与当时的计划经济模式相适应，这些制度对保障人民群众的身体健康起到了积极作用，但也存在医疗保障水平低、覆盖面窄、缺乏合理的医疗费用筹资机制和稳定的资金来源，以及对医疗供需双方缺少有效的费用制约机制等问题。改革开放后，国家开始探索建立与社会主义市场经济体制相适应且具有中国特色的医疗保障制度。1996年，国家在江西省九江市和江苏省镇江市进行城镇职工基本医疗保险制度的改革试点（称为“两江试点”）。1998年底，在总结试点经验的基础上，国务院发布了《关于建立城镇职工基本医疗保险制度的决定》（国发〔1998〕44号），开始在全国范围内实施城镇职工基本医疗保险，实行个人账户与社会统筹相结合的制度模式。经过二十多年的努力，当前我国的城镇职工基本医疗保险已完全取代公费医疗制度和劳保医疗制度。2003年，国家印发了《关于建立新型农村合作医疗制度的意见》（国办发〔2003〕3号），在农村建立以个人缴费、集体扶持和政府资助相结合的新型农村合作医疗制度（简称新农合，下同）。为了解决城镇非农业人口居民医疗保障问题，2007年7月，国务院又下发了《关于开展城镇居民基本医疗保险试点的指导意见》(国发〔2007〕20号),建立了以大病统筹为主,实行个人缴费、集体扶持和政府资助相结合的城镇居民基本医疗保险制度。至此,我国构建了城镇职工基本医疗保险、城镇居民基本医疗保险和新型农村合作医疗"三保"的医疗保险制度。随着我国经济社会的发展,国家不断富裕强大,人民生活水平不断提高,对健康保障需求也越来越高,社会对公平的诉求已成为共识,加之人口老龄化对医疗卫生政策的冲击,此时的"三保"无论是管理体制还是运作机制都迫切需要与时俱进、改革创新,适应经济社会新发展阶段和新形势的要求。

(二)医保改革是自身制度更新发展的需要

如前所述,以"三保"为基础的医保制度建立于计划经济向市场经济转型时期,随着经济社会不断进步,医保制度本身由于历史的局限性,存在的弊病日益显露。

一是医保管理体制的碎片化。我国三大医疗保险的组织与管理分属不同部门,其中,城镇职工医保与城镇居民医保统一归人社部门管理,新农合则是由当时的卫生计生委管理。此外,社会保障中的工伤保险、生育保险也是由人社部门管理,而医疗救助则由民政部门管理。由于医疗保险的管理部门不统一,管理呈现碎片化。

二是医保职能不健全。医保作为医疗服务的购买方和医疗费用的支付方,本应对医院建设和发展有着引导责任,对医院和医务人员行为负有监管和规范的义务。然而,由于没有被赋予医保对药品和医疗服务定价的权责,改革前的医保主要是在医疗服务的后端履行费用报销手续,守住基金不出险等。

三是"三保"发展不平衡。由于管理体制分散和系统不顺畅,"三保"呈现各自为政的状况。在资金筹集上,城镇职工医保具有强制性,是由职工与用人单位按照在职职工工资的相应比例共同缴纳。最后建立的城镇居民医保则借鉴之前新农合的成功经验,采取自愿参保原则,实行个人缴费、政府补助相结合的筹资机制,全国没有统一的筹资标准,由各地根据本地经济发展水平进行确定,筹资水平普遍比城镇职工医保低。在医保基金统筹上,改革前,"三保"大多采取以县(市)为单位进行统筹,筹资层次低,基金抗风险能力差,不方便群众看病就医。在报销待遇上,"三保"管理"政出多门",导致不同人群、不同地区的医保政策各异,城镇职工医保报销比例要高于城镇居民医保和新农合。医保基金使用分散,效率低下,社会共济程度和抗风险能力较差,医保管理粗放,导致城乡居民重复参保、重复报销的问题。

(三)三明市医保改革在全国医改的新形势下呼之欲出

2009年,国家开启了新一轮的医改。中共中央、国务院发布《关于深化医药卫生体制改革的意见》(中发〔2009〕6号),部署近3年内(2009—2011年)重点突破五项改革任务。其中,"推进基本医疗保障制度建设"作为首要任务列在五项任务之首。然而,时至 2011 年，医改整体大局未有实质性突破，医药费用呈现持续不合理增长态势。从《2012 年中国卫生统计年鉴》的数据看：2007—2011 年，全国医院门诊患者次均医药费从 124.70 元增长到 179.80 元（图 5–1），增长幅度为 44.19%；全国医院出院患者人均医药费从 4733.50 元增长到 6632.20 元（图 5–2），增长幅度为 40.11%，群众"看病难、看病贵"的问题依然没有得到有效解决。因此，新医改如何突破，从哪里着手，医保在改革大局中应发挥怎样作用，都亟待破题。

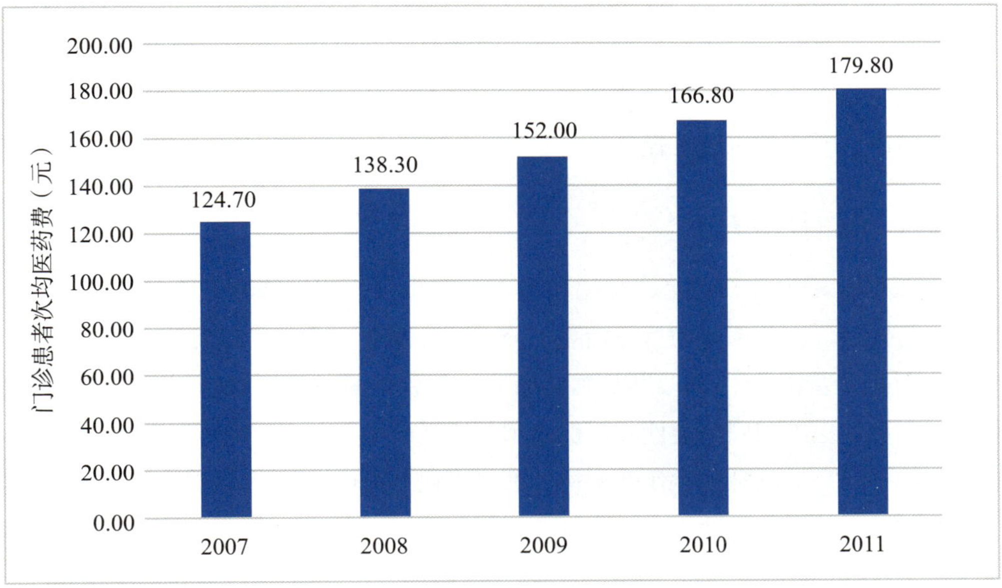

▲ 图 5–1　**2007—2011 年全国医院门诊患者次均医药费（单位：元）**

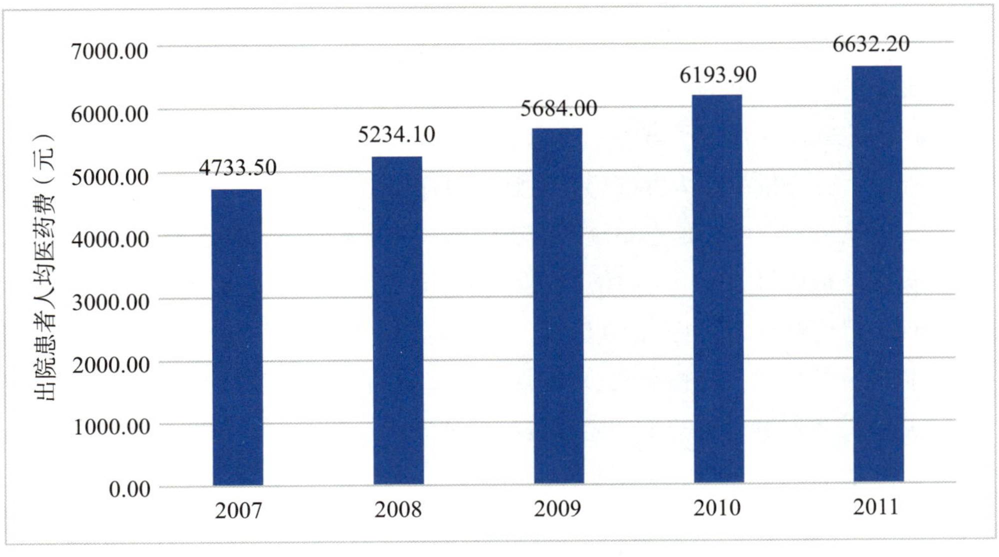

▲ 图 5–2　**2007—2011 年全国医院出院患者人均医药费（单位：元）**

改革前三明市的医疗卫生状况与全国类似，医药费用持续增长，医保收不抵支，医患纠纷不断。在这种状况下，三明市认识到如果不进行改革创新，一是医保基金持续亏损，财政兜不了这个底；二是公立医院逐利机制不破除，医保基金压力和群众就医负担就无法减轻；三是医保拖欠医院经费，也影响了医院运营与发展。这些问题的存在，与药价虚高和带金销售有着直接关系，因此，“药改”成为三明市医改的首选。在“药改”过程中，三明市感到药品招采职能的分离，即省级卫健部门负责药品招标，医院负责药品采购，医保负责买单付钱，所带来的“一件事情三家管”“点菜的人不买单、买单的人不点菜”，不能有效挤压药品价格水分。要解决这个问题，必须从体制机制入手，对医保管理体制和制度进行改革，从根本上解决问题。这就是三明市医保改革的起因和思路所在，也体现了三明市始终坚持问题导向的医改路径。

二、改革的路径与方法

三明市医保改革走什么路径，采用什么方法和举措，均围绕着三明医改的总目标而定。我们一再论述，三明医改的目标始终是公立医院改革，无论“药改”还是医保改革都是围绕这个目标步步深入。“药改”是为斩断公立医院药品灰色利益链，同时将改革红利“腾笼换鸟”，促使医院回归公益性。医保改革无论是改变自身制度“碎片化”状况，以及整合优化职能，还是成立独立运作的机构，都可以视作医保为了最终能够形成合力，成为拉动公立医院改革的引擎发动机而“强身健体”的一系列举措，这既是历史赋予医保的使命，也是医保改革的必由之路。因此，紧随“药改”之后，三明市围绕统一医保制度、强身健体“建机制”，拉开了医保改革的序幕。

（一）医保管理制度改革

如前所述，由于历史的原因，我国医保管理制度建设是一个渐进式、梯次推进的过程，从 1996 年至 2007 年形成了城镇职工基本医疗保险、城镇居民基本医疗保险及新农合的“三保”制度，并分别隶属人社部门和卫健部门管理。因此，当时医保管理同时存在两个经办机构、两套人马、三个信息系统，由于信息系统重复建设、互不兼容，又出现大量重复参保。据国家审计署 2012 年 8 月公布的社保资金审计结果，截至 2011 年底，1198.53 万人重复参保，造成财政多补贴 17.69 亿元，这无疑造成了财政资金浪费。这种制度分设、管理分割、资源分散的“三分格局”，对医保自身基金的风险承担、制度的公平性、管理的成本及群众就医的便利性都造成一定程度的负面影响。针对医保制度“碎片化”情况，三明市主要采取如下三方面措施进行改革。

1.“三保合一”建立统一的城乡医保管理体系

改革前，三明市城镇居民基本医疗保险和新农合是以县（市、区）为单位作为医保基金统筹区。因此，人社部门在全市原 12 个县（市、区）都设置了医保经办机构，而卫健部门管理的新农合，有 7 个县（市）没有设置经办机构，而是依托在人社部门，有 3 个县设置经办机构，2 个区则委托商业保险机构代管。鉴于这种情况，2013 年 6 月，三明市医改领导小组决定整合城镇职工基本医疗保险、城镇居民基本医疗保险、新农合管理职能，成立三明市医疗保障基金管理中心（简称医保中心，下同），作为市政府直属事业单位，挂靠财政部门，实行相对独立的工作机制，统一管理城镇职工基本医疗保险、城镇居民基本医疗保险和新农合，至此，三明市医保管理体制完成了“三保合一”。

2.“二保并轨”实现城乡居民医疗保障制度一体化

三明市考虑到虽然城镇居民基本医疗保险和新农合属于不同的两个医保制度，但均属于无固定就业人群的医保，在缴费标准、保障待遇等方面基本相似。在完成“三保合一”管理体制改革后，有必要将两者进行深度融合，合并为一个险种。一种制度，既便于管理，也体现公平。2013 年 6 月，在实施“三保合一”改革的同时，三明市将城镇居民基本医疗保险和新农合整合为城乡居民基本医疗保险，“二保并轨”统一执行三明市新农合制度，实行“六统一”管理，即统一参保范围、统一筹资方式和缴费标准、统一医疗“三目录”和补偿政策、统一基金管理、统一服务监管、统一信息管理。同时，将城镇居民基本医疗保险和新农合从以县（市、区）为统筹单位改为以设区市为统筹单位。“二保并轨”改革，增强了基金的抗风险能力，实现了医保政策的统一、公平，方便了群众看病就医。三明市“二保并轨”的改革，比 2016 年 1 月国务院发布的《关于整合城乡居民基本医疗保险制度的意见》（国发〔2016〕3 号）提早了 2.5 年。

三明市在医保“三保合一”“二保并轨”改革的基础上，通过 2 年的实践和探索，于 2016 年 4 月起，又对城镇职工基本医疗保险和城乡居民基本医疗保险待遇清单进行统一，实行“三统一”，即执行统一的用药目录、诊疗目录、服务标准，为后续医保实行“同病同价”的支付方式改革奠定了制度基础。

3. 建立医保市县垂直管理体系

三明市为适应医保管理体制和制度改革的需要，在市医保中心成立后，将原有的县（市、区）“三保”经办机构改为市医保中心的分支机构，其人员、财务、资产等上收市医保中心，统一实行垂直管理。将原来在县级层面上统筹管理的城乡居民基本医疗保险基金提升到市级统筹，纳入市级医保基金财政专户统一管理，与城镇职工基本医疗保险一样，按照“市级统筹、统一管理”的原则，实行独立核算、专款专用。至此，三明市医保改革实现了能统尽统的最大统筹效应，形成医保合力，为推进公立医院改革奠定了基础。

（二）调整优化医保管理职能

改革前，三明市医保管理体制不仅存在管理和制度“碎片化”问题，同时还存在职能设置不科学、权责分离的问题。为此，三明市在推进“三保合一”管理体制改革的同时，对医保管理职能划分进行了调整优化，将分散在4个部门管理的8项医保职能（包括人社部门的城镇职工基本医疗保险、城镇居民基本医疗保险、生育保险；原卫生计生部门的新农合、医药集中采购服务；发改部门的药品和医疗服务价格管理；民政部门的医疗救助），整合到市医保中心。其中最重要的是并入了药品采购职能和医疗价格管理职能，实现药品采购、价格管理、医保支付三大要素（“药、价、保”）的统一。同时，明确了医保监管医院、医生、药品采购和医疗服务价格的四大责任，强化了医保的管理职责。

1. 并入药品采购职能

药品采购包括招标定价、确标购买、药品配送、药品结算、医保报销等环节。改革前，药品招标定价职能落在省卫健部门，确标职能落在设区市卫健部门，药品购买、配送和结算由各医院与药品配送企业自行对接，医保只能在药品费用发生之后，按标准支付报销的金额。显然，这样的体制存在很大的弊端。一是药品“招采分离”。从流程上看，药品招标定价环节的主体是省卫健部门，中间购买、配送、结算环节的主体是医院，最后支付费用环节的主体是医保，也就是说，医保作为付款方只有办理报销、支付费用的权限，至于药品如何定价、如何使用，医保均无发言权，这样的招标定价只会越招药价越高，而处于药品采购环节末端的医保，无力改变“药价虚高”的问题，只能被动接受结果，医保基金不合理支出和浪费在所难免。二是药品采购配送存在灰色利益链。改革前，药品由配送企业直接送到医院，医院对使用药品有绝对的话语权。因此，配送企业就千方百计打通医院上上下下各个与用药有关的环节，构成了灰色利益链，增加了药品购销成本，助长了医院逐利倾向。三是在结算环节形成“三角债”。由于医保结算过程长，不能及时与医院结算药品费用，拖欠医院经费，医院就借助在药品购买配送环节的绝对优势，拖欠配送企业货款，形成“医保欠医院、医院欠药品配送企业、药品配送企业欠药品生产企业”的“三角债”，增加了药企经营成本，助推了药品价格居高不下。四是监管环节“碎片化”。由于对药品采购过程的管理是“铁路警察各管一段”，相应的监管过程也呈“碎片化”，即药品招标定价和药品使用归卫健部门管理，药品生产经营企业归药监部门和市场监督部门管理，药品结算支付归医保部门管理，结果是多头管理变成无人管理，监管形同虚设。存在的这些问题，使三明市深感仅靠“药改”无法摆脱困局，必须同步对医保管理体制进行改革。2013年6月，三明市启动医保管理体制改革，毫不犹豫地将药品采购的管理职能并入医保中心，实现了药品采购的“招采合一”，建立了由医保中心采购药品和结算货款的新机制。通过改革，医保从原来处于药品流通末端开始走到前端，真正履行药品购买方的职责，并通过建立信息化配送和结算平台，对药品采购的全过程实施有效监管。药品采购制度的改革创新，直接撬动了药品流通领域的改革。

2. 并入医疗服务价格管理职能

医疗服务价格是医疗服务价值的体现，医疗服务价格政策作为医疗服务经济补偿和管理的重要手段，直接影响着医疗机构和医务人员的服务行为，并对费用控制、资源配置、医疗服务质量保障及医疗服务过程中的效率公平等有导向或制约作用。改革开放前，我国医疗卫生事业被确定为具有公益性和福利性的事业，医疗服务补偿以政府财政补助为主，个人仅需支付少量费用，因为充分考虑到当时群众的经济负担能力差，所以采取较低的医疗服务价格，以解决群众看病就医负担。20 世纪 90 年代后，政府开始改革医疗服务价格，但改革实行的政策是“老项目老价格”“新项目新价格”，对于挂号费、护理费、手术费等价格没有进行调整或调整幅度较小，而对于新药、新材料、新大型设备等新出现的项目，则给予较高定价，以弥补医疗服务价格比价关系偏差的问题，导致医疗服务价格逐步出现了“技术劳务价格低”“药品（耗材）和检查检验价格高”的问题，这种扭曲的医疗服务价格政策是医院出现“大检查”“大处方”“开贵药”等过度医疗与逐利行为的直接原因，最终演变成群众反映强烈的“看病贵”问题。

可以说，既往的医疗服务价格调整是滞后的，更多考虑的是社会承受力，而忽视了“医院收入中体现医务人员技术劳务价值的医疗服务收入占比低、药品（耗材）和检查检验收入占比高”的不合理问题。因为技术劳务价格得不到调整，所以医院只能把注意力放在药品（耗材）和检查检验上，“堤内损失堤外补”，结果是医保基金和患者为此付出更多的费用，而医院也只是获得小部分利益却背上“看病贵”的黑锅。这种医疗服务价格的价值取向也是导致医院逐利机制的重要推手。三明医改之初，并没有认识到医疗服务价格对医保、医院改革的重要性，但随着改革的深入，医疗服务价格存在的问题凸显，一是“药改”后因挤压药价虚高水分和取消药品加成政策，医院无法依靠低价的医疗服务收入维持运转，只好通过检查检验收入弥补，出现“以检养医”“以医养医”的逐利机制。二是医疗服务价格管理职能一直在价格管理部门，在庞大的物价管理体系中，无法将医疗服务价格置于重要位置上来经营管理，而是长期将其等同一般的公共服务（如水、电、公共交通等）价格进行管理，加之医疗管理与物价管理分属两个不同部门，他们各自站在部门角度考虑医疗服务价格调整，很难达成共识。因此，医疗服务价格调整，尤其是新增医疗服务项目的定价远远跟不上医疗新技术、新材料迅速发展的需求，医院使用新技术、新材料时就采取套收的办法进行收费，导致医院“乱收费”现象严重。三是挤压药价虚高水分和破除“以药补医”机制改革，节约了医保基金支出，基金有了结余，医保获得了改革“红利”，但医院收入在减少，如何让医院同样也能从改革“红利”中获利，调动医院参与改革的积极性，就成为亟待解决的问题。基于以上三点，三明市认识到医疗服务价格在“三医联动”改革中是必不可少的重要组成部分。早在 2012 年，三明市就已经将医疗服务价格调整工作交给市医改领导小组负责。2013 年 6 月组建市医疗保障基金管理中心后需要价格职能，但由于该中心是一个事业单位，不具备行政管理职能，三明市采取变通手段，将医疗服务价格管理职能继续放在医改领导小组，实际业务工作则由中心负责。

2016 年 7 月，三明市率先在全国成立第一家独立建制的市医保局，挂靠三明市财政局，医疗服务价格职能顺理成章成为三明市医保局的职能之一。至此，三明市医保新机构汇聚了“药、价、保”三大职能，完成了医保牵头“三医联动”拉动公立医院改革的动力机制设置，三大职能汇聚加上医保体制的整合，使医保成为强有力的“桥头堡”，为进一步深化医改发挥“排头兵”作用。

3. 优化医保支付方式

长期以来，医保支付方式基本上是以项目付费为主。所谓按项目付费，指医院按医疗项目价格向患者收取费用的制度（简称项目制，下同）。医保则按医院项目收费分别与医院和患者结算。医保在这种支付方式下只能处于医疗服务末端被动支付，无法提前介入医院和医生的医疗服务行为。计划经济年代实施以公费医疗为主的医疗保障模式，“项目制”收费还没有什么大问题。然而改革开放后，医院被推向市场，医疗市场化使医院的逐利倾向日益严重，“项目制”的弊病充分暴露。价格部门管得住医疗服务项目的价格，但管不住医院和医生使用医疗服务项目的数量，为了创收，医生可以想方设法增加收费项目。因此，“项目制”成为“不合理检查、不合理治疗”和“分解收费、乱收费”等滋生的土壤。在“项目制”收费情况下，患者处于弱势端，他们对看病就医需要多少治疗费用心中无数，全凭医院说了算，既增加了看病就医成本，造成“看病贵”的问题，也易产生医患纠纷，影响医患关系。

医保改革后，2013 年 3 月三明市进行了单病种付费方式改革，也是福建省以市为单位全面进行医保支付方式改革的第一家。三明市选择了 30 个病种在全市公立医院进行试点。2015 年 3 月，进一步增加了单病种的种类；2016 年 6 月起，除精神专科及省级确定的 8 种重大疾病外，全市县级及以上公立医院的所有住院病例全部纳入按病种付费管理，病种数达 630 种，医保与医院按病种定额结算，患者个人与医院按项目结算。

4. 强化监管功能

改革前，医保管理存在“九龙治水”、“政出多门”、监管不到位的问题。2013 年，三明市医保改革后，通过管理体制和制度整合，医保职能更合理，职责更清晰，职权更匹配，监管更有力。

(1) 加强信息化建设：三明市充分认识到只有通过信息化手段，打造智能监管平台，做到数据适时生成，真实可行，信息闭环管理，减少人为干预，信息互通共享，才能实现对医保管理全过程的动态监管，提高精细化管理水平和监管效率。为此，三明市通过建立三大信息系统平台，实现“智慧医保”管理。一是建立“三保合一”信息平台。2017 年 11 月，三明市将城乡居民医保系统与城镇职工医保系统进行整合，同时也将民政部门的医疗救助系统整合进来，建立了统一的“三保合一”系统，与医疗服务信息系统有效衔接，并在系统中标记了不同的救助身份，推进“一站式”结算工作，让“信息多跑路、群众少跑路”，使群众从中享受实实在在的改革便利。二是建立“三明联盟”药品（耗材）联合限价采购配送信息平台。通过该系统进行药械联合限价采购与结算，以保证及时结算回款，并对药品（耗材）采购、配送和使用等进行全过程监管。三是建立在线稽核监控信息平台。在“三保合一”管理系统基础上，扩展建设了医疗稽核在线监控平台，以医疗保险政策为基础，以临床知识库、医药标准数据库和监控规则为依托，设置了频繁就医、超高费用、超量用药等监管规则，主要监测全市定点医疗机构的医疗服务行为，对重点药品、耗材、诊疗项目及基金使用情况进行监控和筛查疑点信息，及时纠正违规问题，规范医疗服务行为。至 2019 年 9 月，三明市推进医保信息系统建设，完善医保管理各个环节的评价，实现对定点医疗机构和医保医师行为的事前、事中、事后全过程实时监管。信息系统的建设也为三明市进一步深化医改的决策提供了数据支撑。国家和福建省对三明市建立信息化平台的经验进行了推广。2016 年 7 月，福建省成立医保办后即着手建立全省药品（耗材）采购、配送、结算、监管一体化平台。2018 年国家医保局成立，建立了全国统一的医保信息化监管平台。

(2) 加强监管队伍建设：2013 年，三明市率先在全市组建了 42 人的医保专业稽核队伍。2019 年，以机构改革为契机，在组建医保局的基础上，三明市又在各县（市、区）设立垂直管理的医保局，作为市医保局的派出机构，加强基层的监管。2020 年 2 月，三明市医保局发布《关于进一步充实完善稽核队伍的通知》，要求全市医保部门按要求配足专（兼）职稽核人员，统筹考虑人员专业、年龄等多方面因素，将医疗、计算机等相关专业及熟悉医保业务的人员优先配备到稽核岗位，全市稽核人员从原先的 42 人扩充到 74 人，充实和加强了医保稽查稽核队伍的力量。

(3) 完善监管制度：三明市在改革过程中不断完善监管体系的建章立制。一是设立总会计师岗位。2016 年 5 月，三明市在全市县级及以上的公立医院建立总会计师制度，加强医院经济管理和监督，规范医院经济管理行为。二是在全市县级及以上公立医院设置医保服务站，按照三级医院 5 人、二级医院 3 人的标准配置工作人员，对医院医疗服务质量进行监督，协助处理医保服务具体事务，将医保服务与监管的关口前移。三是规范基金监管工作。2019 年，三明市医保局制订下发《关于医保稽查稽核工作职责和工作程序暂行办法》，明确医保局稽查科、各派出机构、市医保中心及县管理部门的稽查稽核主要工作职责和工作程序，构建职责定位清晰、履职程序明确的基金监管工作体系。四是打击欺诈骗保。2020 年 4 月，三明市建立医保基金监管工作联席会议制度，成立了由市医保局局长任组长、分管局长任副组长、各科室及县（市）医保局负责人为成员的打击欺诈骗保专项治理监管工作领导小组。成立市县两级医保案件审理小组，加大对欺诈骗保等违约、违规、违法行为的打击和震慑力度。五是发挥社会监督作用。三明市发挥“健康三明”网站服务监督平台作用，每月将公立医院、医保基金运行情况及医生用药排行等向社会公开。2021 年，三明市医保局根据国家《医疗保障基金使用监督管理条例》开展社会监督工作，首次从人大代表、政协委员、新闻媒体代表、基层社区工作人员等人员中聘请了 10 名医疗保障社会监督员参与基金监管，并联合财政等部门出台《关于完善欺诈骗取医疗保障基金行为举报奖励的通知》（明医保〔2021〕58 号），鼓励广大群众积极举报医疗保障领域违法、违规问题。

（三）建立独立运行的医保机构

改革前，“三保分离”的情况下，医保体制性的弊病已经多为世人诟病，“三保”须统一管理也有了广泛的社会共识。因此，三明市如果仅仅是合并“三保”并不难，难的是“三保”究竟归谁管理？这涉及了部门职能划转和整合。2013 年 3 月 26 日，国务院办公厅发布《国务院机构改革和职能转变方案》，要求在 2013 年 6 月底前，由中编办牵头将“三保”的职责整合由一个部门承担。这是牵涉 13 亿参保人口、近万亿元医保基金的整合，受到社会的高度关注。然而，直至 2014 年，此事仍拖而未决，主要由于一直以来人社和原卫生计生两个部门各自都有充分的理由认为“三保”应归属自己。在此情况下，三明市顶着巨大压力，大胆改革创新，在 2013 年 6 月成立了医保中心，挂靠在财政部门之下，作为独立运作的事业单位。三明市这么做，一是为了规避部门之争，减小改革阻力；二是三明市认为医保基金主要来自财政，医保基金的风险最后都是财政兜底，在两家相持不下的情形下，“三保”挂靠财政是最合理的办法。

三明市医保改革作为地方实践的首创成功经验，为福建省和国家医保改革提供了可行的路径。一是三明市医保改革经验首先在福建省全省迅速得到推广普及。福建省委、省政府高度关注三明市医保改革，及时总结经验并在全省全面推广。2015 年底，全省完成城镇居民基本医疗保险与新农合合并为城乡居民基本医疗保险的任务。2016 年 7 月省医改领导小组专题会决定借鉴三明市经验，实行城镇职工基本医疗保险和城乡居民基本医疗保险统一管理的体制，省级成立省医保管理委员会，下设医保办，挂靠省财政厅，实行相对独立的工作机制。各设区市参照省级医保机构模式整合，对应成立市医疗保障管理局，挂靠市财政局，形成全省统一的医保管理体系。三明市医保改革先行先试的探索，为福建省全省医保体制改革提供了实践范本，使福建省医保改革走在了全国最前列。二是三明市创立的医保管理体制改革，打破了部门之争、僵持不下的局面。当时，全国医保有归人社部门管理的，有归卫健部门管理的，唯独福建省采取成立独立机构，挂靠在财政部门。福建省另辟蹊径、独树一帜的做法立刻引起了中央深改办的高度重视，并派专人到福建省调研论证。同时，三明市医保改革在社会上也引起了不小反响，不少业内人士和专家学者认为，在部门相持不下的情况下，搁置争论，先整合“三保”由第三方代管，不失为一条可行、可操作的改革新途径。

综上所述，早在 2013 年 6 月，三明市敢为人先，顶住压力成立了市医保中心，这是我国医保史上第一个独立运作的医保管理机构。至此星火不断燎原，福建省 2016 年借鉴三明模式成立了省医保管理委员会，下设独立运作的医保办。2018 年，独立建制的国家医保局成立。如今遍布全国各地各级独立建制的医保局，已成为保障人民健康的强大管护体系，不得不说三明市当年的基层首创之举，其意义和影响是重大和深远的。

三、新医保体制在医改大局中的重要作用

三明市医保改革始终贯穿三明市医改的全过程，并发挥着不可替代的重要作用。

（一）“腾笼换鸟”优化医院收入结构作用

“腾笼换鸟”是三明市“三医联动”改革的关键环节。所谓“笼”指的是公立医院，居其中的“鸟”指的是医院药品（耗材）收入。为什么要“换”鸟，是因为改革前医院医药总收入的结构不合理，药品（耗材）收入的比重居高不下（基本都在 50% 以上），而体现医务人员技术劳务价值的医疗服务收入不高（基本都在 25% 以下），医院药品（耗材）收入来源于药品（耗材）的销售加成，药品（耗材）销售收入的 80%～85% 的利润给了医药企业，医院只得到 15%～20% 的利润。医院为了追求这个利润，在购买药品（耗材）时往往是“只买贵的，不买对的”，为药品（耗材）价格虚高提供了市场，增加了医保基金支出，降低了医保基金的使用效率和效益，也制约了体现医务人员技术劳务价值的医疗服务项目价格的调整。因此，必须通过改革换掉这只“鸟”，破除“以药养医”的逐利机制，增加体现医务人员技术劳务价值的医疗服务收入比重，优化医院收入结构。其路径就是通过“治混乱、堵浪费”的改革“红利”和“空间”来“腾笼”，通过调整医疗服务价格来“换鸟”，提高医院医疗服务收入比重，优化医院收入结构。为此，三明市提出了使公立医院总收入中医疗服务收入占 50%、药品（耗材）收入占 30%、检查检验占 20%，即“5∶3∶2”的改革目标。

1. 动态调整医疗服务价格

三明市按照“总量控制、结构调整、有升有降、逐步到位”的总要求，坚持“四个步骤”，把握“七条原则”，推进医疗服务价格调整，使得医疗服务价格能够有效反映医务人员的技术劳务价值。2013—2022 年，三明市先后进行了 10 次医疗服务价格调整（表 5-1）。

表 5-1　2013—2022 年三明市公立医院医疗服务价格的十次调整情况

批次	出台时间	调整项目	目　的	相关文号
1	2013 年 2 月	80	实行药品零差率销售改革，配套调整医疗服务价格平移差价	明价〔2014〕9 号
2	2014 年 6 月	392	优化医院收入结构，有升有降地调整部分医疗服务价格	明政文〔2014〕120 号
3	2015 年 6 月	2687	理顺比价关系，扩大调整范围，落实差别政策	明医改组〔2015〕13 号
4	2015 年 9 月	1	促进医院可持续发展，继续提高体现医务人员技术劳务价值的诊查费	明医改组〔2015〕17 号
5	2015 年 12 月	477	调整理顺基层医疗机构医疗服务价格，促进基层医疗卫生发展	明医改组〔2015〕23 号
6	2017 年 9 月	131	发挥价格激励作用，优化结构	明医保局〔2017〕8 号
7	2019 年 8 月	3609	进一步理顺医疗服务比价关系，落实分级诊疗，扶持儿科临床发展	明医保〔2019〕63 号
		356	理顺基层医疗服务比价	明医保〔2019〕68 号
8	2020 年 6 月	80	对部分放疗、治疗及检验项目进行价格调整，规范公立医疗机构诊疗和服务收费行为	明医保〔2020〕43 号
	2020 年 9 月	546	支持儿科、妇产科、康复科等薄弱学科发展，促进医疗发展，优化结构	明医保〔2020〕57 号
			满足医疗需求，进行若干增补	
			加快推进医共体建设，推动优质医疗资源均衡下沉，扩充基层医疗服务价格，提升基层医疗技术水平，促进分级诊疗机制建立	
	2020 年 12 月	61	调整中医治疗项目	明医保〔2020〕69 号
9	2021 年 2 月	1	提高门诊西药和住院药事服务费价格 2 项，增加门诊特殊病种药事服务费 1 项	明医保〔2021〕7 号
	2021 年 8 月	585	规范血细胞等检验项目，取消部分检验项目方法学，同时调整价格	明医保〔2021〕47 号
10	2022 年 11 月	214	降低回报率偏高的大型设备检查价格，适当提高偏低的体现技术劳务价值的项目价格，促进合理检查、合理诊疗	明医保〔2022〕59 号
	合计	9220		

2. 设置中医药事服务费

药事服务费是指药学技术人员为患者提供服务而对其支付的费用，如调剂技术、药剂管理和指导，以及药品储运和合理用药指导等服务。取消药品加成实行药品“零差率”销售后，如何对医院药学技术人员的技术劳务进行合理补偿，是“药改”必须面对的问题。药事服务费的设立就是为了合理补偿医院的药事服务成本，保证医院药房正常运行，体现药学专业技术人员的劳务价值。对于设立药事服务费，社会上有不同看法，有人认为既然医院药品销售实行“零差率”，切断医院和医生从药品中获得收入和报酬，设置药事服务费会不会让药学技术人员又从药品中获得报酬？实际上这是两码事。药品“零差率”是破除“以药养医”逐利机制的重要举措，设置药事服务费是药学技术人员为患者提供药事服务的补偿，与药品使用数量无关，不会形成逐利机制。这与医生的手术费、护士的护理费是同样道理，只是过去这部分的补偿是通过药品加成来实现的。三明市认为改革不能“倒洗澡水也把孩子倒掉”，药事服务费设置是为患者提供合理药事服务的报酬。为此，三明市先从中医入手设立中医药事服务费。因为中医是辨证论治，即通过望、闻、问、切来诊断患者的病证，然后根据个人不同病证用药，由于治疗的个性化及用药的多途径，相比西药而言中医用药复杂程度高，最需要药剂师的指导和服务，先从中医药入手设立药事服务费，社会认可程度较高，可减少改革阻力。2015 年 2 月，三明市在《关于促进中医药事业发展的通知》（明医改组〔2015〕2 号）中，正式设立中药饮片药事服务费（不包含中成药和中药免煎颗粒剂），规定中医门诊每次收取 20 元的中药饮片药事服务费，并纳入医保报销。此举措不是让中医师和中药师直接从销售中药中获利，而是转向提供技术劳务付出获取阳光报酬。2017 年 9 月，三明市在《关于进一步调整医疗服务项目价格工作的通知》（明医保局〔2017〕8 号）中进一步明确界定了药事服务费的定义，增设了涵盖中、西药品的药事服务收费项目，规范药事服务费的收费标准和医保报销规则。2021 年 2 月，三明市在《关于进一步完善药事服务费的通知》（明医保〔2021〕7 号）中对部分药事服务项目收费标准进行了调整，同时，卫健部门配套制定药事服务管理政策，健全、完善药事服务制度，规范药事服务行为，加强监督管理，建立药学人员薪酬激励机制。医保部门跟进做好医保基金监督管理，加强医师、药师医保监控系统管理，加大对不合理用药、分解门诊特殊病种患者处方量、药事服务超范围、重复收费、套编码收费等诊疗行为和收费行为的监督，健全线上线下药事服务全方位监管。三明市设置药事服务收费项目，对促进临床合理用药起到了很好的作用，调动了药学技术人员的积极性。

三明市设立药事服务费的改革经验，得到了国家认可，2020 年 2 月，国家卫生健康委等 6 部门联合印发《关于加强医疗机构药事管理 促进合理用药的意见》（国卫医发〔2020〕2 号），提出要在医疗服务价格中统筹考虑药学服务的成本和价值的意见。

（二）医保支付的经济杠杆作用

三明市的医保支付方式改革是在总额控制下的多元复合式支付方式改革。“总额控制”是医保每年根据医保基金收入预算对统筹地区医疗保险的付费总额实行控制，确保医保基金收支平衡的管理行为。多元复合式支付方式是以 C-DRG 收付费为基础，由基金打包支付、按项目、按床日、按日间手术付费等多种支付方式构成（图 5–3）。

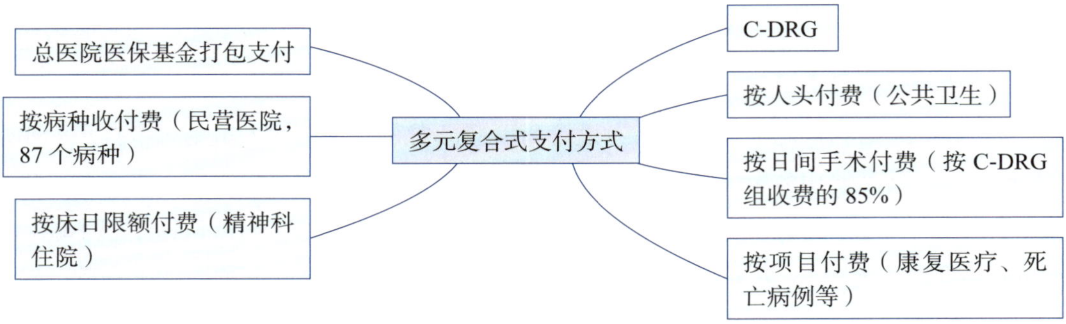

▲ 图 5–3　三明市 2022 年医保多元复合式支付方式

1. 实施 C-DRG 收付费改革

2017 年，三明市被原国家卫生计生委列为 C-DRG 改革试点城市之一。实行 C-DRG 支付方式改革，目的是解决按项目付费这种“后付制”的被动付费方式带来的弊端。C-DRG 是由医保部门牵头，会同卫健、医院等相关部门共同制定病种分类，即根据患者的年龄、性别、手术项目、并发症、住院时间、诊断内容、治疗结果等因素将疾病划分为若干个诊断组别，并与医院协商确定每个诊断组的支付标准，医保按照该标准向医院支付费用。C-DRG 付费是预付制，无论是医院还是患者在就诊之前都已预知医疗费用的数额。因此，预付制能够克服按“项目制”带来的收费逐利的弊端。这种付费方式有助于促进医疗费用与医疗质量的均衡发展，并成为医保支付方式改革的主要方向。

2017 年，三明市作为国家开展 C-DRG 试点的三个城市之一，在改革过程中自加压力，将 C-DRG 付费方式改革，变为 C-DRG 收付费方式改革。即不仅医保与医院之间按 C-DRG 收费标准定额结算（付费端），同时医院与患者之间也按 C-DRG 收费标准定额结算（收费端）。C-DRG 收付费方式改革，不仅管住了医保支付端，也管住了患者收费端，维护了参保人的利益。只是医保付费端进行定额结算，只能解决医保自身对基金支付的管控，医院仍然用项目收费的方式与患者进行结算，群众“看病贵”的问题无法解决。三明市收付费两端都实施 C-DRG 定额结算，这对于提高医院精细化管理水平和医保基金使用效率有很好的促进作用，更重要的是可以较好地减轻群众就医负担，让群众有获得感、安全感。这也充分体现了三明医改“心中有民”和“人民至上”的改革理念。

三明市实施 C-DRG 收付费定额结算，在公立医院管理、优化医疗服务质量及医保自身完善发展等方面都起到了积极作用。

(1) 对医院的激励和约束作用：实施 C-DRG 收付费定额结算的原则是“定额包干、超支自付、结余归己”，即将统筹基金按照疾病分组定额标准支付给定点医疗机构。各分组的实际医疗总费用低于定额的，结余部分归医院，作为医院医疗服务收入，此机制激励了医务人员节约成本的积极性。超过定额的，超支部分由医院自行承担，此机制有利于堵浪费，约束医务人员过度医疗的行为。

(2) 让群众明明白白看病就医：C-DRG 收付费端按定额结算是一种打包支付的方式，这使得原来按“项目制”结算费用的清单作用逐步淡化，突出了医疗服务最后定额结果的作用。三明市采取向社会公布全部 C-DRG 收付费病种组和定额标准，让患者事先知道不同分组疾病的定额费用，群众只要知晓规定报销比例，即可明确出院结算时需要自付的金额，做到群众“明明白白看病、清清楚楚付费”。三明市实施 C-DRG 收付费改革后，医院无须再给患者出具医疗费用清单，群众也不用再费神关注费解难懂的医疗费用清单，很大程度上缓和了医患关系紧张的矛盾。由于实现了打包支付，出院结算更加便捷简单，患者可以在病区或床旁结算，改善了患者的就医体验。

(3) 增强医保公平性和合理性：城镇职工与城乡居民的医保待遇不同，体现在报销的比例和范围上有差别，原因是参保人缴纳医保金额不同。作为政府提供的基本医疗保险，如果说因缴纳金额不同所享受的报销比例不同有其合理性，但如果报销范围有差别，就有违医疗服务的公平性。C-DRG 付费方式是结果导向的，群众的关注点从以前关注什么项目能报、报多少，转向病种的分组和定额的标准是多少，至于收费的内容是依据什么已经不重要，这样就淡化了医保目录的作用。因此，不同参保人群按医保目录划分范围报销的做法实际上已经没有意义。三明市在 C-DRG 付费方式改革中，就取消了城镇职工和城乡居民医保报销范围的差别。只要是基本医保的参保人群，C-DRG 收付费均按医院级别划分报销比例，即只要在同一级别医院就医就采取“同病、同治、同价”的原则治疗和报销。将医院分为二级和三级医院两个档次确定收付费标准，具体结算标准为：一是城镇职工医保二级、三级医院个人负担均为 30%，统筹基金支付均为 70%。二是城乡居民医保二级医院个人负担 30%，统筹基金支付 70%，三级医院个人和统筹基金各负担 50%。三是在基层定点医疗机构（社区卫生服务中心和乡镇卫生院）住院所发生的费用，按住院实际医疗总费用进行结算，不设起付线，个人仅负担 20%，统筹基金支付 80%。由此可见，基本医保两个险种人群报销比例仅在三级医院略有差别，大大增强了医保的公平性和合理性，医保待遇政策更加优化和简单明了。

(4) 促进医保制度建设：一直以来，医保目录被视为最重要的门槛，医保部门需要花费大量精力编制，而且容易形成权力寻租空间，不利于廉政建设。实施 C-DRG 定额结算，医院医治患者是否使用医保目录内的项目变得不再重要。医保只需不断优化 C-DRG 分组确定的内涵和定额，对定额标准进行动态跟踪调整，并严格监督医疗质量安全即可。至于具体临床路径设计的任务就交给了医院，不仅能够促进医院提高医疗质量和技术水平，还把医保从微观层面的具体目录的管理中解脱出来，可以从中观层面对医院医疗服务质量和费用进行监管。三明市于 2018 年 1 月 1 日起正式实施 C-DRG，截至 2022 年 C-DRG 病种组数达 839 组，C-DRG 结算占比 80.25%，节约医疗费用 5943.23 万元，形成了在总额控制下以 C-DRG 收付费为基础的多元复合式支付方式，有力地推动了医院收入方式和行为的转变，有效减轻了群众就医负担，提高了群众对医疗服务的满意度。2022 年，三明市在福建省二级以上公立医院满意度调查中，患者满意度位列全省第一，医院职工满意度位列全省第二。

2. 对总医院实行医保打包支付

三明市医保对总医院实行医保基金“总额包干、超支自付、结余归己”的激励约束机制，有力地促进总医院向“以健康为中心”转变。

(1)“一组团、一包干、两确定”的办法：“一组团、一包干”，是指组建总医院，实行县域医保基金总额包干。“两确定”，是指确定将医保基金结余部分纳入医疗服务收入（可用于医务人员薪酬的收入），确定健康促进经费从医疗机构的成本中列支。应该说，“总包干”制度使医保基金在使用上有质的飞跃，集中体现在将健康促进经费纳入医疗机构成本中列支。换个角度说，就是医保打包经费可以支付预防和健康的支出。这就突破了一直以来医保经费使用范围只能用于治病的规定，从医保的角度有力地支持了“以治病为中心”向“以健康为中心”的转变。

(2)“超支自付，结余归己”的原则：这项规定建立了医保对总医院的激励约束机制，调动了医院人员“重成本、堵浪费”的积极性，引导医务人员积极参与普及健康生活、优化健康服务。医疗机构原本薄弱的环节如健康教育、慢病管理、疾病预防等逐渐得到加强，有效地促进了医防融合。2020 年，受新型冠状病毒病大流行影响，病源减少，公立医院收入普遍下降，虽然三明全市公立医院医药总收入也因此下降了 4.1%，但由于防疫抗疫等公共卫生的工作任务激增，医保包干基金不减反增，共增加 1.81 亿元、增长 7.09%，医院纯收入增加 1.42 亿元，保证了医院的正常运行和医务人员薪酬待遇不受影响。

(3) 医保基金打包支付模式的作用及其影响：三明市根据“总额控制、统筹兼顾、划分人群”的原则进行医保基金打包支付的测算。①总额控制。根据群众看病就医需求、医疗技术发展水平和物价变动等因素，控制医院医药总收入增长率，并列入政府对医院的年度考核评价指标和基金包干总额增长控制指标。②统筹兼顾。除了预留的风险金，还要考虑医疗费用的增长，以及其他如医防融合、健康促进等项目推进的需要，对项目开展给予必要的保障与激励。③划分人群。不同人群就医需求、频率不同，包干基金的金额也不同，在基金包干测算中进行区分。例如，职工医保基金包干测算中，对在职职工、退休职工及异地安置职工予以区别考虑。

医保基金打包支付的模式对推动总医院“向健康转移”起到了积极作用：一是改变了医疗机构之间的利益关系。改革前，三明市县域医疗机构存在横向相互争资源、争病源，纵向县乡两级医疗机构不同隶属，资源难以下沉、医防分离等问题。组建总医院以及实施医保打包支付后，原来相互不良竞争的医疗机构，成为“一个锅吃饭”的亲兄弟。总医院各成员单位作为利益的共同体，必须统一目标、分工协作、改变服务模式，才能实现利益的最大化。二是倒逼医院精细化管理。三明市总医院医保打包制度是采取“双打包”做法，即基金总额包干和C-DRG病种分组定额包干。可以说，在基金使用上，医保在宏观和微观方面都发挥了指挥棒作用，引导医院不断提高科学化管理水平，优化临床路径，保证医疗服务质量，促进收入结构趋于合理。三是医疗机构获得了基金使用的自主权。医保基金打包支付给总医院后，医保除对结余基金的绩效比例进行限制，以及将基金使用情况纳入院长考核之外，对于基金的具体使用不进行干预，医疗机构能够根据县域内的具体情况对基金使用进行调配，有利于发挥主观能动性，在机构内部建立激励竞争机制。四是推动基层医疗服务体系向“以健康为中心”转变。2017年三明市建立总医院以来，各总医院医保包干基金均有结余。医保基金除可用于支付健康管理费用以外，结余部分还能纳入总医院的医疗服务收入，作为薪酬予以分配。这极大调动了各级医疗机构抓健康教育、健康促进工作的积极性，增强主动节约基金的意识，落实分级诊疗制度，不仅使医务人员从“治已病”向“治未病”转变，还能促使优质医疗资源向基层延伸，医务人员的医疗行为价值取向与群众的利益诉求同向，从过去希望“患者越多越好”，转变为希望“患者越少越好”，即人民越健康，医疗机构的效益就越好，医务人员的收入就越高。

(4) 强化医疗服务行为监管作用：通过改革，三明市已初步建立起一套多维有效的医保基金监管体系。按照监管对象，该体系划分为三个子体系（图5–4）。

第一，对药品（耗材）生产经营企业的监管。三明市医保已经形成覆盖药品（耗材）采购、配送和使用的全流程监管。①建设全市统一的药械采购、配送、结算一体化平台，通过对采购、配送、结算的数据进行分析，实现预警与监管。②采购执行“两票制”，不仅使药品来源可追溯，防止伪劣药品流入医院，同时还原真实药价，防止“过票洗钱”“税收流失”和“带金销售”行为。③建立“黑名单”制度。将各类违规的药品（耗材）生产经营企业、医保定点医疗机构、定点药店、医保医师（药师）列入全市统一、互联互通的“黑名单”库。将被发现有回扣品种的药品生产经营企业，列入商业贿赂不良记录黑名单，取消该企业所有药品在三明市公立医疗机构的供货资格。对医务人员接受贿赂（回扣）的，视情节轻重，暂停或吊销其执业证书；对其所在医疗机构，暂停财政拨款补助，对涉及违规费用医保不予结算。对有院领导或医务人员接受贿赂（回扣）被追究刑事责任且影响恶

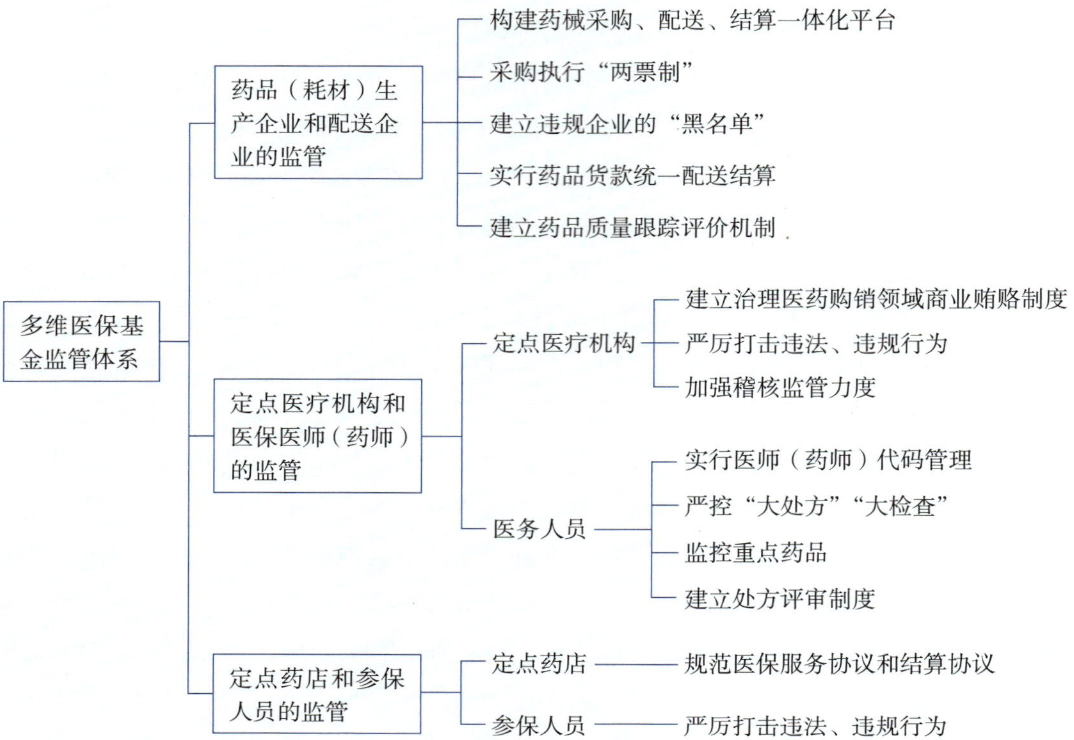

▲ 图 5-4　三明市多维医保基金监管体系

劣的，追究医疗机构主要领导责任。剔除疗效不佳药品的生产厂家，要求配送企业在药品生产企业由于提价等原因不能供货的情况下，必须按照原来的价格供货 6 个月，无正当理由不按时供货和配送的企业列入黑名单。④实行药品货款统一结算，改变过去由配送企业直接与医院结算货款的做法，改由医保经办机构直接与供货企业结算，解决长期以来医院、医保、企业之间的“三角债”问题，也为加强药品采购监管提供了数据支撑。⑤建立药品质量跟踪评价机制，及时剔除疗效不佳的药品品规。

第二，对定点医疗机构和医保医师（药师）的监管。对于定点医疗机构，实行以下监管措施：①建立治理医药购销领域商业贿赂制度，实行院长负责制。②严厉打击违法、违规行为。医保中心对违规使用的医保基金予以扣回，并进行全市通报，惩戒并警示定点医疗机构冒名住院、挂床住院等违规行为。③加大稽核监管力度。建立医疗稽核运行监控室，建立稽核人员派驻医院制度，建立医院医保服务站。

加强医保医师（药师）管理：①实行医师（药师）代码管理。医保医师（药师）实名制结算，诊疗处方行为可追溯，实现对医生医疗行为进行“事前、事中、事后”全过程管理。②严格控制“大处方”“大检查”。通过医保智能审核系统严控次均费用、医师处方权、抗菌药物使用、大检查，加强医疗机构输液管理。③加强重点药品监控。对价格高、用量大、非治疗性药品建立重点监控目录，开展跟踪监控、超常预警。④建立处方评审制度，聘请医疗专家对医师处方进行评审，规范医师处方行为。

第三，对定点药店和参保人员的监管。对药店的监管，主要通过与其签订医保服务协议和结算协议进行规范。2014 年，三明市医改领导小组制定《三明市基本医疗保障定点医疗机构管理试行办法》《三明市基本医疗保障定点零售药店管理试行办法》，授权市医保中心依报备负责定点医药机构的准入、退出和日常监管，并与之签订医疗保障服务协议。同时，制作《三明市医疗保险定点医药机构医保服务规范记录本》，把对定点医药机构的日常监管情况记录在册，定期回头看，督促整改落实。严厉打击参保人员伪造外配处方、套取参保人员个人账户资金、贿赂医疗保障管理系统人员等违法、违规行为。

从医保基金监管体系构建的过程看，在医保机构整合后，医保部门以“战略购买者”的身份，创新了药品（耗材）销售、采购、使用、配送、结算、监管等全过程管理，遏制药品（耗材）虚高价格，有效缓解“看病贵”问题，为“腾笼换鸟”创造条件。2017 年以后，三明市医保进入以支付方式改革为主的阶段，医保部门也开始转变职责，将工作重点从费用报销为主转向监督管理，围绕履行医疗保障基金、医疗服务价格、定点医疗机构医疗服务行为和医疗费用等监督管理职责，构建信息化综合监管体系。特别在组建总医院后，医保部门对基金监管的重点发生了变化，一是对医疗费用的监管，分别对职工医保和城镇居民医保进行费用总控，同时监测次均费用、费用构成的变化；二是对医疗服务质量进行监管，打包支付容易诱导医疗机构为了降低成本忽略临床服务质量，需要密切关注改革实施后的临床服务质量和医疗安全。

四、改革的成效

三明市医保经历了 10 年改革，取得令人瞩目的成绩，成为我国“十三五”期间医改最成功的范例之一。

（一）医保基金安全运行

2011 年，三明市职工医保赡养比为 2.06∶1，至 2022 年此数值已下降到 1.47∶1，十年来赡养比逐年在下降。改革前，职工医保统筹基金处于严重的亏损状态。2010 年负债 1.44 亿元，2011 年三明市通过各种措施狠抓基金收入，当年收入增幅达到 46.88%，但仍然收不抵支，最终账面负债 0.76 亿元，若扣除收入额外增加的部分，实际负债达到 2.08 亿元，因财政无力兜底，当时基金已累计欠付全市 22 家公立医院医药费 0.17 亿元。2012 年 1 月启动改革，对重点药品实施跟踪监控，当年医保统筹基金负债就降为 0.22 亿元。随着后续各项改革措施的陆续出台，职工医保统筹基金自 2013 年起连续 7 年实现结余。

2020年由于受新型冠状病毒病大流行影响，医保基金减半征收1.2亿元，职工医保统筹基金负债0.24亿元。从图5-5可见，医保改革对保障医保基金的安全运行成效显著，也为后续有效发挥医保的杠杆和基础作用提供了改革空间。

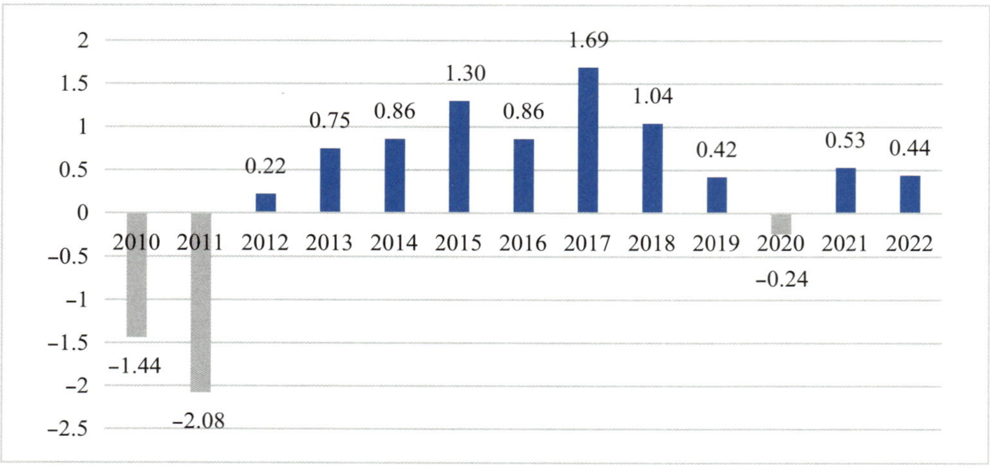

▲ 图5-5　**2010—2022年三明市城镇职工基本医疗保险基金统筹部分结余情况（单位：亿元）**

（二）群众看病负担减轻

1. 门诊费用

2012—2022年，三明市职工医保门诊次均费用从135.44元增长到221.19元，增长了63.31%，居民医保门诊次均费用从106.87元增长到121.39元，增长了13.59%。职工医保次均门诊费用相对居民医保增幅较大（图5-6）。

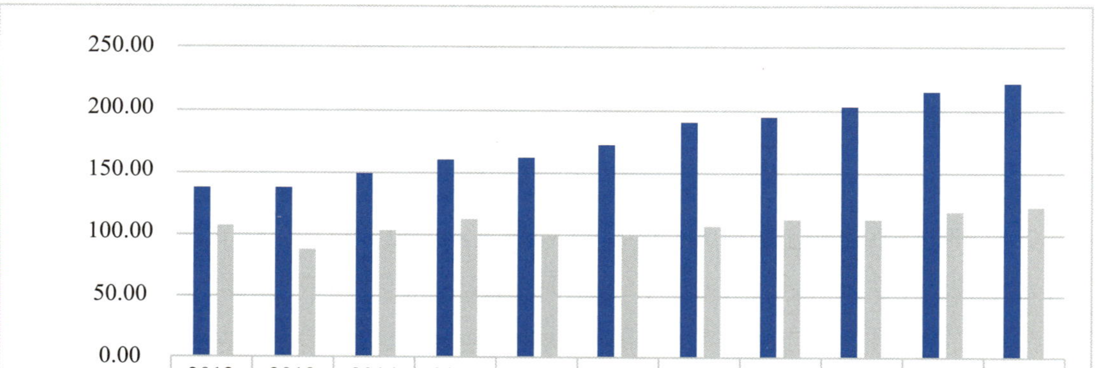

	2012	2013	2014	2015	2016	2017	2018	2019	2020	2021	2022
■ 职工医保	135.44	136.88	147.65	159.38	161.29	172.15	189.82	194.90	201.91	213.73	221.19
■ 居民医保	106.87	87.48	102.23	111.36	100.85	98.45	106.08	110.90	110.88	117.64	121.39

▲ 图5-6　**2012—2022年三明市医保门诊次均费用（单位：元）**

同期，三明市职工医保门诊费用的基金支付占比从 2012 年的 31.00%，提高到 2022 年的 54.57%；居民医保门诊费用的基金支付占比从 2012 年的 50.29%，先升后降为 2022 年的 48.58%，其间，2014 年为最高，达到 59.64%（图 5–7）。由结果可见，职工医保的门诊待遇比改革前有了显著提升，而居民医保的门诊待遇略微下降，但两者之间的待遇差距在逐渐缩小，至 2022 年，职工医保和居民医保的门诊费用基金支付占比已不相上下，都在 50% 左右。

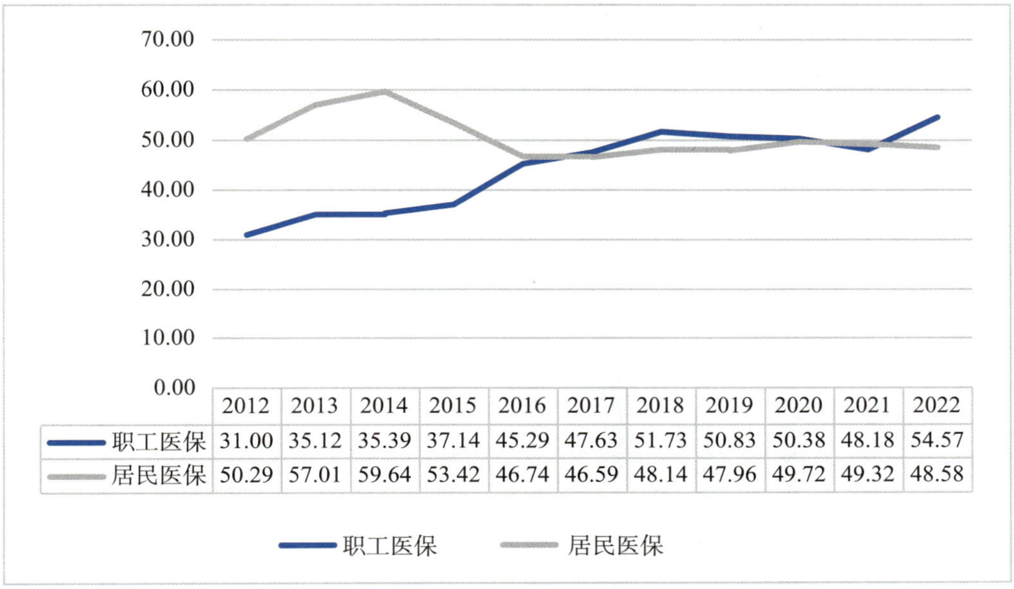

	2012	2013	2014	2015	2016	2017	2018	2019	2020	2021	2022
职工医保	31.00	35.12	35.39	37.14	45.29	47.63	51.73	50.83	50.38	48.18	54.57
居民医保	50.29	57.01	59.64	53.42	46.74	46.59	48.14	47.96	49.72	49.32	48.58

▲ 图 5–7　**2012—2022 年三明市医保门诊费用基金支付占比（单位：%）**

2012—2022 年，三明市职工医保门诊个人自付次均费用从 2012 年的 93.43 元增长到 2022 年的 100.49 元，增长了 7.56%；居民医保门诊个人自付次均费用从 2012 年的 51.85 元增长到 2022 年的 62.42 元，增长了 20.39%（图 5–8）。由此可见，虽然职工门诊次均费用在提升，但职工医保门诊费用基金支付的占比也在大幅提升，总体而言，职工在门诊就医的个人疾病负担增加并不显著。居民医保门诊个人自付次均费用虽有小幅增加，但历年都比职工医保门诊个人自付费用低许多，约为职工医保的 60%。

2. 住院费用

2012—2022 年，三明市职工医保住院次均费用从 8719.16 元增长到 11 224.93 元，增长了 28.74%，居民医保住院次均费用从 3974.05 元增长到 7145.18 元，增长了 79.80%（图 5–9），增幅较大。从全国数据看，2022 年全国城镇职工医保次均住院费用为 12 884 元，居民医保次均住院费用为 8129 元，三明市均低于全国同期平均水平，其中职工医保次均住院费用相当于全国 2018 年时的水平，居民医保次均住院费用相当于全国 2019 年时的水平。

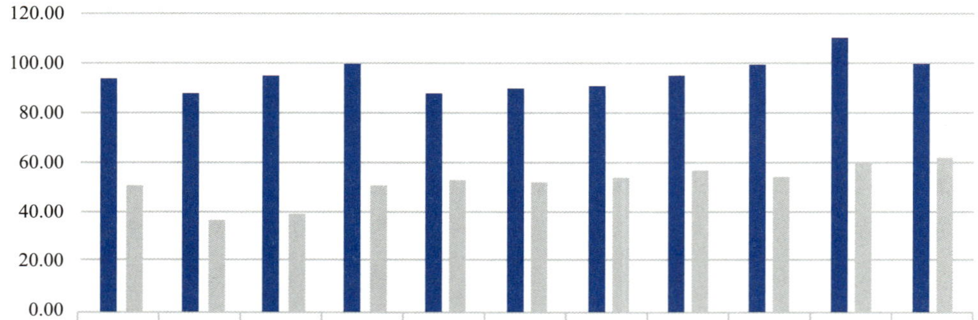

	2012	2013	2014	2015	2016	2017	2018	2019	2020	2021	2022
职工医保	93.43	88.81	95.40	100.18	88.24	90.15	91.35	95.54	99.81	110.76	100.49
居民医保	51.85	36.74	39.98	50.88	53.35	52.08	54.17	56.83	54.64	59.62	62.42

▲ 图 5–8　**2012—2022 年三明市医保门诊个人自付次均费用（单位：元）**

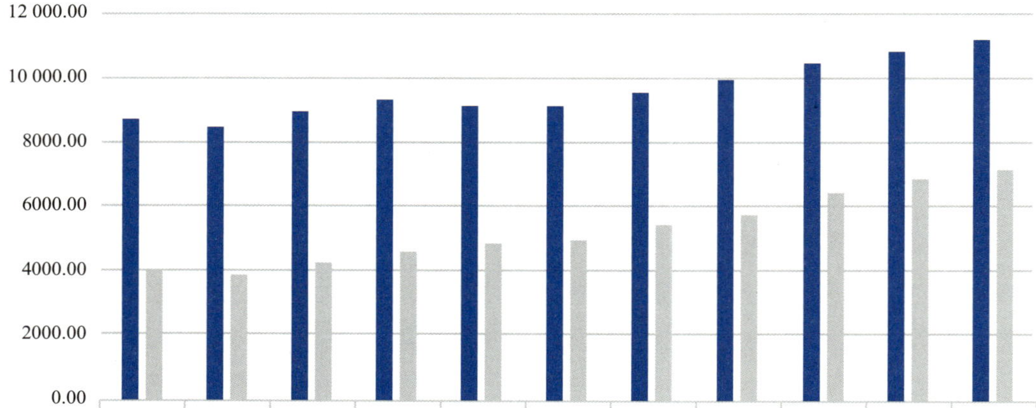

	2012	2013	2014	2015	2016	2017	2018	2019	2020	2021	2022
职工医保	8719.16	8519.69	8938.23	9310.05	9126.36	9141.27	9518.28	9992.17	10 498.60	10 881.80	11 224.93
居民医保	3974.05	3889.92	4275.94	4619.33	4847.58	4986.79	5447.27	5757.63	6402.90	6883.95	7145.18

▲ 图 5–9　**2012—2022 年三明市医保住院次均费用（单位：元）**

从群众住院负担情况看，职工医保住院费用的基金支付占比从 2012 年的 63.23% 缓慢下降而后又有所提升，至 2022 年达到 69.23%，涨幅不大；居民医保住院费用的基金支付占比从 2012 年时的 47.84% 大幅提升，至 2022 年达到 62.22%，逐渐接近职工医保的基金支付占比（图 5–10），可见居民医保的住院待遇有显著增强。

三明市职工医保住院个人自付次均费用从 2012 年的 3140.56 元提高到 2022 年的 3454.20 元，增长幅度为 9.99%，居民医保住院个人自付次均费用从 2012 年的 2012.28 元提高到 2022 年的 2699.15 元，增长幅度为 34.14%（图 5–11）。与居民医保住院次均费用的 79.80% 增幅相比，居民个人住院负担的增幅不到前者的一半。

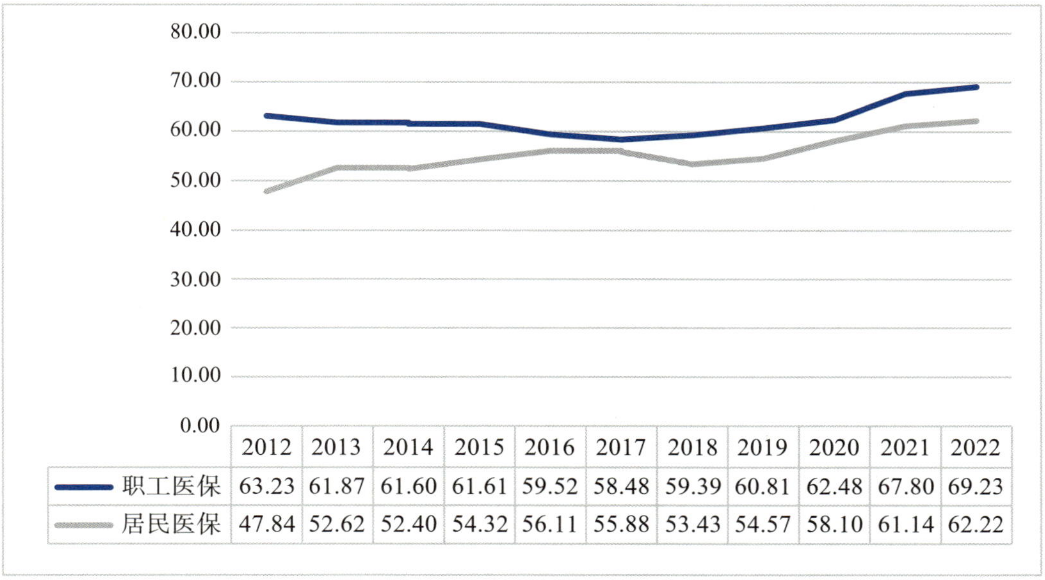

	2012	2013	2014	2015	2016	2017	2018	2019	2020	2021	2022
职工医保	63.23	61.87	61.60	61.61	59.52	58.48	59.39	60.81	62.48	67.80	69.23
居民医保	47.84	52.62	52.40	54.32	56.11	55.88	53.43	54.57	58.10	61.14	62.22

▲ 图 5-10　**2012—2022 年三明市医保住院费用基金支付占比（单位：%）**

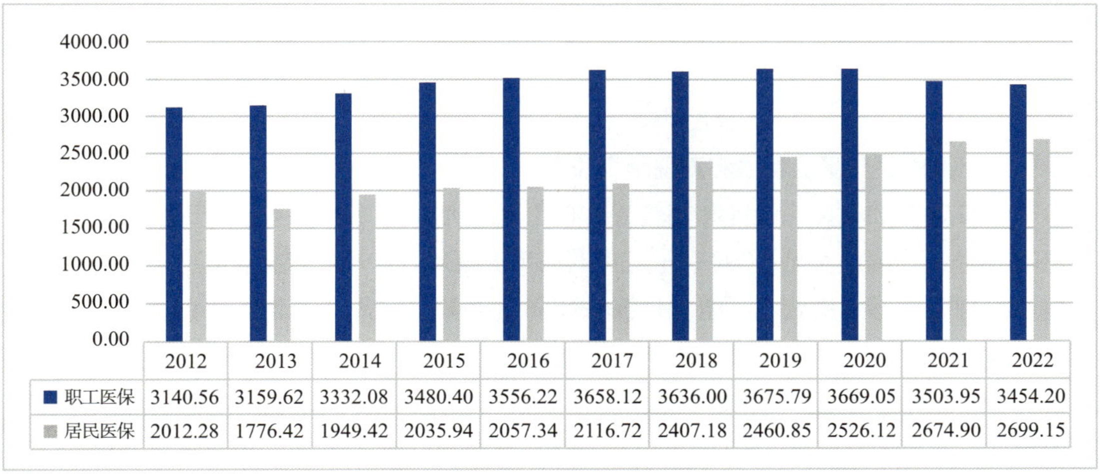

	2012	2013	2014	2015	2016	2017	2018	2019	2020	2021	2022
职工医保	3140.56	3159.62	3332.08	3480.40	3556.22	3658.12	3636.00	3675.79	3669.05	3503.95	3454.20
居民医保	2012.28	1776.42	1949.42	2035.94	2057.34	2116.72	2407.18	2460.85	2526.12	2674.90	2699.15

▲ 图 5-11　**2012—2022 年三明市医保住院个人自付次均费用（单位：元）**

（三）医保牵头"三医联动"推动公立医院改革成效显著

三明市在推进医疗服务价格调整方面，十年间先后进行了 10 次调整，动态理顺医疗服务项目价格 9220 个（含重复调整、扩充项目），其中调高（增加）7412 个、调低（取消）1808 个，实现公立医院已开展医疗服务项目的全覆盖，累计转移增加医院医疗服务收入达 78.64 亿元，对优化公立医院的收入结构起到关键作用，为公立医院实行年薪制改革提供了财力保障。

1. 医院医药总收入增速过快势头得到有效遏制

三明市的医疗服务价格管理制度改革有力遏制了三明市县级以上医院医药总收入的不合理增长。改革前的 2011 年，全市 22 家县级以上医院医药总收入 16.9 亿元，2012—2022 年全市 22 家县级以上医院医药总收入由 18.90 亿元增加到 37.18 亿元，年均约增长 7%，相比于 2006—2011 年年均 19.4% 的增长，速度明显放缓。

2. 医院收入结构趋于合理

2012 年，为做好价格平移的测算，三明市以 2011 年全市 22 家公立医院药品（耗材）费用的 15%（即 11 265.4 万元）为基数进行测算，将差价的 85%（即 9575.25 万元）采取价格平移的方式，调整到医疗服务收入中。通过多次调整，2015 年三明市共调整 4 大类 80 项的医疗服务项目，增加医院收入 9773.33 万元，达到 2011 年药品差价 11 265.4 万元的 86.76%，有效保障了药品“零差率”改革的顺利进行。

三明市通过调整医疗服务价格，持续优化了公立医院的收入结构。全市 22 家公立医院医疗服务收入从 2012 年的 4.49 亿元增长到 2022 年的 16.35 亿元，占医药总收入比例从 23.75% 增加到 43.98%。同时，虽然药品（耗材）收入也从 2012 年 9.18 亿元增长到 2022 年的 11.51 亿元，但其占医药总收入比例却呈下降趋势，从之前的 48.55% 下降到 30.96%。这为三明市调整医疗服务价格腾出了空间，为公立医院薪酬制度改革创造了条件。

3. 扶持了中医药事业发展和薄弱学科发展

三明市药事服务费的设置和调整，体现了对中西药师专业技术服务价值的肯定，对于稳定药师队伍、加强药事管理和推动中医药事业发展具有现实意义。其中，在推动中医药技术临床应用方面成效尤为明显。据统计，2022 年三明市全市中医处方数占门诊处方总数的 23.23%，中成药及中药饮片收入占药品收入的 18.27%。同时，三明市从 2020 年开始，医疗服务价格调整向儿科、妇产科、康复科等临床薄弱学科倾斜，扩充这些学科在基层的医疗服务项目，仅 2020 年的医疗服务价格项目调整中，涉及支持临床薄弱学科的 143 项医疗服务价格项目，一年就为公立医院带来 1615.93 万元的收入，促进医院加强薄弱学科建设，很好地发挥了价格导向作用。

五、改革的启示

三明医保改革的先行先锋作用，直接撬动了福建在全省范围内的医保改革，为国家成立独立建制的国家医疗保障局提供了实践的样本。如今，各级医保机构已遍布全国，为保障人民健康发挥着不可替代的作用。回顾三明医保改革走过的十年历程，我们重温改革初心，进一步总结、深挖和提炼了三明经验的精华实质，为医保新体制的建设发展提供一些有益的建议。

（一）各地党委政府要加强对“三医联动”改革的主导

新医保体制是改革的新生事物，其必然有一个发展壮大的过程。因此，要让医保在改革大局中发挥“三医联动”引擎发动机的作用，地方党委需给予坚强的组织保障。

应该说，新医保体制建立以来，在药品集采、支付方式改革、稽查监管、打击骗保、优化基金结构、改革个人账户、信息化建设等方面取得了令人瞩目的成绩，但在“三医联动”改革方面却有不同的声音。例如，卫健部门认为，这几年医保的精力都投入在药品集采上，而集采挤压了药价虚高水分，使得药价降低，百姓得到实惠，医保基金有了结余，抗风险能力增强，医保也是受益方。然而，身处改革之中的公立医院因调整医疗服务价格滞后，医院合理补偿不到位，有人认为“三医联动”改革所应有的多方共赢的效果不明显。医保方面也有自己的说法，一是利用改革“红利”调整医疗服务价格，前提是公立医院薪酬分配制度改革要到位，如果现有医院的分配制度仍然存在逐利机制，给再多的改革“红利”也是无济于事的。二是因为医保结余不能直接给医院，要通过调整医疗服务价格的方式进行，其不仅操作复杂，而且社会风险大，还要层层报批，难度很大。双方莫衷一是。从目前情况看，“三医联动”改革至少在两个环节上存在问题，一方面是，医疗服务价格调整较为滞后；另一方面是，尽管国家层面发布了不少推广三明薪酬制度改革的文件，但还有些地方难以跟上三明改革的步伐。因此，作为“三医联动”的两个主要部门，医保和卫健部门各执一词，影响了彼此之间的协调合作，长此以往“三医联动”改革成效难以提高。

根据三明改革的经验，“三医联动”改革必须坚持几个基本原则。一是党委政府主导改革。道理很浅显，为什么要强调“三医联动”，就是因为“三医”之间存在着各自为政、互为分割、不联不动的问题，仅靠“三医”中任何一个部门都无法主导推动“三医联动”，只有以党委政府为主、统筹协调，才能促使“三医”形成合力，有效推动。因此，必须改变甩手让某个部门去全盘承担改革主体责任的做法，学习三明建立起强有力的改革推进机制，医保才有可能发挥好牵头引擎作用。二是医保发挥牵头作用。医保新体制始于三明“三医联动”改革实践，因此，拉动公立医院改革是医保与生俱来的使命。如果仅仅是为了医保自身的改革，国家大可不必成立独立的医保机构，继续置于人社部门之下，设立附属机构照样能运转。国家之所以成立独立建制的医保局，就是要建设一个与过去医保机构完全不同、足够强大、能够在医改全局中发挥作用、拉动“三医联动”这驾马车的医保新体制。综上，生于改革、成长于改革的医保，无论困难有多大，都必须重视和下大气力推动“三医联动”改革，也只有义无反顾在改革的道路上坚持以“三医联动”为主要抓手，持续不断地推动公立医院改革，医保新体制的创立和存在才有价值和意义。因此，医保应该牵头采取有效措施，积极推动“三医联动”改革。例如，建立对各地“三医联动”改革的考核机制、量化成效指标、监督各地“三医联动”改革落地生效等等。三是坚持公立医院是改革的主体。医改的成功，公立医院改革是关键，而调动广大医务人员参与改革的积极性更是关键所在，这就是为什么三明市首先改革公立医院薪酬分配制度的原因。卫健部门是公立医院的管理和监督部门，务必要从大局出发积极配合“三医联动”改革，“刀口向内”，大刀阔斧进行公立医院内部运行机制改革。只有彻底革除逐利机制，建立阳光的薪酬分配制度，公立医院才能逐步回归公益性，走上健康发展轨道。

（二）加强医保法治建设，为新医保管理体制提供法律保障

习近平总书记在全国卫生与健康大会上提出，医疗卫生事业应从“以治病为中心”向“以健康为中心”转移，我们理解其中也包括了现有的“以治病为中心”的医疗保险制度须向保障人民健康的制度转移的内容。我国 2010 年出台的《中华人民共和国社会保险法》仅对基本医疗保险作了原则性规定，在实际工作中，基本医疗保险主要依靠各级政府、部门和医保经办机构制定的文件进行管理，且更多的文件是针对基本医疗保险基金管理而制定。随着新医保管理体制的建立，医保管理机制发生很大变化。原来的医疗保险制度是根据险种分类，对不同对象人群进行保障，所以它可以单设，也可以由不同部门管理。不过，医疗保障就不一样，它体现的是国家责任，国家要建立的是覆盖全民、城乡统筹、权责清晰、保障适度、可持续的多层次医疗保障体系，保障群众获得高质量、有效率、能负担的医药服务，这是由中国特色社会主义本质特征所决定的。国家借鉴福建省和三明市的做法，除“三保合一”之外，还将医疗救助和生育保险并入医保，尤其是医疗救助原本与基本医疗保险是不同概念的两个保障服务，都被归并在一起，说明了国家医疗保障的内涵包含了“凡是属于以政府投入为主的医疗保障服务项目，都将归并在一个框架下运行”的理念。同时，并入药品招采、医疗服务价格调整等功能，这些都是原来医疗保险内涵所没有的。因此，适应新医保体制带来的医疗保障概念根本性的变化，跟上“以健康为中心”的医疗服务体系改革步伐，推动医疗保障领域的立法势在必行。尽快将新医疗保障制度法制化和新医保政策体系的完善化纳入议事日程，加快修订《中华人民共和国社会保险法》或制定《基本医疗保障法（条例）》，完善医保管理法律法规和政策体系，更好地运用司法和行政的手段强化医保管理，更好地发挥政府作用，提高医保治理社会化、法治化水平，更好地服务医改是非常必要的。

（三）明确医保在医疗卫生资源配置中的地位

目前，负责医疗资源配置的主要部门是发改委和卫健部门，医保处于医疗资源配置末端的状况没有得到明显改变。医保只负责购买医药服务，对医药服务提供方的约束仍然是通过经济手段，如药品（耗材）集中采购、支付方式改革、医保基金监管等，对如何合理布局公立医院特别是对城市公立医院无序的扩张等，医保基本没有发言权。但是，日后医

院建成了，以医保支付保障公立医院的运转又是必需的，所以，医保最清楚政府医保基金“口袋子”的情况，它必须站在医疗资源配置的前端发挥作用，才不至于使政府在医疗保障资金管理方面处于被动地位。

中共中央、国务院《关于深化医疗保障制度改革的意见》（中发〔2020〕5 号）明确提出“发挥医保基金战略性购买作用，推进医疗保障和医药服务高质量协同发展，促进健康中国战略实施，使人民群众有更多获得感、幸福感、安全感。”这就是要通过医保导向作用，引导医疗资源合理配置和布局，促进公立医院高质量发展。新的医保管理体制已经具备关口前移的条件，站到合理配置医疗资源的前端，通过提供医保信息大数据，为规划和政策的决策提供参考依据，参与制定医疗卫生服务体系建设规划、医疗机构设置规划、卫生健康投入政策、医药产业及与健康相关产业发展政策等，标本兼治提高医保管理效率。医保部门从政策源头上参与医疗卫生和医药发展规划及相关政策的制定，有利于“三医”之间的统筹协调，防止政出多门、政策效应相互抵消的问题，有利于确保医疗资源合理布局和利用，促进医疗公平性，有效监督医药服务质量，有利于提高医保基金使用效率和效益，确保医保基金运营安全、可持续，让医保在更高、更宽的平台上推进医药服务高质量协同发展。

第 6 章　公立医院运行机制改革

摘要： 三明市采取医疗、医保、医药“三医联动”改革的措施，通过履行政府办医责任，落实政府投入政策，维护公立医院公益性；通过调整医疗服务价格，“腾笼换鸟”还利医院，优化公立医院收入结构，为公立医院薪酬制度改革提供条件；通过“建章程、立制度”，实行院长目标年薪制，建立公立医院绩效考核制度，强化对公立医院的管理和监督责任；采取工资总额管理和薪酬计算工分制的办法，改革公立医院的薪酬分配制度，以组合拳的方式整体推进公立医院改革，目的是“让公立医院回归公益性，让医生回归看病角色”。

关键词： 公立医院改革；绩效考核；收入结构；薪酬制度

一、改革的历史背景

改革开放以来，我国公立医院历经了几个改革阶段，改革的主要措施就是将市场机制引入医疗卫生体制改革当中，将医疗卫生服务推向市场。公立医院在面对政府财政保障缺失、运行成本显著提高及自负盈亏的压力下，开始追逐经济效益，把经济效益放在第一位，公立医院从“福利型”转向“经营型”，导致医疗费用快速增长。至 2003 年，全国卫生总费用占 GDP 的比重为 5.62%，接近中等收入国家水平。尽管国家于 1998 年、2003 年和 2007 年先后建立了城镇职工基本医疗保险、新型农村合作医疗和城镇居民基本医疗保险制度，但由于公立医院追求经济利益最大化，以及政府缺乏有效机制约束公立医院的逐利行为，群众医疗费用负担逐年增加，群众“看病贵”矛盾突出。2005 年，国务院发展研究中心在《对中国医疗卫生体制改革的评价与建议》报告中就提到：“市场化改革阶段”虽然大幅提高了我国医疗卫生资源的供给能力，却显著降低了卫生投入的宏观效率与公平性。2000 年，世界卫生组织对 191 个成员国进行卫生筹资与分配公平性的评估中，我国排名第 188 位；在卫生总体绩效评估中，我国排名第 144 位，表明我国医疗卫生事业发展走向商业化、市场化后，带来了严峻的民生问题。其中，公立医院公益性质弱化导致的“看病难、看病贵”的问题成为社会关注的焦点。

三明市启动医改，目标始终锁定公立医院改革，始终把维护公立医院公益性，以及提高医护人员积极性作为公立医院改革的目标，为此，三明市首先从“治混乱、堵浪费”入手，通过推进重点药品使用监控、药品集中带量采购、实行药品零差率销售、医疗服务价格改革、医保管理体制改革和制度创新、医保支付方式改革等措施，破除公立医院逐利机制，以及通过建立高效有力的医改领导体制和组织推进机制，推动医疗、医保、医药“三医联动”改革，为公立医院运行机制改革扫清了外部障碍，带来了红利，创造了条件。在“刀口向外”的改革取得阶段性成效后，三明市自然而然地就将医改的目标指向公立医院改革，希望从根本上建立起维护公益性、调动积极性、保障可持续的公立医院运行新机制。为此，三明市将改革的重点从“治混乱、堵浪费”的“存量改革”改革，转向“建章程、立制度”的“增量改革”。考虑到医务人员是医改的主力军，“治混乱、堵浪费”的改革有效遏制了医院医疗收入不合理增长，堵住了医生的灰色收入，但如果仍然沿用原有的公立医院薪酬分配制度，将可能影响公立医院和医务人员，特别是医生的积极性。因此，三明市就把公立医院内部运行机制改革的重点放在薪酬分配制度改革上，并从实行院长目标年薪制入手，通过采取工资总额核定（含医生目标年薪制、全员目标年薪制）办法和薪酬计算工分制分配办法，改革公立医院薪酬分配制度，充分调动医院和医务人员积极性，助力其他改革的顺利进行。

二、改革的路径与方法

（一）改革的目标与逻辑

2009 年，中共中央、国务院印发了《关于深化医药卫生体制改革的意见》（中发〔2009〕6 号），启动新一轮医改。改革之初，着重抓好加快推进基本医疗保障制度建设、初步建立国家基本药物制度、健全基层医疗卫生服务体系、促进基本公共卫生服务逐步均等化、推进公立医院改革试点五项改革任务。其目的是为了更好地落实医疗卫生事业的公益性质，处理好公平与效率的关系，解决群众“看病难”“看病贵”的问题。

三明市面对新一轮医改任务，在福建省委、省政府领导下，明确公立医院改革的目标是“让公立医院回归到公益性质、让医师回归到看病角色”。为此，三明市从三个方向设计了一套组合拳式的改革路径。一是破除医院逐利行为，理顺外部政策环境；二是强化公立医院院长代表政府承担对公立医院的管理责任，以院长为纽带引导医院运行目标从“经济效益”转向“社会效益”；三是推进医院薪酬制度改革，提高医务人员的阳光收入，调动医务人员积极性，营造廉洁行医风气。

三明市之所以从上述三个方向着手公立医院改革，是基于以下的现实考虑。

第一，当时公立医院运营发展的外部环境是引导公立医院走市场化道路，公立医院自收自支，自负盈亏，院长面对医院运行和发展的双重压力，在既定的条件下，管理目标和方式是尽可能地争取医院经济效益最大化。

第二，既定的医院总收入结构包括财政收入、事业收入和其他收入（图 6–1），其中，事业收入中的医药收入是医院收入的最大来源（图 6–2）。近十年来，三明市公立医院的财政收入虽呈增加趋势，但与事业收入之间的距离逐步拉大，事业收入成为医院收入的主要来源，也是增加较为明显的收入来源，而医药收入的贡献率最大。医院医药收入主要来自医疗服务收入（包括床位费、诊察费、手术费、治疗费、护理费等）、药品和卫生材料（低值、高值医用耗材）收入、检查检验收入、其他医药收入等。其中，医疗服务收入所涵盖的项目都有明确的价格标准，医院和医生基本没有操作空间，而检查检验和药品（耗材）的可操作性大，尤其在缺乏有效监管机制下，药品（耗材）就成为医院医药收入的主要来源（图 6–3）。

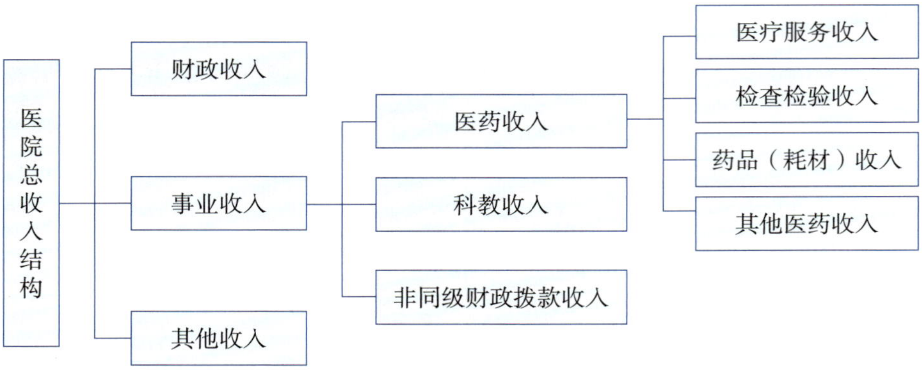

▲ 图 6–1　公立医院总收入结构

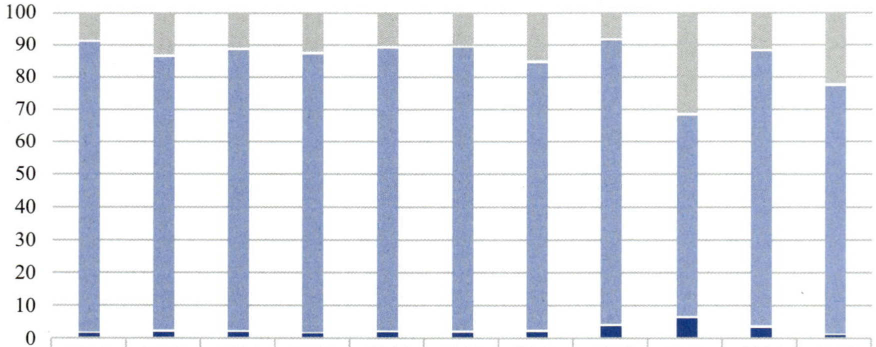

	2012	2013	2014	2015	2016	2017	2018	2019	2020	2021	2022
财政拨款收入占比（%）	8.82	14.49	11.21	12.66	11.02	10.34	15.27	7.99	31.22	11.56	22.22
事业收入占比（%）	89.37	83.31	86.62	85.47	86.89	87.65	82.30	87.69	62.02	84.51	76.00
其他收入占比（%）	1.81	2.19	2.21	1.84	2.09	2.04	2.40	4.26	6.46	3.76	1.44

■ 其他收入占比　■ 事业收入占比　■ 财政拨款收入占比

▲ 图 6–2　2012—2022 年三明市县级以上公立医院的收入变化

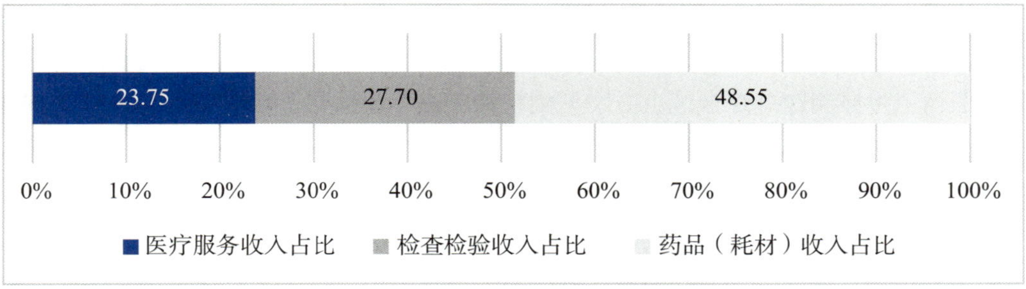

▲ 图 6-3　2012 年三明市县级以上公立医院的医药收入结构

第三，医疗服务收入是反映医务人员技术劳务价值的收入。由于我国对公立医院的医疗服务价格实行政府管控，长期以来医疗服务价格体系僵化，没有建立科学的定价办法和动态调整机制。加上政府相关医疗卫生预算（含医保基金）有限，缺乏医疗服务价格调整空间，医院很难从医疗服务项目中获得合理补偿。因此，医院和医务人员只好寻求其他途径，如过度医疗、乱收费、收取红包和回扣等行为进行弥补。院长在面对外部政策环境和内部运营压力的情况下，在提高医院医疗收入的问题上，势必会与医务人员形成共识，将管理的侧重点放在可获取利益的药品（耗材）、检查检验收入上，形成逐利行为，导致医院收入结构不合理，医疗费用增长过快，进而造成公立医院逐渐背离了公益性质。

从卫生经济学的角度分析，医疗市场属于不完全竞争市场，在缺乏完善的监管机制与保障制度时，容易发生市场失灵，致使医院之间的无序竞争。同时，从供给方来说，医疗服务具备高度专业性且信息不对称的特征，医生既是这项“商品”的“代理人”，也是主要提供者；从需求方来说，医疗服务缺乏市场需求价格弹性，属于群众的刚性需求。因此，当医生置身于无序逐利的医疗竞争市场环境时，面对医院经济效益与个人目标收入压力，容易成为不完美代理人，导致不规范的医疗服务行为，产生过度医疗的问题。从以上逻辑思路和理论内涵进行分析，可以看出三明市以外部环境、院长及医务人员等三方作为推进公立医院改革的切入点，破除公立医院逐利行为，维护公立医院公益性具有现实意义及理论依据。

（二）改革具体做法

1. 以破除公立医院逐利行为为切入点，理顺外部政策环境

(1) 落实政府投入政策。三明市在破除公立医院逐利行为方面，先从外部环境着手。公立医院顾名思义是政府办的医院，政府应当承担起办医责任，也就是所谓的“不让院长没钱花”，尤其是公立医院在自收自支、自负盈亏的运行机制下，政府财政投入是一个强有力的保障。2012 年，三明市人民政府就出台《关于加强公立医疗机构建设的意见》，明确公立医院的功能定位，提出“硬件投入靠政府，运行管理靠医院”的原则，由政府承担

起公立医院的基础建设投入和大型医疗设备购置，优先解决公立医院基本建设和大型医疗设备购置的运营压力，为公立医院回归公益性奠定了基础。2015 年，三明市根据《福建省深化医药卫生体制改革综合试点方案》的精神，进一步强化了政府办医责任。除基本建设和大型设备购置之外，将公立医院重点学科发展、公共卫生服务投入也纳入政府财政承担范围，2018 年，又新增人才培养、政策性亏损补贴等项目。至此，三明市政府财政全部落实了承担医院基础建设、大型设备购置、重点学科发展、公共卫生服务投入、人才培养、政策性亏损补贴 6 项投入的责任。数据显示（图 6–4）三明市财政投入的变化与医院建设需求有着明显的关系。2013 年三明市财政投入比 2012 年增加 105.72%，体现三明市在公立医院改革中，开始落实政府办医责任。此后至 2018 年，三明市财政对公立医院投入的增幅分别为 40.57%、139.53%、111.14%、329.09%、342.72%。其中，年度增幅较高的均与医院基础建设项目较多有关。2014 年三明市通过发放地方债券筹集卫生经费。从另一个角度看，三明市财政投入全市公立医院基础设施建设和大型设备购置的经费，如果均由全市公立医院自行承担的话，则全市公立医院将增加近 40 亿元的经费支出，这些支出就要以医院运行成本的方式，通过医疗收入方式转嫁给群众，形成其潜在的医疗费用负担。也就是说，三明市政府是通过履行政府办医责任，增加财政对公立医院的投入来保证其公益性，以此来减轻群众就医负担。这个事实也可以明确回答三明医改要不要增加财政投入的问题。

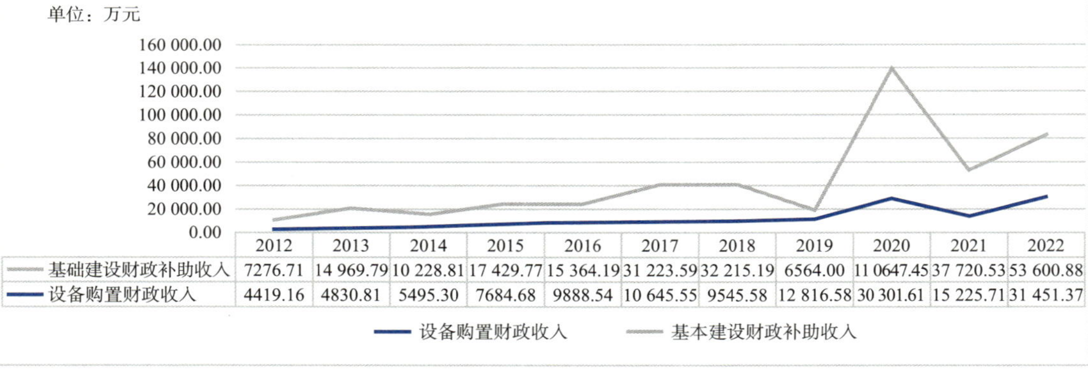

	2012	2013	2014	2015	2016	2017	2018	2019	2020	2021	2022
基础建设财政补助收入	7276.71	14 969.79	10 228.81	17 429.77	15 364.19	31 223.59	32 215.19	6564.00	11 0647.45	37 720.53	53 600.88
设备购置财政收入	4419.16	4830.81	5495.30	7684.68	9888.54	10 645.55	9545.58	12 816.58	30 301.61	15 225.71	31 451.37

▲ **图 6–4　医疗机构基础建设与设备购置财政收入情况**

(2) 建立科学补偿机制。在落实政府办医责任和投入政策后，三明市按照“腾空间、调结构”的思路，直击医院收入结构不合理的问题。长期以来，由于医疗服务价格的僵化和缺乏调价空间，医务人员特别是医生的技术劳务价值无法得到体现，不能从正常阳光渠道获得合理报酬，只好在药品（耗材）、检查检验方面寻求不正当收入，以至于陷入过度医疗和灰色收入链的恶性循环当中。为了规范医院收入渠道，三明市以整治药品价格虚高作为切入点，2012年印发《第八标药品三明市第一批重点跟踪监控品规（厂家）目录的通知》，将福建省医疗机构第八批药品集中采购中标药品目录中，价格虚高且临床效果不明显的129个药品列入重点跟踪监控名单。接着在2013年，市政府印发《关于县级以上医院实施药品零差率销售改革的通知》，推动县级以上医院全面实施药品零差率销售，取消药品加成，打破以药补医的机制。同时，三明市对体现医务人员技术劳务价值的医疗服务项目收费标准进行调整，包括就诊项目8项、护理项目8项、诊疗项目31项、手术项目33项。其中，就诊项目当中，主任医师的就诊费从7元增加到25元，副主任医师从4.5元增加到20元，主治医师从2元增加到15元，拉开不同职级医师之间的差距，呈现阶梯性关系；在护理项目中，价格调整范围在1～7元；在治疗项目中，调整范围介于1～28元；在手术项目中，价格调整范围具有明显差异，为3～1000元，重点提高技术含量高、难度大的三、四级手术收费标准。三明市调整医疗服务价格的依据是项目所需技术水平与投入专业的密集度，技术水平越高或投入密集度越高的项目，其价格调整提高的幅度越大，以体现医护人员的技术劳务价值。在连续出台药品、价格改革政策及其相关配套措施的有效干预下，三明市打破了导致医院收入结构不合理的外部政策环境，优化医院收入结构，为推行公立医院薪酬制度改革提供了保障。

为了更好地优化公立医院收入结构，让医院有明确的努力方向，三明市根据实际经验与历史数据，对医院医药总收入的结构比例提出了5∶3∶2的目标，即在医院医药总收入中，医疗服务收入占50%；药品（耗材）收入占30%，检查检验收入占20%，并将这一目标纳入院长绩效考核指标，与院长年薪和医院工资总额的核定挂钩。其目的是强化体现医务人员的专业技术劳务价值，提高医院医药总收入的含金量，为薪酬制度改革提供经济保障。通过提高阳光收入，让医务人员回归治病的角色，以此推动公立医院回归公益性。

2. 实行“院长目标年薪制”，转变公立医院院长角色

理顺外部政策后，三明市紧接着推动“院长目标年薪制”改革。2013年，三明市政府印发《关于实行公立医院院长年薪制和试行医生（技师、临床药师）年薪制的通知》以及《关于加强县级公立医院院长管理的通知》，明确指出全市二级以上公立综合医院、中医医院院长应代表政府对医院履行监督管理职责，并且通过“院长年薪制”，将院长的个体经济利益从医院收入当中剥离，不得再从单位领取年薪制以外的职务津贴、福利费、兼职薪酬等。年薪发放渠道是按隶属关系，由同级财政部门核拨给同级卫健部门，再由同级卫健部门直接支付给医院院长。初期院长年薪制的具体操作路径如下（图6–5）。

(1) 院长年薪基数：由基本年薪（档案工资）和绩效年薪组成。按照不同等级医院分为三甲、三乙、二甲、二乙四个档次，原则上每档年薪基数分别是35万元、30万元、25万元、20万元。

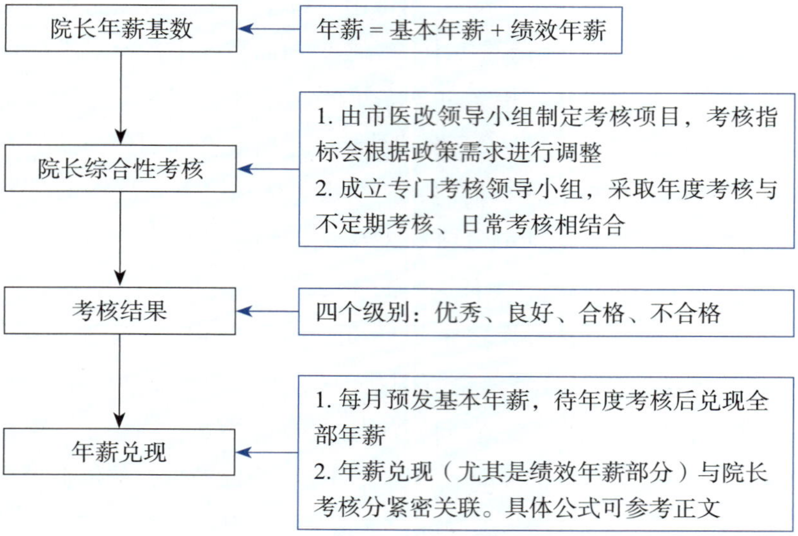

▲ 图 6–5　院长考核与年薪兑现流程

(2) 院长绩效考核：建立院长绩效考核制度，政府根据医改工作和公立医院发展要求，设置相应考核指标，考核工作是由市卫健委、财政局、监察局、公务员局、人力资源和社会保障局成立的专门考核领导小组，采取年度考核与不定期考核、日常考核相结合的办法，通过查阅资料、采集核实有关数据、实地考察、征求意见四种方式进行考核。

(3) 考核结果：考核结果分为优秀（90 分以上）、良好（84～89 分）、合格（70～84 分）、不合格（未达 70 分）四个级别[1]。

(4) 年薪兑现：三明市院长年薪兑现方案经过二次调整完善，2013 年采取的计算公式为年薪基数 ×（考核得分 /100）。例如，2013 年三明市第一医院为三甲等级，院长年薪基数档次为 35 万元，该年的院长考核得分是 90.04 分，则年薪 =35 万元 ×（90.04/100）= 31.51 万元（表 6–1）。

表 6–1　2013 年三明市（部分）公立医院院长考核得分与年薪

公立医院名称	医院等级	年薪基数	考核得分	实际年薪
三明市第一医院	三甲	35	90.04	31.51
三明市第二医院	三乙	30	89.43	26.83
永安市立医院	二甲	25	83.09	20.77
三明市第五医院	二乙	20	85.52	17.10

[1] 相关文件写的“优秀”是发放全额年薪，但实际操作是根据公式计算。

2014 年院长年薪兑现方案修改为“年薪以考核得分 70 分为标准兑现年薪基数，超过 70 分后再按超过分值和百分制下的年薪标准计算超额年薪，不到 70 分的按年薪基数与实际考核分数计算应得年薪”。计算公式为：院长年薪兑现 = 年薪基数 + [年薪基数 ×（考核得分 –70）/100]。例如，2014 年三明市第一医院为三甲等级，院长年薪基数为 35 万元，该年院长考核得分是 78.93 分，则年薪 =35 万元 + [35 万元 ×（78.93–70）/100] = 38.13 万元（表 6–2）。

表 6–2　2014 年三明市（部分）公立医院院长考核得分与年薪

公立医院名称	医院等级	年薪基数	考核得分	实际年薪（万元）
三明市第一医院	三甲	35	78.93	38.13
三明市第二医院	三乙	30	78.90	32.67
永安市立医院	二甲	25	74.09	26.02
三明市第五医院	二乙	25	72.59	25.65

2014 年市第五医院与市职业病防治中心合并，所以采取二甲医院标准计算年薪基数。

3. 动态调整院长绩效考核指标体系

三明市推行“院长年薪制”的目的除转换院长的角色外，最重要的是建立了公立医院绩效考核制度，加强政府对公立医院的管理责任和监督责任。政府根据不同阶段的改革目标设置院长绩效考核指标，并将考核结果与院长目标年薪和医院工资总额挂钩，充分发挥绩效考核导向性和指挥棒作用，引导医院和院长明确公益性的办院方向，强化公立医院科学化、规范化和精细化的管理，使政府管理公立医院的意志最大化。

三明市在公立医院绩效考核指标设定上，始终把维护公立医院公益性放在首位，按照“权责清晰”的要求，厘清政府和公立医院的责任，突出年度医改工作重点，科学合理地动态设置院长绩效考核指标。

2013 年，院长考核内容有 5 个一级维度，包括服务评价（3 项，5 分）、办院方向（14 项，60 分）、平安建设（4 项，13 分）、管理有效（8 项，14 分）、持续发展（5 项，8 分），共计 34 项二级指标。其中，占分最高的维度是“办院方向”，其涉及的二级指标除门诊住院服务相关利用和费用之外，特别重视药品治理方面的问题，包含药品集中采购、目录外用药比例、基本药物收入、药占比、处方保密、抗菌药物使用等，以此对应“药品零差率”“调整医院收入结构”等相关改革。

2014 年，院长考核内容沿用 5 个一级维度，并新增一个一级维度“一票否决”。二级指标从 34 项增加到 38 项，其中有 2 项涉及“一票否决”，分别是合法使用医疗设备（含医药购销领域商业贿赂等事件）和生产安全，一旦医院发生这两类事件的任一项，院长综合考核总分直接扣 30 分。分数权重仍然以“办院方向”维度的分数最高，总计 64 分。

2015 年，院长考核内容虽然还是维持 6 个一级维度，但指标增加到 40 项，在分数的配置上，“办院方向”从 64 分下降到 53 分，内容除保留几个与医院收入结构相关的重要监测指标（药占比、检查检验收入占比、大型设备检查费用占比、医药收入增幅等）之外，增加了门诊住院的规范管理、便民门诊、转诊、单病种付费改革等指标，而“管理有效”维度的分数提高了 15 分。其他几个维度总分数的调整范围在 1～2 分。第六个一级维度修改成了“遵纪守法”，一旦院长发生被立案查处事件，直接扣 30 分，并且取消其享受年薪的资格。

2016 年的考核内容延续 2015 年，但分值比重有所调整。一是考核总分的合格分从 70 分提高到 80 分；二是将院长的考核分与医院总会计师的考核分互相挂钩。目的是提高院长管理医院的要求，促进院长与总会计师之间在医院运行管理工作上的相互协作与监督❶。即院长考核最终得分 = 院长考核得分 ×80% + 总会计师考核得分 ×20%；总会计师最终得分 = 总会计师考核得分 ×60% + 院长考核得分 ×40%。

2017 年，三明市开展紧密型医共体建设，院长的年薪基数提高 15%，院长考核内容、计分方式、年薪兑现等，原则上没有大改动，部分指标和分数略为调整，包括医院分级诊疗、医院平安建设。

2019 年，院长综合考核内容调整为 7 个一级维度 32 项指标，共计 100 分。其中的六个一级维度与往年保持一致，新增维度是“党的建设”。此外，将“中医中药”列为单独考核内容，含 14 项指标，共计 20 分。同时，考核项目分值比重发生明显变化，“管理有效”维度的总分数超过 50 分，把原属于“办院方向”维度的二级指标调整到“管理有效”维度当中，并且新增与“医共体”建设有关的几个指标。“办院方向”的二级指标修改增设了疾病预防与健康促进等项目。

2020 年，为响应三明市六大工程建设，院长考核内容的一级维度新增“落实其他任务”，至此共计有 8 个一级维度，38 项二级指标。“办院方向”维度上更强调医防融合、健康促进，增加“管理有效”维度的分值权重，同时新增乡村医师培训、医保基金使用、公立医院绩效考核等项目，突出公立医院管理职能的履行和管理的精细化，达到提质增效的目的。

2021 年的院长考核内容原则上延续 2020 年，但因为正逢新型冠状病毒病大流行期间，所以增设几个相关指标，包括“预检分诊、发热门诊建设、院感防控、疫苗接种”“抓好实验室生物安全日常管理及完成食源性疾病监测任务”等。

❶ 2016 年，三明市医改领导小组发布《关于在县级以上公立医院设立总会计师岗位的通知》（明医改组〔2016〕13 号）指出，为了推进公立医院改革需要，加强医院财务管理与监督，规范医院财务行为，降低医院运行成本和医疗成本，提高资金使用效益，保证公立医院的公益性，县级以上公立医院均设立总会计师岗位。总会计师年薪兑现 = 最高标准（市属综合三甲医院 25 万，市属其他三级医院 20 万，市属二级医院、县级医院 15 万）×（院长考核得分 ×40%+ 总会计师考核得分 ×60%）%。

2022 年的院长考核方案根据 2021 年的考核情况及 2022 年的医改重点工作任务目标，做了较大调整，设置了 7 个一级维度 30 项二级指标。一级维度都做了修改，分别是医院管理、医保管理、重点改革、高质量发展、指令性任务、党的建设等。

从三明市构建院长绩效考核指标体系的过程可以看出，三明市院长绩效考核指标是围绕三明市医改工作重点工作进行动态调整的。2013—2014 年作为三明市推动公立医院改革的初期，院长考核项目紧扣相关引导医院回归公益性的指标，包括配合落实药品价格相关政策、医院收入结构、合法合规的廉洁办医风气、医疗服务的基本安全性等，促进医院做好传导、落实外部医改政策，扭转公立医院的办医方向。2015—2017 年，指标开始向医院服务和医院管理倾斜。2017—2018 年则侧重于医共体建设，2019 年以后，则明显侧重于疾病预防、健康促进和医防融合等。虽然院长绩效考核指标是在动态调整的，但有关引导医院回归公益性的考核指标，始终予以保留且分值权重都比较高，显示了三明市对维护公立医院公益性的一贯重视。

三明市院长绩效考核指标是动态调整的，同样，院长绩效考核分数计算方法也是动态调整的，自 2013 年制定目标年薪基数后，分别在 2017 年、2020 年、2021 年进行调整，并根据政策设置了额外单列的绩效奖金和惩罚项目，作为弹性设置。从考核结果看，“院长年薪制”实施初期，院长考核均分较低（图 6–6），2014 年平均 72.92 分，2015 年平均 75.76 分。随着时间推移，院长考核得分缓慢增加。在考核指标每年动态调整下，院长考核分仍得以逐步提高，表明公立医院院长认真履行管职责，落实好政府各项医改政策，提高医院管理科学化、规范化和精细化水平。

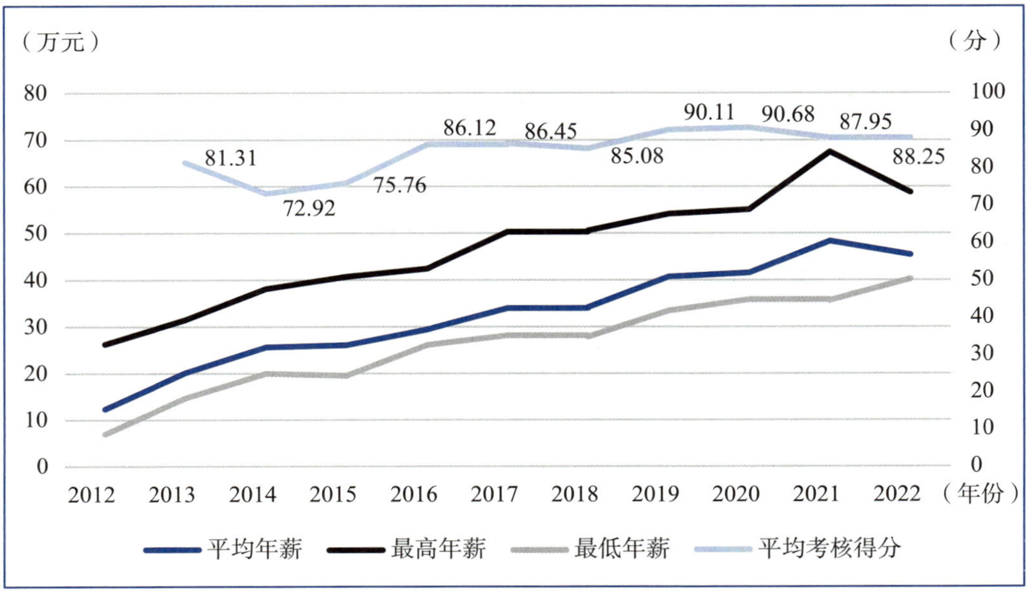

▲ 图 6–6　院长考核分数与年薪变化

实施“院长年薪制”后，院长阳光收入明显增加，尤其是政策实施第一年，平均每位院长增加 8 万元左右（2012 年 11.69 万元，2013 年 20.06 万元）。2013 年之后稳定增长，至 2022 年的平均年薪为 46.61 万元，比 2013 年高出 26 万元左右。表明在院长年薪制度下，院长群体虽然年薪都有提升，但仍会根据个人表现情况予以相应待遇，形成个人差异，以此激励院长积极做好改革与管理工作。

三明市院长目标年薪由政府财政支出，随着院长目标年薪增加，政府财政投入应该会越来越多。由图 6–7 可知，在医共体（2017 年）成立之前，院长平均年薪是逐年增加的，2017 年稍有下降，随后呈现上升趋势，原因在于紧密型医共体建设后，县域医疗服务体系框架和管理机制发生较大改变，将县医院和中医院及其县域基层医疗卫生院进行整合，形成“总医院”的运行模式，仅任命一位总医院院长作为法人代表，导致院长数量减少，虽然增加了每位院长的工作量，但也同步增加了院长平均年薪，体现了多劳多得。对政府而言，累计发放的院长年薪金额并没有增加反而呈下降趋势，也体现了政府通过管理创新提高了投入效率。

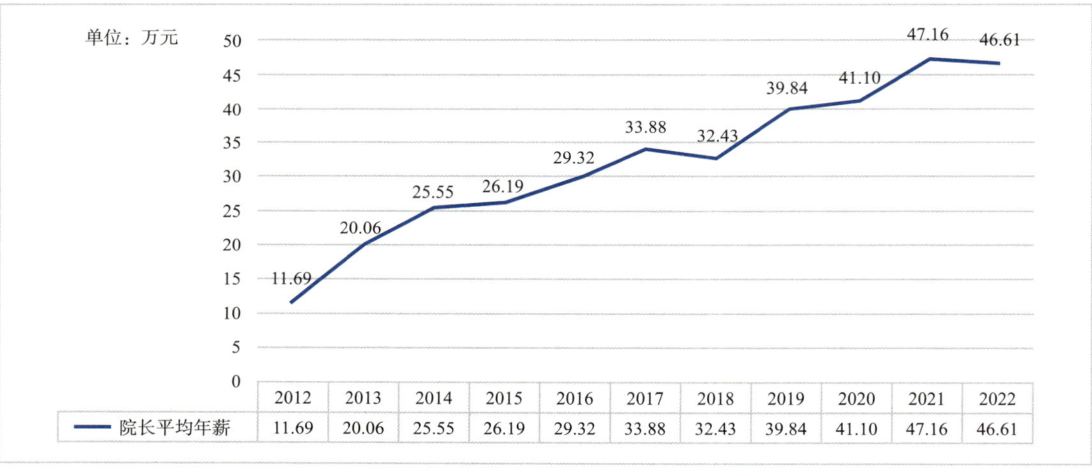

▲ 图 6–7　三明市院长平均年薪的变化趋势

4. 推动公立医院薪酬制度改革

医务人员作为医疗卫生服务的主要提供者，他们对工作的满意情况会影响医疗服务质量，不少研究基于马斯洛需求理论或双因素理论探讨影响医务人员工作动机与工作满意度的相关因素，研究结果一致指出“薪酬”是最根本、最重要的影响因素。三明市在治理外部政策的同时，开始推动公立医院薪酬制度改革，通过改革内部收入分配制度，体现医务人员的专业价值与社会价值。促进“医生回归治病角色”。

(1) 实行工资总额管理：2013 年，三明市发布《关于核定试行年薪制公立医院工资总额有关事项的通知》（明政文〔2013〕80 号），提出“工资总额”概念。每年医院的“工资总额”由政府根据医院所有人员（含年薪制人员、编内外人员等）的薪酬（含五险一金）、院长绩效考核结果情况进行核定。规定医院实际发放工资必须遵守“两条红线”原则[1]，即不得突破核定工资总额，不得亏损兑现工资总额（兑现工资总额限定在总收入与总支出的平衡范围内）。

医院工资总额的核定数是各家医院发放工资总额的上限，各家医院根据自身运行情况，可以少提、少发，但不得超提、超发。当年度未用完的工资总额，可以转为下一年度使用，但不得预先使用下年度工资总额。工资总额核定办法随改革进行调整，截至 2021 年，三明市进行了三次原则性的调整：2013—2017 年是“工资总额”；2018—2020 年改为“工资总量”；2021 年之后又改回“工资总额”，但与第一阶段的工资总额概念有明显区别。

① 第一阶段的工资总额管理（2013—2017 年）：主要来自医疗服务性收入，并且通过不同系数（或比率）以及院长考核分值进行加权和调整。具体公式变化如下。

2013 年：工资总额 = 医院医疗服务性收入 × 工资总额比率 × 院长调节系数 × 院长年度考核分值（%）

2014 年：工资总额 = 保留基数工资 + 医院医疗服务性收入 × 医院等级工资比率 × 院长调节系数 × 院长考核分值（%）

2015 年：工资总额 = 保留基数工资 + 基金奖励数（当年医院医疗服务性收入 + 当年按医务比确认扣减基金数）× 医院等级工资比率 × 院长调节系数（1.25）× 院长考核分值（%）

2016 年：工资总额 = 保留基数工资 + 当年计算工资总额医疗服务性收入 × 调节系数（1.23）× 院长调节系数（1.25）× 院长考核总分数（%）[2]

2017 年：沿用 2016 公式

名词解释：

① 医疗服务性收入：医院当年医药收入扣除药品、检查、检验收入及卫生材料收入。

② 2013 年工资总额比率：2012 年实际发生工资总额 ÷（2012 年的医疗收入 + 按 2011 年业务量计算的调整收费标准增加的医务收入）。

③ 院长调节系数：根据院长考核的合格分进行校正。2013 年合格分为 70 分，系数 =100 分 ÷ 70 分 =1.4。2014 年以后院长考核合格分按 80 分计算，调节系数修改为 100 ÷ 80=1.25。

---

[1] 2018 年《建立现代医院管理制度的实施意见》里面具体提到。

[2] 2016 年院长考核分数的计算方式有修改，详见本章的“院长年薪制”内容。

④ 保留基数工资：新旧公式转换后的应补差额；或同级财政给医院的政策性亏损补助；或同级财政的补助款项。这一块占工资总额计算比例偏低，许多医院是没有的。

⑤ 医院等级工资比率：以 1 为基数，根据不同等级医院的医务性收入权重比的差别适当调整。

⑥ 当年计算工资总额医疗服务性收入：医药收入扣除药品（耗材）收入、检查检验收入、床位收入和不计费耗材支出。此外，对住院费用全病种付费低于定额标准由基金支付的部分，各按 50% 记入护理收入和治疗收入，纳入工资总额计提基数；高于定额标准基金不予支付的部分，各按 50% 冲减护理收入和治疗收入，不纳入工资总额计提基数。

② 第二阶段的工资总量管理（2018—2020 年）：2017 年随着全市建立了县域紧密型医共体（简称总医院，下同），为适应总医院建设需要，促使总医院在做好医疗服务的同时，重视健康促进与疾病预防，2018 年，三明市将原来按医院核定工资总额的办法改为按总医院核定工资总量的办法，总医院工资总量由工资总额、C-DRG 绩效考核奖金、慢性病一体化管理绩效考核奖励资金等三个部分组成。其中，工资总额的计算，除医疗服务性收入之外，新增纳入医保打包基金结余部分。具体公式如下。

2018 年：工资总量 = 工资总额 +C-DRG 绩效考核奖励金 + 慢性病一体化管理绩效考核奖励金

2019 年：工资总量 = 工资总额 +C-DRG 绩效考核奖励金 + 慢性病一体化管理绩效考核奖励金 + 家庭医生签约服务收入

2020 年：工资总量计算同 2018 年

名词解释：

① 工资总额 = 保留基数工资 + 当年计算工资总额医院医疗服务性收入 × 医疗服务性收入调节系数（为 1.13）× 院长考核最终得分 %+ 提取一定比例的医保基金包干结余资金。2019 年医疗服务性收入调节系数计算修改为“50% ÷ 实际医疗服务性收入占比”；当系数小于 1 时，按 1 计算。2020 年医服务性收入调节系数固定为 1.16。总体来说，与 2017 年之前的公式相比，删除院长调节系数，增加包干结余资金。此外，医疗服务性收入的部分在原计算基础上，把 C-DRG 收付费项目结余部分也纳入定点医疗机构的医疗服务性收入。

② 医保基金包干结余资金：执行“全民健康四级共保”限额包干结余的医保基金，按 80% 提取计入医院工资总量。

③ C-DRG 绩效考核奖励金：C-DRG 绩效考核奖励部分，可提取 50% 并计入医院工资总量。

④ 慢性病一体化管理绩效奖励金：根据“健康三明”体系建设（慢性病一体化管理）工作绩效考核结果，发放绩效考核奖励资金按 80% 计提作为医院工资总量，其中的 20% 作为总医院工资总量，其余 80% 用于基层医疗卫生机构薪酬发放。

⑤ 家庭医生签约服务收入：家庭医生签约服务个性包的收入，用于医院工资薪酬发放。

③ 第三阶段的工资总额管理（2021 年之后）：2021 年三明市出台《实施“六大工程”推进医改再出发行动方案》后，又对总医院工资总量核定办法进行改革，将总医院工资总量重新改为工资总额，总医院工资总额由基本年薪总额与绩效年薪总额组成。其中，基本年薪总额是按照各类人员、职称的年薪标准[1]及相关人数进行计算，且可根据岗位职责履职考评情况对部分人员做下浮 50% 至上浮 20% 的奖优罚劣。绩效年薪总额按照医疗服务性收入的 10% 提取，且与院长考核结果及总会计师考核得分挂钩。

三明市采取“工资总额”管理的办法改革公立医院薪酬制度，其优点首先是明确将医院总收入中的医疗服务性收入作为计算核定人员薪酬的部分，切断了医务人员收入与药品（耗材）、检查检验收入挂钩的利益链条，体现医务人员的技术劳务价值。其次由政府根据当地实际情况，确定人员支出占公立医院业务支出的比例，合理控制公立医院工资总量。核定医院可发的工资总额上限，医院发放人员工资总额不得突破核定的工资总额，抑制了公立医院创收的动力，从源头上破除了医务人员薪酬与经济收入挂钩的逐利机制。再次是建立动态调整公立医院薪酬水平的机制，设置人均年薪增长率的上限（2018 年是 12%；2019 年是 10%；2020 年原则上是 10%，但对于工资总量增幅超过 20% 的医院，则是 12%），即防止医院、医生无限制地追求经济利益，减少过度或不合理的医疗服务行为，又能逐步提高医务人员的待遇，调动医务人员积极性。最后，三明市政府还根据医改工作的实际推动情况，设置动态的奖励金项目，将奖励金分别分配到院长年薪、医院工资总额当中，鼓励医院和医务人员参与、推动医改工作。

三明市在公立医院薪酬制度改革过程中，还提出实行医生年薪制和全员目标年薪制。

[1] 医师类的主任医师 30 万元、副主任医师 25 万元、主治医师 20 万元、住院医师 15 万元。技师与药师类人员按照同级别医师类基本年薪标准的 80% 核定。护士类人员按同级别医师基本年薪标准的 70% 核定。其他类人员以及相关具体操作可查阅《关于实施公立医疗机构薪酬制度完善工程的指导意见》（明医改组〔2021〕12 号）。

2013年，三明市政府批转了《市卫生局等部门关于实行公立医院院长年薪制和试行医生（技师、临床药师）年薪制的通知》，试行医生（技师、临床药师）年薪薪酬制（简称医生年薪制），对象为二级（含）以上公立综合院、中医医院在职聘用的临床医师类和技师类（包括临床药师）医务人员。“医生年薪制”的薪酬结构（图6-8）由基本年薪和绩效年薪两部分组成。基本年薪即档案工资，包括岗位工资、薪级工资、基础性绩效工资。绩效年薪则是医院根据岗位工作量、医德医风和社会评议等考核结果进行分配，强调科室业务收入不得列入绩效考评内容当中。医院考核医生的方案、流程和结果必须在院务公开栏公示。年薪分四个档级（初级、中级、副高、正高），每一级别可再根据医院情况自行设若干档次。根据不同级别，规定年薪封顶标准为：住院医师7万元、主治医师12万元、副主任医师18万元、主任医师25万元。医生年薪的主要渠道来源为医院的医疗服务性收入，当医院收入不足以支付基本年薪时，不足部分由各级财政根据规定条件予以保障。

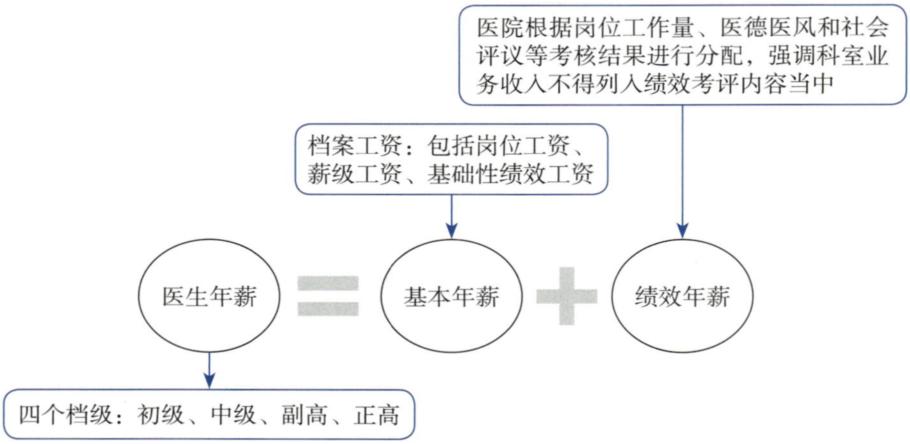

▲ 图6-8　医生年薪制的薪酬结构

2015年，三明市印发《关于进一步完善公立医院薪酬制度的通知》，要求对全市县（含）级以上公立医院实行“全员目标年薪制、年薪计算工分制”。“全员目标年薪制”是指基于“医生年薪制”政策，将年薪制外延到二级（含）以上的公立综合医院、中医医院的护理类人员和行政后勤类人员。各医院在不突破市医改领导小组核定的工资总额下，以医生（含临床药师、技师）、护士和行政后勤人员工资总额分配比例（50%、40%、10%）为基本原则，把握不同类人员的最高年薪（护士在医生的70%以内，行政后勤人员在医生的50%以内）。

2019年三明市政府发布《关于进一步深化公立医院薪酬制度改革的实施意见》提出，至2020年，医务人员平均年薪达所在地（县级）城镇在岗职工平均工资的2.5倍左右，其中医生（技师、临床药师）平均工资达岗平工资的3倍左右。原则上还是必须遵循医师、护理、行政后勤 5∶4∶1 的工资总额分配比例，且各类人员最高年薪不得突破规定目标年薪的 1 倍。图 6–9 为医生的平均年薪，假设以主任医师年薪封顶 25 万元计算，根据不得超过目标年薪 1 倍的原则（即 50 万元），该年薪是符合规定的。

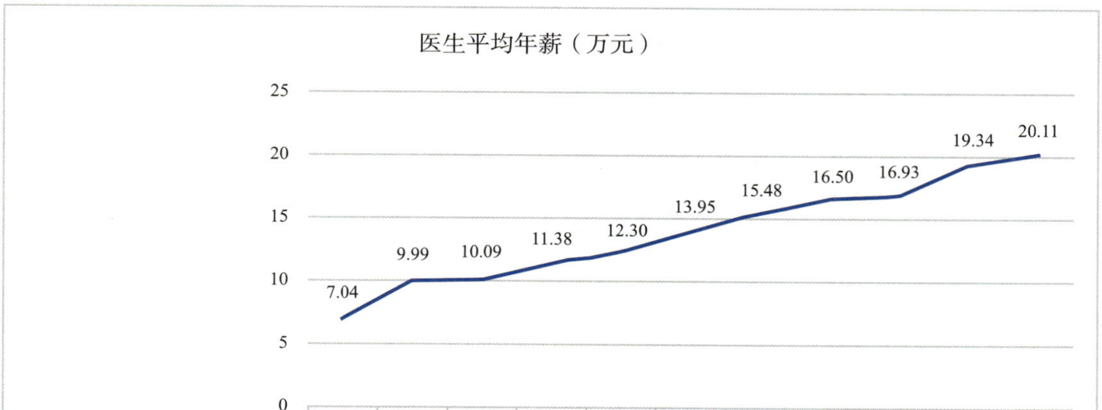

	2012	2013	2014	2015	2016	2017	2018	2019	2020	2021	2022
医生平均年薪（万元）	7.04	9.99	10.09	11.38	12.30	13.95	15.48	16.50	16.93	19.34	20.11

▲ 图 6–9　医生的平均年薪

(2) 实行“年薪计算工分制”分配办法：三明市在解决公立医院薪酬核定问题的同时改革分配办法，实行“年薪计算工分制”的分配办法。“年薪计算工分制”的组成包含三块，即基础工分、工作量工分和奖惩工分。其中，基础工分是由职务工分、职称工分、工龄工分构成，其占比不得超过工分总额的 30%。工作量工分和奖惩工分则根据市医改领导小组发布的相关政策规定，结合医院管理需求进行制订。“工分制”是医院计算人员年薪的重要工具，原则上，每位员工的年薪 = 工分数 × 工分值（工分值 = 全员工资总额 ÷ 全员总工分数）。“年薪计算工分制”落实了总医院自主分配权，总医院根据自己的实际情况，对不同岗位、不同职级医务人员实行分类考核，将岗位职责履行、工作量、服务质量、行为规范、医疗质量安全、医疗费用控制、医德医风和患者满意度等指标有机结合，转换为工分进行绩效分配，有效地调动了医务人员的积极性，更好地将政府对医院的绩效考核落实到科室和医务人员，充分发挥了薪酬的保障和激励作用。

从三明市公立医院薪酬制度改革的实际操作情况看，虽然三明市提出实行医生年薪制和全员目标年薪制，但这并不是真正意义上的年薪制，它只是政府核定公立医院工资总量和医院制订内部绩效分配方案的一个原则性规定和标准。政府对公立医院还是实行工资总额管理，即将年度工资核定给公立医院，公立医院按照“年薪计算工分制”进行分配，以落实医院自主分配权。职工的年薪并不限于年薪标准，可低可高，但最高不能超过年薪标准的 50%。因此，三明市的医生年薪制和全员目标年薪制在提法上容易产生歧义，值得商榷。

三、改革的成效

三明市为促进引导公立医院回归公益性，在 2013 年推出一系列改革措施，形成了一套组合拳（图 6–10）。首先，以切断药品灰色利益链为起点，形成“腾空间、调结构”的外部格局。通过“院长年薪制”转变院长角色，利用绩效考核将医院运行管理责任落到院长身上，使其成为外部政策引导医院内部管理的关键人物，并通过院长考核结果挂钩与医院工资总额核定挂钩的办法，强化院长作为关键人物的纽带作用。其次，规范医院工资来源渠道，由市医改领导小组核定公立医院年度工资总额，严格执行“两条红线”政策，防止医院、医师发生逐利行为。同时，落实医院自主分配权，在核定的工资总额下，医院通过“年薪计算工分制”，根据不同类型人员工资总额分配比例原则进行分配，体现医护人员的专业价值，提高阳光收入，调动医务人员的积极性，引导公立医院回归公益性，取得了明显的综合改革效果。

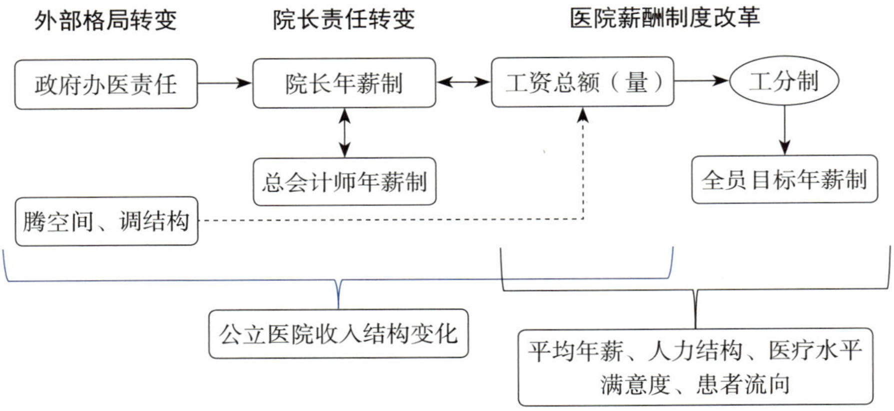

▲ 图 6–10　三明市推动公立医院改革的组合拳

（一）公立医院收入变化情况

1. 公立医院总收入变化

2012 年事业收入占医院总收入的 89.37%，财政拨款收入占 8.82%，其他收入占 1.81%（图 6–2）。医院的合计事业收入呈现逐年增长的趋势，财政投入占比也逐步提高，并维持在 10% 左右。其中 2020 年财政拨款收入占比却大幅提高到 31.22%，其原因是 2020 年政府发行地方债券后加大对公共卫生的投入，同时又开工建设三明市第一医院新院区。这也进一步证实了当公立医院面临基础设施建设需求时，三明市财政能够提供可靠的资金保障。

2. 公立医院事业总收入结构变化

医院医药总收入的结构有明显改变（图 6–11）。2012 年医疗服务收入占医药收入的 23.75%、药品（耗材）收入占 48.55%、检查检验收入占 27.70%。2013 年推动公立医院改革后，医疗服务收入占比提高到 32.27%，药品（耗材）收入占比减少到 38.28%。随着改革的持续推进，至 2022 年，医院事业总收入的结构为医疗服务收入占 43.97%、药品（耗材）收入占 30.96%、检查检验收入占 25.07%（图 6–12）。虽然各家医院略有差异，但总体都是朝着医疗服务收入、药品（耗材）收入、检查检验收入占事业总收入的比重达 5∶3∶2 的目标发展。这表示三明市公立医院改革很好地纠正了长期以来医院收入结构不合理、药品（耗材）占比过高的问题，增加了医院事业收入的含金量，为医院正常运行管理提供了保障，也为薪酬制度改革创造了条件。

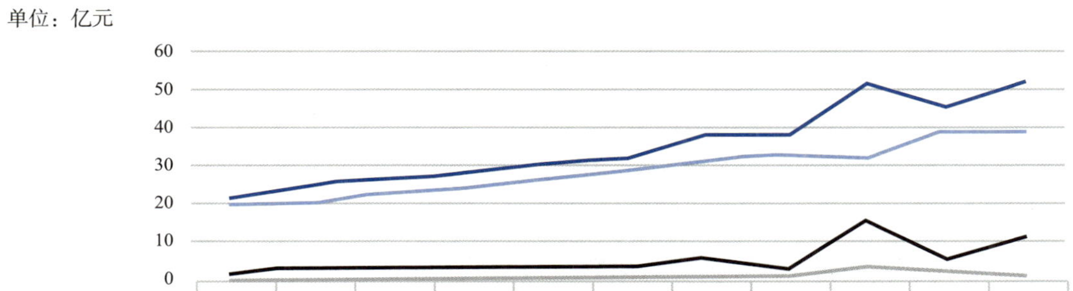

	2012	2013	2014	2015	2016	2017	2018	2019	2020	2021	2022
医院总收入	21.54	24.63	26.23	28.28	30.59	32.30	37.85	38.03	51.53	46.29	51.49
财政拨款收入	1.90	3.57	2.94	3.58	3.37	3.34	5.78	3.04	16.09	5.35	11.44
事业收入	19.25	20.52	22.72	24.17	26.58	28.31	31.15	33.35	31.96	39.12	39.13
其他收入	0.39	0.54	0.58	0.52	0.64	0.66	0.91	1.62	3.33	1.74	0.74

▲ 图 6–11　三明市县级以上公立医院合计医药总收入的结构变化

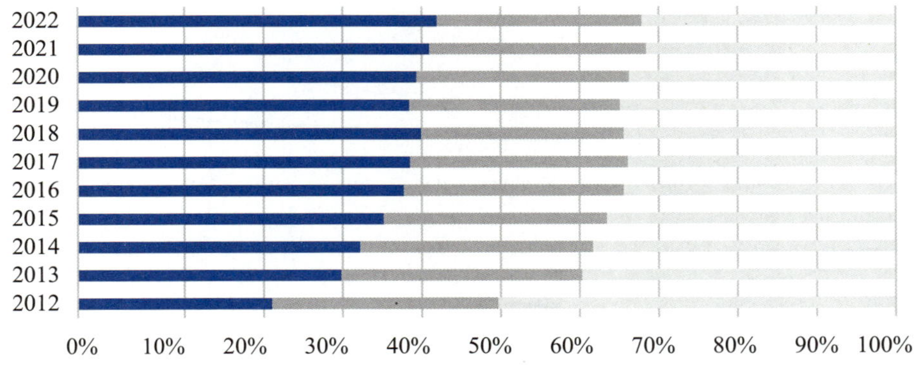

	2012	2013	2014	2015	2016	2017	2018	2019	2020	2021	2022
■医疗服务收入占比	23.75	32.27	34.57	37.46	39.92	40.69	42.05	40.59	41.46	43.05	43.97
■检查检验收入占比	27.70	29.45	28.50	27.32	26.92	26.66	24.80	25.80	26.03	26.56	25.07
药品(耗材)收入占比	48.55	38.28	36.93	35.22	33.16	32.65	33.15	33.61	32.51	30.39	30.96

■ 医疗服务收入占比（%）　■ 检查检验收入占比（%）　药品（耗材）收入占比（%）

▲ 图 6–12　三明市县级以上公立医院合计事业收入的结构变化

（二）工资总额管理的影响结果

1. 工资总额的变化

数据显示（图 6–13），三明市县级及以上公立医院政府核定的工资总额在 2012 年是 4.69 亿元，至 2022 年为 27.64 亿元，增幅达到 489.34%。医院实发工资总额在 2012 年是 3.66 亿元，至 2022 年为 21.24 亿元，增幅达到 480.33%。从各年增幅情况来看，无论是核定工资总额还是实发工资总额，2013 年的增幅最大，分别约是 51%、78%。此后，随着工资总额基数增大，2017—2020 年，政府核定工资总额的增幅相对稳定在 11%～13%。由于政府核定给医院的工资总额是医院发放工资的最高上限，医院实际发放工资总额多少，是由各医院根据实际情况自行决定的。医院实际发放的工资总量是增加的，但与政府核定的工资总额增幅相比，医院实发工资总额的增幅逐年下降，2018 年增幅约为 12%，2019 年增幅约为 11%，2020 年增幅约为 8%。出现医院实发工资总额增幅递减的原因，一是随着医院工资总额基数逐年增大，医院人力资源成本支出明显增加，医院运行压力加大，医院为了平衡各项运营支出，主动控制人员经费支出的比重。二是受控制人均年薪的增长率的政策，降低了实发工资总额的增幅。比对年薪增幅减少的时间点是在 2018 年（含）之后，正好对应三明市出台年薪改革的相关政策。由此可以看出，政策规定的减缓工资总额增长率旨在引导医院和医生进一步规范医疗服务行为。

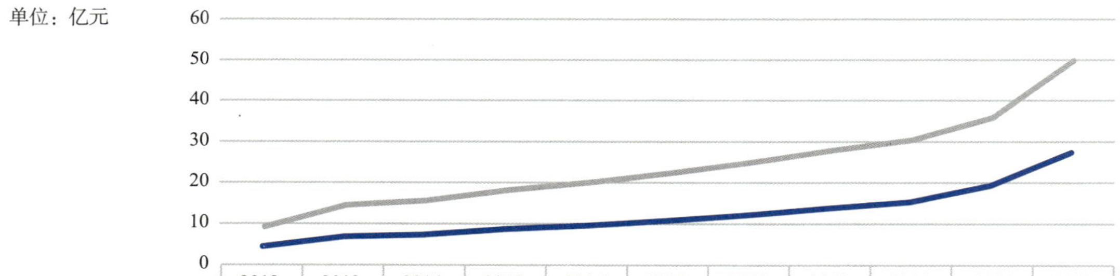

	2012	2013	2014	2015	2016	2017	2018	2019	2020	2021	2022
实发工资总额	3.66	6.52	7.14	8.32	9.29	10.37	11.61	12.90	13.97	15.35	21.24
核定工资总额	4.69	7.09	7.61	8.95	9.83	11.01	12.40	14.06	15.57	19.57	27.64

核定工资总额　实发工资总额

▲ 图 6–13　三明市县级及以上公立医院工资总额的变化情况

三明市《关于进一步深化医药卫生体制改革工作的意见》提出，医生类（含临床药师、技师）、护理类和行政后勤管理团队的工资总额分配比例原则是 50%、40%、10%。随着时间推移，实际情况是医生的工资总额占比从 2012 年的 47% 增加到 2021 年的 54%，护理人员工资总额占比则从 2012 年的 42% 下降到 2021 年的 37%。行政后勤人员相对稳定在 10% 上下（图 6–14）。根据医院各类人员实发平均工资情况分析，医生、护理人员、技术人员(含临床药师)、行政后勤人员四类中[1]，医生的工资总额增幅最大，护理人员次之，技术类人员和行政后勤人员的增幅较小(图 6–15)。比较 22 家公立医院(后合并为 12 家)2022 年各类人员平均工资，与 2012 年平均工资相比，医生平均工资增加了 13.39 万元；技术类人员增加了 9.94 万元；护理人员增加了 6.63 万元。

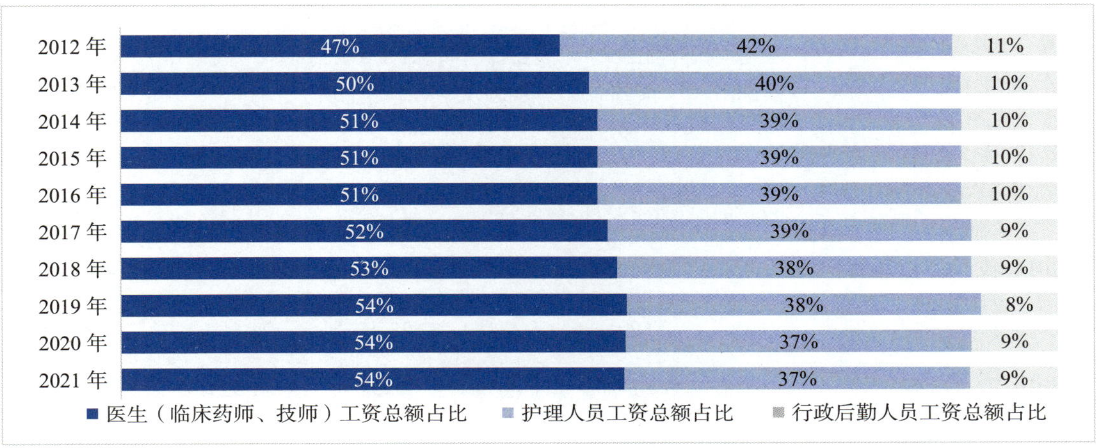

▲ **图 6–14　医院不同人员工资总额占医院工资总额比重**

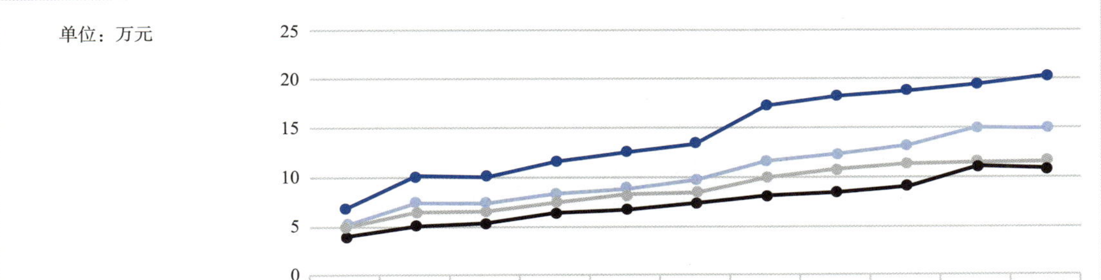

	2012	2013	2014	2015	2016	2017	2018	2019	2020	2021	2022
医生平均工资	6.72	9.87	9.98	11.42	12.37	13.3	17.2	18.21	18.73	19.34	20.11
技术类人员平均工资	4.93	7.29	7.23	8.16	8.63	9.61	11.49	12.12	13.12	14.97	14.87
护理人员平均工资	4.81	6.34	6.46	7.35	8.16	8.40	9.88	10.60	11.21	11.37	11.44
行政（后勤）平均工资	3.84	4.99	5.18	6.26	6.64	7.30	7.95	8.38	8.89	11.15	10.74

▲ **图 6–15　医院各类人员的实发平均工资情况**

造成医生类、护理人员工资总额差距逐年拉开的原因，可能是医生类人员的平均工资(尤其是医生)较护理人员高，加上医生团队的人才结构逐渐优化，如职称、学历(表 6–3)，也会提高人均年薪，因此在 T(总额) = P(人均年薪) × Q(人员数量)的

[1] 各类人员工资总额是请医院采取回溯性方式填报，统计口径是该年度的年中数据，因此图 6–13 中的所有人员发放薪资合计总额会比图 6–15 的实发总额略低。

公式逻辑下，极大概率会导致医生类人员的工资总额占比突破 50%，而护理人员占比低于 40%。

表 6-3　三明市县级以上公立医院医生的职称和学历结构

年份	职称				学历		
	其他	主治医师	副主任医师	主任医师	本科以下	本科	硕士及以上
2012 年	39.85%	29.62%	21.82%	8.71%	30.33%	66.94%	2.73%
2013 年	44.50%	26.60%	20.39%	8.51%	25.49%	70.23%	4.28%
2014 年	43.19%	27.69%	20.09%	9.04%	24.67%	70.17%	4.98%
2015 年	42.82%	28.56%	20.09%	8.43%	22.75%	71.86%	5.40%
2016 年	42.25%	28.62%	20.77%	8.36%	22.54%	71.93%	5.54%
2017 年	41.55%	26.80%	22.55%	9.10%	22.70%	72.95%	4.35%
2018 年	41.12%	26.42%	22.58%	9.98%	20.94%	73.05%	6.00%
2019 年	42.78%	26.35%	21.03%	10.14%	19.78%	74.25%	5.97%
2020 年	40.66%	26.43%	22.26%	10.91%	19.25%	74.52%	6.23%
2021 年	40.36%	25.95%	22.08%	11.60%	17.61%	75.83%	6.56%
2022 年	33.50%	32.87%	24.04%	9.59%	37.98%	57.16%	4.86%

2. 医院人员工资的变化

从数据分析，人员工资（年收入）总体呈现增长趋势。县级以上公立医院的各类人员平均工资，在 2012 年，医生是 6.72 万元；技术类人员（含临床药师、技师）是 4.93 万元；护理人员是 4.81 万元；行政后勤人员是 3.84 万元。至 2022 年，医生的平均薪资是 20.11 万元，对比 2012 年增幅 199.26%；技术类人员（含临床药师、技师）是 14.87 万元，增幅 201.62%；护理人员是 11.44 万元，增幅 137.84%；行政后勤人员是 10.74 万元，增幅 179.69%[1]。

[1] 薪资数据是医院根据各年度年中在岗人员情况进行分类填报。行政后勤人员的填报标准：对于双肩挑或从事管理工作的专业技术人员，根据实际发放工资的依据进行填报，例如，在行政岗的主任医生如果是按照技术职称计算工资，则应该算在医生类。然而从数据中发现少数医院的行政后勤人员的平均工资可能将院长、总会计师纳入计算，导致最高和最低平均工资医院的差距显著，不在文中体现。

3. 医院人力资源变化

三明市薪酬制度改革稳定了医务人员队伍，县级以上公立医院的人员总数逐年增加，从 2012 年的 8179 人增加到 2022 年的 12 109 人，增幅达 48.0%（图 6–16）。相关人员结构组成方面，护理人员数量最多，占比维持在 49% 左右。医生数量次之，2012 年占比 26.8%，2022 年的占比为 28.9%，呈增长趋势。技术类人员与行政后勤人员的数量相对接近（图 6–17）。

单位：人

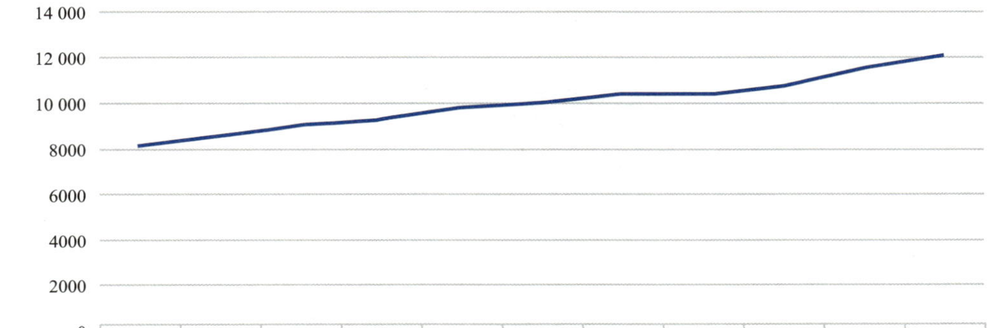

	2012	2013	2014	2015	2016	2017	2018	2019	2020	2021	2022
总人员数	8179	8612	9039	9307	9856	10 051	10 415	10 411	10 744	11 538	12 109

▲ 图 6–16　三明市县级及以上公立医院人员总数变化

单位：人

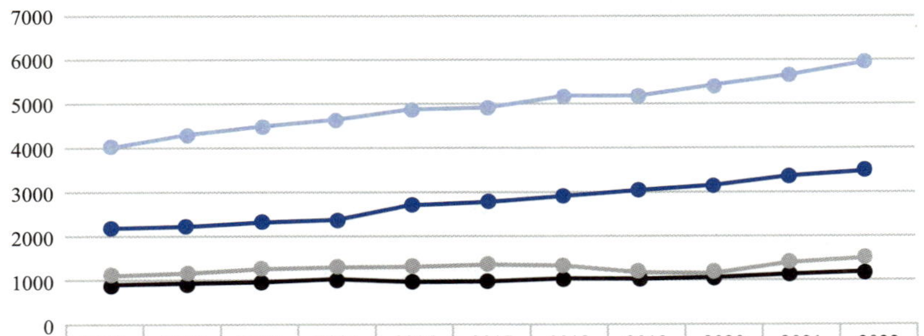

	2012	2013	2014	2015	2016	2017	2018	2019	2020	2021	2022
医生	2188	2239	2330	2371	2716	2800	2915	3037	3160	3357	3496
护理人员	4022	4281	4470	4632	4850	4896	5151	5158	5381	5652	5929
技术类人员（含临床药师）	886	941	965	1023	974	985	1032	1038	1056	1129	1182
行政后勤人员	1083	1151	1274	1281	1316	1370	1317	1178	1147	1400	1502

▲ 图 6–17　三明市县级及以上公立医院各类人员数量变化

分析各类人员的职称和学历结构变化情况。在医生的职称和学历结构组成上，2012年主任医师占比为8.71%，至2022年占比为9.59%；2012年硕士及以上医生占比为2.73%，至2022年占比为4.86%（表6–3）。在护理人员的职称和学历结构组成上，2012年高级职称占4.20%，至2022年占比为8.10%，大约增加1倍，本科学历占比从2012年的8.76%增加至2022年的17.94%（表6–4）。在技术类人员（含技师、临床药师）的职称和学历结构组成上，2012年高级职称占比为8.71%，至2022年占比为13.89%，本科学历占比从2012年的28.10%增加至2022年的47.31%，有硕士及以上学历人员，但占比的变化不太稳定，基本不超过1.50%，在人力资源结构上呈现优化趋势（表6–5），这表明三明并没有因为医改而导致医疗技术队伍不稳定、高级人才流失。

表6–4　三明市县级以上公立医院护理人员的职称和学历结构

年　份	职　称			学　历		
	初级及以下	中　级	高　级	本科以下	本　科	硕士及以上
2012年	71.62%	24.17%	4.20%	91.24%	8.76%	0.00%
2013年	72.64%	23.22%	4.14%	90.01%	9.99%	0.00%
2014年	72.02%	22.16%	5.76%	89.59%	10.30%	0.00%
2015年	72.56%	22.14%	5.30%	89.23%	10.77%	0.00%
2016年	72.93%	21.19%	5.84%	86.70%	13.30%	0.00%
2017年	72.56%	21.52%	6.40%	84.74%	15.26%	0.00%
2018年	74.48%	18.23%	7.29%	83.59%	16.41%	0.00%
2019年	72.42%	19.82%	7.63%	82.15%	17.85%	0.00%
2020年	73.27%	19.10%	7.63%	79.81%	20.17%	0.02%
2021年	71.82%	19.94%	8.23%	78.40%	21.58%	0.02%
2022年	67.98%	23.92%	8.10%	82.00%	17.94%	0.06%

4. 医院医疗服务量的变化

推动公立医院改革后，三明市县级以上公立医院的诊疗量逐年增加。在门急诊方面，2012年是5 042 834人次，2022年是6 955 315人次，增幅37.92%。在住院方面，2012年入院267 285人次，2022年入院277 284人次，增幅3.74%（表6–6）。

表 6-5　三明市县级以上公立医院技术类人员的职称和学历结构

年　份	职　称			学　历		
	初级及以下	中　级	高　级	本科以下	本　科	硕士及以上
2012 年	65.57%	25.73%	8.71%	71.50%	28.10%	0.40%
2013 年	65.56%	25.37%	9.19%	67.16%	32.23%	0.61%
2014 年	64.36%	25.91%	9.85%	64.13%	34.94%	0.94%
2015 年	64.09%	25.91%	10.00%	61.70%	37.16%	1.14%
2016 年	64.41%	25.83%	9.76%	60.75%	38.14%	1.11%
2017 年	61.81%	25.68%	11.95%	60.21%	38.57%	1.22%
2018 年	61.69%	26.01%	12.21%	56.06%	42.72%	1.22%
2019 年	57.97%	28.81%	14.10%	54.63%	44.49%	0.88%
2020 年	56.98%	30.36%	15.26%	52.56%	48.48%	1.56%
2021 年	54.25%	29.55%	16.19%	48.91%	49.88%	1.21%
2022 年	59.37%	26.74%	13.89%	51.64%	47.31%	1.05%

这里的技术类人员包含技师和临床药师

表 6-6　三明市县域及以上公立医院的门急诊与住院服务量

年　份	门急诊人次数	住院人次数
2012 年	5 042 834	267 285
2013 年	5 264 128	231 717
2014 年	5 446 080	311 277
2015 年	5 587 374	307 934
2016 年	5 972 178	322 247
2017 年	6 253 463	328 531
2018 年	6 420 488	320 771
2019 年	6 683 573	319 479
2020 年	6 268 510	285 489
2021 年	6 693 609	284 443
2022 年	6 955 315	277 284

2012 年手术量是 60 935 人次，2022 是 78 701 人次，增幅 30.31%；2020 年、2021 年和 2022 年手术量比 2019 年少（图 6–18）。三明市县域及以上公立医院的诊疗量呈现缓和的增加趋势（相比全国数据），其中门急诊服务量稳定增长，但住院人次有趋缓甚至减少的情况。通过对数据变化分析，其原因一是 2017 年推动紧密型医共体后，落实医保双打包支付政策，医共体牵头医院（总医院）转变服务和管理运行模式，减少不必要的住院服务。二是 2020 年之后发生重大的公共卫生事件（新型冠状病毒病大流行），医院安排患者住院较为谨慎，所以影响了住院服务量。

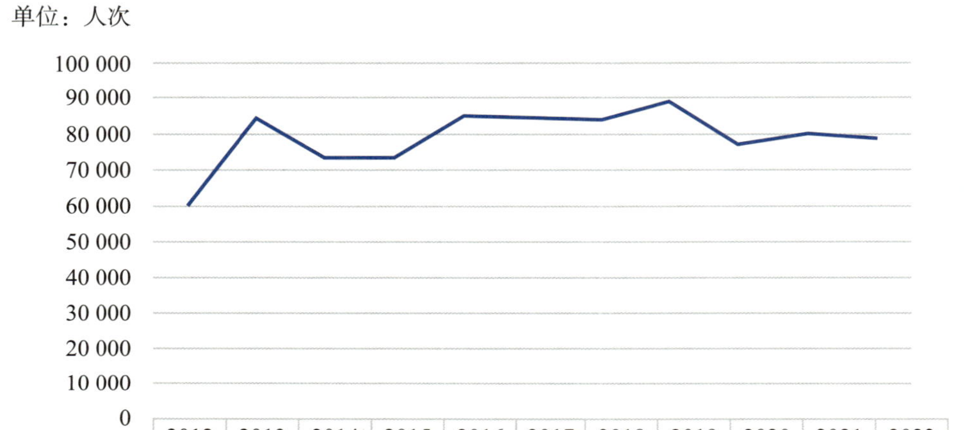

	2012	2013	2014	2015	2016	2017	2018	2019	2020	2021	2022
手术人次数	60 395	84 559	73 251	73 251	84 889	84 315	84 379	8 9529	76 731	80 001	78 701

▲ 图 6–18　三明市县级及以上公立医院总体手术量

5. 医生工作满意度和群众就医流向的情况

公立医院改革后，医务人员薪酬发生明显的改变，其中医生的变化尤为明显。根据 2021 年面向福建省执业医师满意度调查结果分析，回收的 7918 份有效问卷中，三明市样本占所有样本的 6.7%，与母群体中三明市医生比例（6.31%）相近。三明市执业医生有 52.4% 对总体工作感到满意，在福建省各设区市中排名第二（第一是厦门市）。进一步分析不同维度的满意度情况，在薪酬待遇方面，三明市医生当中觉得满意的有 33.6%（排名第三）；在工作环境方面觉得满意的有 66.4%（排名第二）；在领导支持方面觉得满意的有 73.7%（排名第三）；在工作成就感方面觉得满意的有 80.5%（排名第一）；在社会支持方面觉得满意的有 98.5%（排名第二）；在职业发展方面觉得满意的有 58.6%（排名第一）。从医生面临的工作挑战进行分析，三明市医生中仍有 59.5% 认为薪酬是现阶段的重要挑战。

四、改革的启示

三明市以薪酬制度改革为抓手推进公立医院综合改革，取得显著成效，但公立医院改革是医改难啃的硬骨头，改革的任务艰巨且道路曲折漫长，三明市继续深化公立医院改革，也将面临巨大挑战。如前所述，公立医院改革的目标是“维护公益性，调动积极性”，保障可持续的公立医院运行新机制。因此，如何正确处理好“公益性”与“积极性”的关系，做到两者兼顾，协同发展？要做到这一点，完善政府对公立医院的投入政策，推动公立医院人事制度和薪酬制度改革，是必不可少的主要措施。我们通过对三明市公立医院改革的研究和梳理，有如下几点启示。

（一）政府必须给予公立医院运行经费的投入

1. 关于公立医院运行经费来源问题

医院运行经费是维持医院正常运转的日常经费。从目前来看，政府对公立医院的投入政策共有6项，即基本建设和设备购置等发展建设支出、承担的公共卫生任务和公共服务经费、重点学科建设项目费用、公立医院的政策性亏损费用，以及离退休人员符合国家规定的离退休费用等。这6项投入经费是按项目投入，并且是根据政府财力情况决定是否给予公立医院投入，但投入多少，什么时候投入，都没有硬性规定，而且人员薪酬经费基本不列入其内。因此，这6项经费的投入保障主要是针对公立医院的发展问题，不是对公立医院日常的运行经费进行投入。医院的日常运行经费是刚性支出，且逐年在增长，特别是人员的薪酬经费，需要有常态化的投入机制。目前，人员薪酬经费主要通过医院提供的医疗服务来补偿，而目前医疗服务价格改革明显滞后，长期以来扭曲的医疗服务价格，无法客观体现医院和医务人员技术劳务价值的痼疾，依然得不到解决。医院通过政府医保基金获得补偿，医疗服务价格长期偏低，直接造成补偿不到位，医院保运行的压力增大，就会另辟蹊径，形成新的“以医养医”逐利机制，这也是群众对改革获得感差的主要原因。

2. 关于公立医院人员薪酬来源问题

三明市从改革一开始就明确提出“医务人员收入只与医疗服务性收入挂钩，不与药品和检查检验收入挂钩”，从薪酬分配制度上比较彻底地破除了“以药养医”和“大检查”的逐利机制。由此可见，改革后的医务人员薪酬来源情况，是依据医疗服务性收入决定的。因此，如何提高医院医疗服务性收入比重，优化医院收入结构，就成为公立医院薪酬制度改革的关键。从三明市改革的实践来看，提高医疗服务性收入的主要手段是通过调整和提升体现医务人员技术劳务价值的医疗服务价格。改革十年来，三明市共调整了11次医疗服务价格，这在全国是最多的。价格调整的资金来源则主要来自堵浪费、挤压药品价格虚高、“腾笼换鸟”得到的红利，既没有增加医保基金支出，也没有增加群众就医负担。

在医疗服务量稳定增长的情况下，三明市将医疗服务价格调整与服务量增长有机结合，达到了较好提高医疗服务性收入的效果和目标，保障了医务人员待遇水平和薪酬改革的顺利进行，使公立医院逐步进入良性发展的轨道。

从前瞻性的角度来看，随着国家药品（耗材）集采工作全面推进，药品（耗材）价格虚高问题得到进一步治理，改革红利将会逐渐减少，用于调整医疗服务价格的空间逐步压缩。由于资金不足就无法进行合理的医疗服务价格调整，医院医疗服务性收入就无法保持平衡状态。在这种情况下，为了维持日常运行经费支出，保障人员薪酬支出不减，医院和医生就有可能通过增加服务量和过度医疗等行为来增加收入，即所谓“制造患者”“大手术”“大检查”等过度医疗行为，加剧形成新的“以医养医”逐利机制。这就有悖于公立医院回归公益性的改革目标，违背了改革的初衷。因此，要从机制上真正破除公立医院的逐利行为，维护公益性，必须解决目前医务人员薪酬来源单一的问题，这就是政府要对医院运行经费有所补助的重要性，特别是在医务人员薪酬保障方面发挥填平补齐的作用，让人员薪酬待遇能够稳定在一定的水平上，并且能够合理地稳步提升，达到调动医务人员积极性的目的，这对自我发展能力不够强的县级医院显得尤为重要。福建省委、省政府印发的《福建省深化医药卫生体制改革综合试点方案》就明确要求，财政投入导向要体现“保基本、强基层”，向县级公立医院倾斜。各级政府对区域内不同等级和不同类别医院实行差别化的投入政策。县级公立医院硬件投入由政府承担，人员基本工资由财政托底，建立常态化的办医经费补助机制。

3. 关于“发展靠政府，运行靠医院”问题

这是三明市改革初期提出的公立医院改革口号，改革 10 年后的今天，有些人对这个提法存在质疑，诟病三明医改是“不主张政府投入”的改革。对此，我们应该客观公正地看待三明市提出这个口号的历史背景。二十世纪八九十年代公立医院开始市场化，至三明市医改之前二十多年期间，政府对公立医院的投入很少，医院的基本建设、大型设备、学科建设、人才培养等涉及医院发展问题的建设项目都要靠医院自行解决，就更不用说运行经费了，当时公立医院负债的现象十分普遍。2013 年，三明市启动改革时，国家刚刚出台对公立医院的六项补助政策，可以说，这是政府重新审视自己的办医职责，改善公立医院投入政策，保障公立医院公益性的重要起步，若此时三明市紧接着提出运行经费靠政府，不仅与国家政策不符，也不可能同时解决医院运行与发展经费保障问题，改革也会因提出不切实际的要求而改不下去。

三明市清醒地认识到，既然是自己要改，为民而改，当下只有靠三明市自己去闯出一条能够保医院运转的正确路径。通过艰辛探索，三明市走出了一条“三医联动”“腾笼换鸟”拉动公立医院改革的有效路径。不难看出，改革之初，三明市一是为了明晰政府办医投入的责任边界，督促六项政策能够真正落地生效；二是有了药改取得巨大成效的改革

基础。此时，三明市审时度势地提出了“发展靠政府、运行靠自己”的口号，这应该看作是改革发展过程中的阶段性措施和做法，而不是其终极目标。实际上，三明市比谁都清楚，只有包含人员薪酬在内的医院运行经费由政府投入，才能从根本上保障公立医院的公益性。我们看到，三明市在公立医院改革中，首先实施了院长年薪制，采取的是院长年薪由政府全额发放，以此保证院长与医院的逐利机制脱钩，回到代表政府管理医院的公益性角色上来。后来这项制度延伸到三明市所有二级以上公立医院的党委书记、院长和总会计师，他们的薪酬均由政府全额承担发放。按此趋势，可以设想将来三明市政府财政有条件后，政府是愿意不断扩大给予医院人员的薪酬补助，直至实现全体医务人员薪酬由政府全额保障的目标，真正达到规范医务人员收入行为和医疗服务行为，促进公立医院沿着公益性方向健康发展。

我们认为，在改革初始阶段，利用药改的红利，通过调整医疗服务价格对医院实施合理补偿，以此提高医院人员薪酬待遇是可行之路，但非长久之计。因为药品改革产生的红利多少是不可控的变数，而医院的运行经费是刚性开支，改革“红利”难以成为维持医院日益增长的日常运行经费开支的依靠，需要有稳定的、常态化的投入机制予以保障。因此，政府要重视对公立医院运行经费的投入，明确该投入占年度公立医院总收入的比重并逐年提高，逐步形成常态化的政府投入机制，减轻医院依靠医疗服务收入补偿的压力，真正从机制上破除公立医院的逐利行为，达到医院回归公益性的目的。

（二）政府必须着力推进公立医院内部运行机制改革

公立医院内部运行机制改革最重要的是人事制度改革和薪酬分配制度改革。从改革的重要性和规律性来说，人事制度改革应列为公立医院内部运行机制改革的首要任务。三明市改革选择的是以薪酬制度改革为先，历经十年改革，也取得了好成绩，但下一步改革应该如何深化，以什么为抓手推进，在此做如下三点分析。

1. 三明选择薪酬制度改革为先的初衷，主要是基于两方面的考虑：一是当时“以药养医”是医院逐利机制的矛盾，并且严重影响医务人员的医疗行为，是导致群众“看病贵”的主要原因。因此，三明市首先要正本清源，改掉逐利机制，明确维护公立医院公益性的办医方向不动摇。这是必须解决的主要矛盾。二是医务人员薪酬待遇低。无论从学习培养的成本和工作难度及职业风险等角度看，医生作为特殊行业的主体工资待遇都应该比较高。然而改革之初这个问题并未受到重视，医务人员工资水平与其他事业单位相同，并且当时因种种原因，国家规定事业单位实行“工资零增长”。如果按照国家事业单位工资管理规定，就无法增加公立医院医务人员工资待遇，调动医务人员积极性，而“以药养医”的逐利机制就会诱导医务人员获取灰色不正当利益，给“堵浪费、治混乱”改革措施带来消极影响。为此，三明市提出医院实行医生“年薪制”的概念，巧妙地将医院的工资制度转换为薪酬制度，以示与其他事业单位工资体系的区别，并通过改革红利做大医院“阳光工资”的收入，提高医务人员薪酬待遇水平，让医务人员摆脱从药品中获取灰色收入的困境，走向靠医疗服务的劳务技术得到报酬的新起点，达到了激励职业荣誉感，提高工作积极性的目的。

2. 人事制度改革是深化内部运行机制改革的方向。不难看出以“药改”为基础的三明薪酬制度改革，在一定程度上遏制了公立医院的逐利性，公益性有所回归，也调动了医务人员的积极性。不过，薪酬制度无论怎么改，都是以工作量计算绩效来调动医务人员的积极性，这对于一般的单位或企业或是可行和有效的手段，但对医院，尤其是公立医院虽具备有效性，其可行性却要打问号。所谓公立医院强调的就是公益性，破除“医药养医”逐利机制，如果只在药品购销方面遏制了逐利倾向，如果继续以工作量论绩效，那医院转向“以医养医”是必然的，而且“以医养医”导致的“大检查”、不必要的手术和“大手术”对患者的伤害更直接、更大。由此可见，以工作量论绩效无法解决公立医院逐利机制问题，要达到正确引导和调动医务人员的积极性的目的，就必须进行以科学设置院内岗位和职级，推行竞争岗位为主、薪酬绩效激励为辅的人事制度改革，这才是调动医务人员积极性的永久动力。由此可见，薪酬制度改革和人事制度改革是激活医院运行机制的“两只翅膀”，缺一不可，必须同步改革，彼此相辅相成、相互促进。三明推动公立医院薪酬制度改革已有十年多的历程，取得了很好的成绩。当前进一步深化改革，仍需毫不犹豫、大踏步地向人事制度改革迈进。否则，没有人事制度改革作为支撑，薪酬制度改革的效力也会逐渐递减，公立医院改革也会因此会裹足不前。

3. 人事制度改革需有党委和政府的大力支持。公立医院人事制度改革的重要特征是人员从身份管理转变为岗位管理，为建立现代医院管理制度打基础。这一改革涉及编制、人社部门，需要突破的政策瓶颈和藩篱比较难，需要党委、政府强力推动。一是创新机构编制管理方式。编制部门要以推行公立医院人员控制数管理为抓手，根据公立医院规划的开放床位数，合理核定公立医院人员控制数，取消编内、编外的身份界限，并实行备案制管理和动态核增机制，从源头上控制公立医院规模的扩张。二是落实公立医院用人自主权。以公立医院核定人员控制数为基础，根据《事业单位人事管理条例》规定的公开招聘工作人员程序，自主面向社会公开招聘，公立医院自主招聘人员不得突破核定的人员控制数。人社根据编制部门核定的公立医院人员控制数，核定高、中、初级职称的比例和工资总额。公立医院人员控制数的所有人员一律实行聘用制合同管理，公立医院根据岗位不同制订岗位薪酬标准，明确养老保险待遇等。三是健全聘用制度和岗位管理制度。公立医院要以转换用人机制和搞活用人制度为核心，建立健全权责清晰、分类科学、机制灵活、监管有力的公立医院内部人事管理制度。积极推进职称制度改革，实行岗位职级管理，将职称作为竞聘岗位的条件，实行职称评聘分开，推动职称人员从身份管理向岗位管理转变。

落实岗位管理制度，公立医院根据职责任务和工作需要，按照医、护、药、技、管等不同类别合理设置岗位，科学编制设置方案、岗位责任书，明确岗位名称、职责任务、工作标准和任职条件。实行竞聘上岗、合同管理，做到以岗定责、以岗定薪、责薪相适、考核兑现，激励人才脱颖而出，从职业发展的根本上调动医务人员积极性。

（三）政府必须对公立医院管理体制进行改革

如果说，运行机制改革是医院内部管理机制的改革，那么管理体制改革就是医院外部管理体制改革，即指对政府如何管理医院的体制进行改革。目前，政府对公立医院管理存在的“九龙治水”问题没有改变，编制、人社、财政、发改、教育、卫健部门各管一块，表明上看似乎公立医院每项事情都有部门管理，但在具体落实政府办医责任时，却找不到一个问责主体，这种事权分离、权责不匹配的碎片化管理模式，直接影响了公立医院改革的整体性、系统性、协同性。同时，由于部门政策的不一致、认识不统一，极易形成部门之间的政策藩篱，不能发挥政策的叠加效应，增加了部门之间的协调难度和行政成本，影响了公立医院改革的效率和效果。因此，改革政府管理医院的体制，对于公立医院改革是十分重要的环节。

1. 推进“政事分开、管办分开”

公立医院改革的目标是要建立现代医院管理制度，其中一个重要基本原则就是坚持政事分开、管办分开。所谓的管办分开，是指政府作为公立医院出资人的举办和监督职责，要与公立医院作为事业单位的自主运营管理权限分开。这种分离旨在明确政府和公立医院各自职责的界限，优化政府服务职能，提高公立医院办医效率。那么，政府作为公立医院的办医主体，所应履行的职责和权限是什么？主要有两方面：一是对公立医院履行四大责任，即领导责任、保障责任、管理责任、监督责任。二是对公立医院拥有办医的四大权限，即公立医院的举办权、发展权、重大事项决策权、资产收益权实行监管。这就意味着公立医院管办分开之后，政府及相关部门要及时转变职能，深化“放管服”改革，减少对公立医院的微观管理，从直接管理公立医院转为宏观管理和行业管理，强化政策法规、行业规划、标准规范的制定和对医院的监督指导。

2. 探索管办分开的有效途径

如何完善公立医院的法人治理结构和治理机制，坚持管办分开，建立协调、统一、高效的政府办医体制，福建省在这方面进行了有益探索，有两方面的例子。一是各级政府采取组建由政府分管领导牵头，发改、财政、卫健、编制、人社、教育等有关部门为成员的公立医院管理委员会，受政府委托代表政府履行办医职能，成为政府办医的责任主体，对公立医院的发展规划、章程制订、重大项目实施、财政投入、运行监管、绩效考核等重大事项实行决策和监督。公立医院管理委员会下设办公室，设在卫健部门，具体负责公立医院管理委员会的日常管理工作。这种政府设置常设的公立医院决策监督机构的做法，让包括卫健部门在内的政府相关部门，共同在公立医院管理委员会的一个平台上，对公立医院实施有效管理，能够较好地解决公立医院管理体制碎片化的问题，提高工作效率。二是三明市建立紧密型县域医共体（总医院），实际上是探索了实行“管办分开”的有效途径。在组建总医院的过程中，三明市明确要求县直组织、人事、财务、绩效、医保等有关部门要把办医自主权下放给总医院，确保总医院作为县政府直属的事业单位，能够正常行使管理职权，明确赋予总医院对县域公立医疗卫生机构的人、财、物和业务管理权。卫健部门的主要职责是对总医院落实政府卫生政策和履职情况等进行管理，并对总医院的服务行为实施行业监管。政府各部门只对总医院进行管理，不再对总医院的各成员单位进行管理。政府相关部门在公立医院管理委员会的层面上，参与总医院重大事项的决策。下放职权后，为了保证总医院办医自主权的真正落地，三明市还反复强调“门槛内外”原则，即所有相关单位与总医院的工作关系只能发生在总医院这个“门槛外”，只能面对总医院而不能直接面对各成员单位，不能直接干预总医院运营管理等，真正落实好总医院的自主经营权、自主用人权、自主分配权。

（四）正确处理好公立医院薪酬制度改革的几个关系

1. 正确处理好医院运营与发展的关系

公立医院是资产经营者，不是资产所有者和投资人。政府的投入回报必须考虑医院可持续发展问题，不可能将医院的医疗服务收入全部用于运营和奖励，所以政府需要管控公立医院的工资总额，这也是“允许医疗服务收入扣除成本并按规定提取各项基金后主要用于人员奖励”的依据。这就必然要求公立医院要加强全面预算管理和成本控制，加强工资总额预算管理，统筹考虑社会保障等费用支出，在确保收支平衡的基础上，合理预算年度工资总额，合理确定人员支出占医院业务支出的比例，不得赤字预算，确保医院可持续、健康发展。

2. 正确处理好不同岗位和职位人员薪酬差距的关系

薪酬的作用首先是保障功能，其次才是激励功能，不能一味强调其激励功能而忽视其保障功能。因此，在薪酬分配时既要做到多劳多得、优绩优酬，但也要充分考虑医、护、技、药、管等不同岗位差异；既要向关键岗位和临床一线倾斜，也要适当提高低年资医生的薪酬水平，统筹考虑实行工资总额管理的人员薪酬待遇，统筹考虑编制内外人员待遇，避免因收入差距太大导致员工心态不平衡而出现不和谐的问题，构建和谐的内部工作环境。同时，要合理调控区域内各级、各类医院间收入差距，统筹考虑公立医院和公共卫生机构、基层医疗卫生机构的收入分配关系，避免因为薪酬水平差距导致人才的不合理流动。

3. 正确处理好控制人员经费支出与人员合理配置的关系

提高医疗服务质量和水平，需要人力资源的保障，医院不能因为控制人员经费支出成本而减少人员配置，或通过减少人员数量来提高人均薪酬水平，必须依法按照医院人员配置标准，配足、配齐各类人员，不能以牺牲医疗服务质量和水平的代价来保运营、保待遇。

4. 正确处理好经济型薪酬和非经济型薪酬的关系

在要重视提高经济型薪酬待遇的同时，也要重视非经济型薪酬待遇，关注医务人员超负荷运转问题，增加带薪休假等职工福利，丰富职工文化生活，帮助职工解决工作、生活中的实际困难和问题等。要尊医重卫，从提升薪酬待遇、发展空间、执业环境、社会地位等多方面入手，关心爱护医务人员身心健康，通过多种形式增强医务人员职业荣誉感，调动医务人员积极性。

5. 正确处理好提高待遇与合理预期的关系

虽然公立医院薪酬制度改革提出“允许医疗卫生机构突破现行事业单位工资调控水平”的要求，但公立医院薪酬改革不是持续给医务人员提高待遇，并以此来激励和调动医务人员积极性。公立医院工资水平必须与当地经济发展、财政状况、医疗服务价格、医院收入等相协调、相适应，妥善处理好不同地区、不同等级、不同类型公立医院之间的收入分配关系，这是公立医院作为公益性事业单位的性质所决定的。特别是当公立医院医疗服务收入稳定在一定的幅度时，可用于增资的空间就非常有限了，加之通过逐年增资后，医院人员经费支出的基数变大，其增长的幅度必然减缓，甚至停止增长。因此，公立医院薪酬制度改革要有合理预期，要做好政策宣传，明确薪酬制度改革的目的是履行政府办医责任，解决公立医院逐利行为，体现医务人员技术劳务价值的改革，不是单纯给医务人员增加报酬的问题，让医务人员理解、支持改革，不能盲目地相互攀比，不切实际过分提高改革的期望值。

6. 正确处理好正向激励与规范收入的关系

必须严格执行国家的工资政策，不得滥发工资和津（补）贴，不得将收入指标分解到科室，不得将医务人员收入与科室收入直接挂钩，严禁给医务人员设定创收指标，严禁把医务人员个人收入与医院的药品、卫生材料、检查和检验等业务收入挂钩。要切实抓好医德医风，严肃处理红包、回扣等医疗腐败问题，努力营造廉洁行医的文化氛围，在开好薪酬制度改革的阳光正门的同时，堵住灰色的偏门，让医务人员收入阳光、体面、有尊严，为薪酬制度改革营造良好的外部环境。

第7章　建设县域紧密型医共体

摘要： 以基层为重点是我国新时代卫生与健康工作方针的重要内容，2017年以来，三明市在巩固医改成果的基础上，进一步探索、拓展改革新路径，从行政管理体制上进行改革，以组建总医院的形式，在每个县建立一个县域紧密型医共体，实行“七统一”的管理制度、“三打包”的经费管理办法，为县域医防融合提供载体，促进了医疗资源的合理配置和有效利用，提升了基层医疗卫生机构的服务能力，提高了医保基金使用效率和效益，增进了群众看病可及性与健康水平，提高了医务人员和群众的满意度，一定程度上推动了管办分开的实践进程，解决了基层医疗服务体系碎片化的问题，为有效开展医防融合、建立分级诊疗制度、实现以治病为中心向以健康为中心转变提供了基础。

关键词： 县域紧密型医共体；“七统一”；“三打包”

一、改革的历史背景

2017年三明医改重点由公立医院改革转向基层医疗卫生服务体系改革，这是三明医改进入深水区“啃硬骨头”的又一重大举措。随着三明医改不断深化，基层医疗卫生服务体系存在的问题凸显，根据全国卫生与健康大会提出的“把以治病为中心转变为以人民健康为中心”的新要求，三明市把医改重点放在基层，再次吹响基层综合医改的号角。

（一）基层医疗卫生服务体系亟待重整再造

基层医疗卫生服务体系是我国医疗卫生服务体系的基础，是为广大农村居民提供公平、可及、便捷、优质医疗卫生服务的载体，也是政府建立功能定位清晰、就医秩序科学合理的分级诊疗制度的基石。改革前，三明市基层医疗卫生服务体系与全国一样，不同程度地都存在如下几方面问题。

首先，县域医疗卫生服务体系管理碎片化。从横向看，县级医院各自为政，各自经营，盲目扩张规模，相互竞争，争人才、争经费、争设备、争病源。学科低水平重复建设，医疗设备追求高精尖，配置重复，医院之间人才、技术、设备和信息形成壁垒，资源不能共享，医疗服务效率和效益不高，医疗资源不足与浪费并存。从纵向看，县乡两级医疗卫生机构不同法人，不同隶属，互不关联，没有建立权责清晰的分工协作机制，无法推动县域医疗资源合理配置和纵向流动，县级优质医疗资源不愿下沉到乡镇，基本医疗与公共卫生分离，信息系统各自建设、互不兼容，信息无法共享，出现“信息孤岛”问题，导致低效率重复劳动，难以有效应对疾病预防控制形势发展的需要，不能让广大农民群众就近获得更加公平、可及、系统连续的医疗卫生服务。

其次，分级诊疗缺乏基础。建立分级诊疗制度就是要建立医疗卫生机构分工协作机制，合理规范就医秩序，促进优质医疗资源有序、有效下沉，提高基层医疗服务能力。然而，由于县域医疗卫生服务体系管理碎片化，县乡医疗机构相互竞争，县级优质医疗资源难以下沉到乡镇，医疗资源配置不合理，使得正常就医秩序被破坏。由于城市（县级）医院规模不断扩张，吸引了卫生技术人才留在城市（县级），吸引了本该由基层承担的慢性病、常见病患者，对基层造成了人才和病源的“双虹吸”现象。由于优质医疗资源过分集中在城市（县级）医院，基层的医疗技术水平不高，医疗服务能力不强，百姓对基层医疗卫生机构的信任度低，看病就医宁可舍近求远，不愿意就近到基层医疗卫生机构就诊，出现了“医院不愿放、基层不愿接、群众不愿去”的问题。城市（县级）医院人满为患，基层医疗卫生机构则门可罗雀，加剧了群众“看病难、看病贵”的矛盾。同时，随着群众生活水平的提高，健康需求增加，但由于群众就医观念缺乏正确引导，群众就医往往就高不就低，就诊时存在“棘轮效应”，即患者患病后如果选择到大医院就医，就会受到大医院优质医疗服务的影响，以后无论其疾病严重程度和身体状况如何，都难以再选择质量较低的基层医疗卫生机构就诊。综上，尽管建立分级诊疗制度的要求在党的十七大就已提出，并作为新一轮医改的一项重要改革内容，但多年过去了，分级诊疗问题依然未得到有效解决。

最后，县域健康责任主体不清晰。改革前，县域公立医疗机构有纵横两个层面。横向层面是县级医院，包括县医院、中医院、妇幼保健院、精神病院等，从业务能力看，只有县医院能够起到牵头县域医疗卫生工作的作用，但政府并未赋予其牵头责任。纵向层面是乡镇卫生院，名义上是以县卫健部门管理为主，但多数的县级卫健行政部门对基层医疗卫生机构既没有人事管理权，也没有经费管理权，只有业务管理权，权力与职责不匹配，对基层管理的手段不多，结果是卫健行政部门想管没有能力管，县医院有能力却不能管，客观上造成承担县域内群众健康责任的主体模糊不清。

（二）三明市将医改重点转向基层有其必然性

三明市地处山区，全市超过 60% 的常住人口分布在乡（镇）村，与全国大多数地区一样，由于体制性问题，基层医疗卫生服务体系也存在效率低下、群众满意度不高的情况。2016 年，虽然三明市千人均床位数 5.35 张，居全省第三位，超过全省平均数 0.73 张；千人均卫生专业技术人员、执业（助理）医师数、注册护士数分别为 5.35 人、2.07 人、2.63 人，均超过全省平均数以上，但医疗资源主要集中在城市（县级）医院。三明市二级以上医院床位数占全市总床位的72.18%，而基层医疗卫生机构床位数仅占23.54%；二级以上医院卫生专业技术人员占全市总人数的63.46%，而基层医疗卫生机构卫生专业技术人员仅占19.39%。数据表明三明市医疗资源分布呈“倒三角”状态，80%集中在市、县两级，乡镇医疗卫生服务质量和水平与县城的差距在不断扩大，基层群众难以就近获得公平、可及的基本医疗卫生服务。

三明医改启动后，药改、医保改革、公立医院改革均取得了成效，但基层医疗卫生服体系存在的问题依然没有得到很好解决，基层医疗卫生机构服务效率不高，基层就诊率不高。2016年，全市各级、各类医疗机构门急诊总诊疗人次中，在二级以上医院就诊的占了60.9%，基层医疗卫生机构仅占38.5%；住院人次中，二级以上医院出院人次数占总出院人次数的75.34%，而基层仅占24.66%，二级以上医院床位使用率达87.14%，而基层仅46.39%。针对这些问题，三明市重新审视和梳理基层医改思路，认为基层改革是基础，在医药卫生体制改革进行到一定阶段时，基层改革务必跟上，否则深化改革就难以全面进行。为此，2016年起，三明市将医改的重点转到基层综合医改上，开始了改造基层医疗卫生服务体系的又一场攻坚克难的改革硬战。

（三）全国卫生与健康大会再次为三明市指明了改革方向

2016年8月，全国卫生与健康大会召开，习近平总书记在会上深刻阐述了推进健康中国的重大意义，并对我国医疗卫生事业改革与发展提出了方向性的科学论断，即“把以治病为中心转变为以人民健康为中心”，要为群众提供“全过程、全周期、全方位”的医疗卫生服务，必须把健康融入所有政策；同时，在医改方面提出五项任务，将分级诊疗制度列于改革之首，还有推进建立全民医保制度、建立现代医院管理制度、建立药品供应保障制度、建立综合监管制度等四项任务。习近平总书记高瞻远瞩的英明论断，为三明市基层医改指明了方向，三明市作为全国医改先行先试的单位，坚定不移地率先落实总书记的指示，奋力推进以健康为中心的医疗卫生事业，扎实筑牢分级诊疗的基石。

（四）三明市前期改革为基层体制性改革提供坚实基础

三明市既认真分析基层存在的问题原因，也充分认识本市所具有的推进基层体制性改革优势，从而树立了打赢基层综合医改攻坚战的信心。

1. 前期医改创造了良好的内外部条件

三明市自2012年启动改革，就将市县22家公立医院组成一个整体，同步推进内部运行机制改革，实行统一的院长目标年薪制管理，在干部聘任、绩效考核、人事薪酬及财务精细化管理等方面实行统一政策，已经具备了县域内组建医疗集团的雏形。同时，三明市进行的药品采购制度、医保管理体制和公立医院薪酬制度改革已经基本到位，并取得成效，为基层综合医改创造了良好的内外部条件。

2. 医共体的先行试点提供有益经验

三明市将乐县于 2014 年在全省率先开展县医院与中医院人、财、物等资源整合，推行“一套班子、一套财务、两块牌子”工作机制；2015 年又在全省先行启动县、乡、村医疗卫生服务一体化改革，走出了基层医改新路子，形成了“两院整合、三级一体、政事分开、权责明晰”格局。尤溪县于 2016 年启动全民健康四级共保工程试点和医疗资源整合工作，以县医院、中医院为龙头，组建两个医疗集团，以医保基金统筹包干为纽带，结成责任共担、利益共享、优势互补的紧密型联盟。这一改革实践证明，以县域为单位整合医疗机构实行紧密型联盟能有效推动医疗资源下沉，推动以治病为中心向以健康为中心的服务模式转变。将乐县和尤溪县两县的改革，为三明市组建县域紧密型医共体（简称总医院，下同）提供了实践经验。

3. 以政府为主的投入保障为基层深化改革提供经济支撑

三明市在医改之初就解决了基层医疗卫生机构的经费保障问题，建立了乡镇卫生院“公益一类保障，公益二类管理”的运行机制。医保管理体制和制度改革，保证了医保基金对县级医院的补偿足额、及时到位，2016 年公立医院总收入中，来源于城镇职工和城乡居民医保基金支付的占 39.7%，加之市、县两级财政补助占公立医院总收入的 19.18%，两项资金合计已占公立医院总收入的 59.5%，2017 年已占到 60.29%。政府投入政策的落实和医保基金的有效补偿，为基层改革提供了有力保障。

综上所述，三明市在医改新形势下，认真研判本市改革实际状况，及时将改革中心转移至基层，以组建总医院为抓手，开始了真正意义上的基层医疗卫生服务体系管理体制的改革。2017 年底，全市各县（市、区）完成了总医院组建，实现了基层医疗卫生管理体制改革质的重大飞跃和突破。

二、改革的路径与方法

2017 年 4 月，三明市委、市政府下发《关于开展总医院组建工作的意见》（明委〔2017〕21 号），推行以总医院形式组建县域紧密型医共体，并从总体要求、基本原则、组建框架、职责分工、运行机制、实施步骤、强化保障几个方面对总医院的组建提出具体要求，全面启动了三明市县域紧密型医共体建设工作。其改革路径最明显的特点就是由党委政府直接主导并实施推动。

（一）三明市总医院的特征决定了必须由党委政府主导推动实施

根据三明市的思路，所要建设的总医院必须具备三大特征。一是横向到边、纵向到底，将县域内所有的公立医疗机构纳入总医院，整合成一个独立法人的单位，并作为县政府直属单位。这是因为总医院肩负着均衡区域内医疗资源下沉和分级诊疗的重任，县域内各医疗机构只有组成一个整体，才能达到建立总医院的初衷。二是内部建立高度集中统一的运行机制，实现人员、财务、资产、业务、绩效、采购、信息的“七个统一”管理。由于整合进总医院的医疗机构层次、人员身份、薪酬待遇、财政投入渠道等方面差异较大，总医院构架虽搭建，但内部必须有高度统一集中的指挥棒，才能保证总医院走上健康、良性的可持续发展轨道。三是实行医保打包支付，建立医保“总额包干、超支不补、结余留用”的机制，这既是激发总医院提质增效的内生动力，主动控制医疗成本，提高精细化管理水平，也是促进医疗服务行为向健康转移的激励机制，而且医保打包支付能够促使内部成员单位捆绑一起，从昔日的竞争对手转化为“一家人”的关系。

总医院的三大特征决定了三明市建设总医院是三明医改以来力度最大、涉及面最广的体制性改革，也是医改最难啃的“硬骨头”之一。它涉及基层医疗卫生机构管理权和利益的重新分配调整，卫健部门或其他政府部门无法承担这样的责任。因此，三明市要求县级党政一把手不仅要挂帅牵头，而且还需负责全力推进，即“一竿子插到底”。三明市各县（区）均成立由政府主要领导担任组长的县总医院筹建领导小组，负责总医院具体筹建工作。县委、县政府制定组建总医院实施方案，明确目标任务及序时进度，并以县委、县政府文件印发执行。三明市明确党委政府作为总医院建设的主体，负责决策并推动建设。政府成立由卫生、医保、人社、财政、编办、县医院等人员组成的公立医院管理委员会，作为总医院的决策机构，代表政府履行办医职责。

（二）明确政府与总医院关系

三明市总医院对于原来的县域医疗卫生服务体系而言，几乎是重构和再建。因此，面对这么一个创新的县域医疗卫生服务体系，政府的管理体制就必须进行相应的转变，以适应这一新体系。对此，三明市明确四点要求，一是明确县医院牵头成立总医院，作为紧密型医共体的运营管理机构，将县域公立医疗卫生机构的人、财、物和业务管理权赋予总医院。二是明确县卫生部门的主要职责，是对总医院落实政府卫生政策和履职情况等进行管理，并对总医院的服务行为实施行业监管。政府各部门只对总医院进行管理，不再对总医院的各成员单位进行管理。三是明确政府相关部门在原有的公立医院管理委员会（简称医管委，下同）的层面上，参与总医院重大事项的决策。四是明确总医院与内部各成员单位的关系，即总医院作为各成员单位的唯一法人单位承担运营管理责任，各成员单位的法人由总医院的院长统一担任。

（三）按照“门槛内外”原则，落实总医院办医自主权

设立总医院不仅是机构的整合，也是政府“刀口向内”，促使相关职能部门下放权力，推进“放管服”的过程。2017 年，福建省医改领导小组办公室制定了组建总医院的评价考核指标文件，三明市根据文件精神，要求县直组织、人事、财务、绩效、医保等有关部

门要把办医自主权下放给总医院，确保总医院作为县政府直属的事业单位，能够正常行使管理职权。在干部管理上，总医院领导班子成员由县委组织部按照干部序列管理，县医管委协助管理。总医院内部干部管理由院党委负责。在人员管理上，编制部门根据总医院内各医疗机构情况，明确总医院总编制数（公益一类不变），鼓励实行人员控制数管理。人事部门赋予总医院人员进出、岗位设置、职称管理的自主权，内部人员调配由总医院负责。在财务管理上，各级政府对总医院及其成员的财政投入保障责任不变，以总医院为单位编制预算。所有以政府为主的资金投入直接对应总医院，不再与总医院内部成员发生联系。各级财政对县域内公立医疗机构投入总额不变。在资产管理上，由县政府授权将总医院各成员单位的资产统一划归总医院管理使用，由其负责资产运营。在绩效考核上，总医院实行院长目标年薪制管理，院长目标年薪由政府发放，工资总额、院长年薪考核等方案由县医管委负责制订。总医院内部绩效分配由总医院负责。同时，实行医保打包支付管理，将县域内参保人员医保资金整体打包给总医院后，不得干预总医院内部医保资金的使用。将县域国家基本公共卫生服务经费全部交给总医院统筹管理。下放职权后，为了保证总医院的办医自主权的真正落地，三明市还反复强调“门槛内外”原则，即所有相关单位与总医院的工作关系只能发生在总医院这个“门槛外”，只能面对总医院而不能直接面对各成员单位，不能直接干预总医院的运营管理等，真正落实好总医院的自主经营权、自主用人权、自主分配权。

（四）推进总医院建立现代化管理制度

三明市认为，总医院是改革的新生产物，是新型的县域医疗卫生服务体系，在推进建设的过程中，必须按照现代医院管理制度的要求进行相关制度设计。

首先，实行党委领导下的总院长负责制。一是配齐党政领导班子。按照中共中央办公厅印发《关于加强公立医院党的建设工作的意见》（中办发〔2018 年〕35 号）和国务院办公厅印发《关于建立现代医院管理制度的指导意见》（国办发〔2017〕67 号），设立总医院党委，隶属县委领导。党委书记与总院长分设。同时，向市、县两级医院派设纪委书记，加强监督执纪问责，筑牢反腐倡廉防线。二是实行院长聘任制。淡化二级以上公立医院院长行政级别，实行院长聘任制、任期目标责任制，院长由同级医改领导小组聘任，推进公立医院院长职业化、专业化。三是配备行政副院长和总会计师。班子设行政副院长职位，保证院内行政管理工作有专职领导分管。实行总会计师制度，加强总医院经济管理。总医院设立总会计师岗位，承担总医院的财务、成本、预算管理和会计核算、监督等职责，总会计师由财政部门选派并管理，总会计师与党委书记、总院长一样实行目标年薪制，薪酬由财政支付。

其次，落实总医院自主经营权、自主用人权和自主分配权。一是制订总医院章程，全面推进总医院内部管理科学化，不断提高运行效率。赋予总医院人事管理、副职推荐、内部分配、年度预算和运营管理等自主权。二是实行编制备案管理。打破现行公立医院编制管理限制，合理核定各级公立医院人员规模，改编制使用审批制为备案制，由公立医院自主考录聘用人员，招聘结果报相关部门备案，赋予总医院自主用人权。三是建立绩效考核制度，政府只对总院长进行年度绩效考核，绩效考核结果与院长目标年薪和总医院工资总额核定挂钩，总医院在核定的工资总额范围内，按照“年薪计算工分制”分配办法自主分配，落实总医院的自主分配权。

（五）促进中医药事业持续不断发展

中医院是中医药传承、发展的主要阵地，是人民群众看病就医的重要选择，是我国医疗卫生服务体系的重要组成部分，为保障人民群众健康发挥了重要作用。三明市在建设总医院中，始终把中医发展放在重要位置，按照国家中医药管理局、国家卫生健康委印发的《关于在医疗联合体建设中切实加强中医药工作的通知》（国中医药医政发〔2019〕8 号）、国家卫生健康委与国家中医药管理局联合印发的《医疗联合体管理办法（试行）》（国卫医发〔2020〕13 号）等，明确提出要加强中医院建设，在组建总医院过程中，坚持做到发展中医药的职责和定位不弱化，在具体措施方面，一是组织框架上，组建的总医院实行一个机构，两块牌子，保留中医院建制和名称。二是管理制度上，赋予中医院人员管理、岗位设置、职称管理的自主权。保留中医院相应财务管理权，建立一套规范的中医院财务报表。三是中医资源整合上，将县医院中医科整合到中医院，重点发展骨伤、康复、姑息治疗等中医特色专科。在乡镇卫生院建设中医馆，大力推广中医适宜技术，中药代煎、代送服务等，提高群众中医服务可及性。同时，鼓励中医院牵头组建各种形式的具有中医特色的专科联盟。通过总医院建设，进一步促进中医药事业的发展，打消了国家及主管部门对三明市医共体建设中可能出现的中医院功能与作用被削弱问题的担忧。

（六）建立医防协同融合新机制

三明成立总医院其中要解决一个很重要的关键问题，就是长期以来体制不顺造成的医防分离问题，主要有四方面的工作。

1. 加强总医院内部公共卫生机构建设

2017 年，三明市 12 个县（市、区）组建总医院，明确要求所有总医院必须专门设立公共卫生科，承担起公共卫生服务职责。目前三明市已实现了县、乡、村三级公共卫生业务连贯、衔接，覆盖全体居民。同时，对于加入进总医院的妇幼保健院、皮肤病医院、精神专科医院，参照执行公立医院综合改革薪酬政策，以提高这些承担公共卫生服务的医疗机构从事健康服务的积极性。

2. 启动疾控中心综合改革

2019 年底，三明市制定下发了市疾控中心综合改革方案，专门成立医防融合领导小组，将疾控中心的“预防”职能提到与医院“治疗”一样重要的位置。为了解决县域疾控机构与总医院医防融合问题，三明市首先确定了 5 个县（市、区）作为县域疾控中心综合改革试点。采取四项改革措施：一是突破疾控中心公益一类的分配体制，实行“公益一类保障、公益二类管理”，让疾控中心产生内生动力积极服务于公共卫生。二是优化职能促进与总医院的协同融合。对疾控中心开展医防协同工作专项考核，将其公共卫生服务项目考评与总医院年薪制考核同步进行。疾控中心对医院提供的可疑疾病样本及时开展病原学检测，及时作出权威检测结论，为总医院的医生诊治提供正确方向，并指导总医院做好科学防护。疾控中心加强常见病、多发病、重大疾病和季节性流行病分析研判，及时发布预警信息和防控策略，指导总医院医生针对流行性疾病开疫苗处方。三是拓展服务业务。允许疾控中心在完成法定职责的前提下，开展 6 大类 233 项社会化公共卫生技术服务，并取得合理收入，增加疾控机构绩效工资增量资金。鼓励疾控中心参与总医院家庭医生签约服务，增加业务收入。四是建立激励机制。调高疾控中心高级职称岗位结构比例，允许突破现行事业单位工资调控水平，且在完成总医院分配的健康教育与促进任务的同时取得的收入，可用于增加疾控人员个人绩效薪酬。2020 年 7 月，在 5 个县试点的基础上，全市全面推开县域疾控中心改革。

3. 建立全程健康管理服务机制

为了适应慢性非传染性疾病高发态势，适应区域性的疾病谱变化，三明市各总医院深入开展慢性病管理、行为促进、宜居环境三项行动计划。以高血压、糖尿病、严重精神障碍和肺结核等为突破口，实施关口前移、重心下移，设立慢性病一体化管理绩效考核奖励资金，大力推动危险因素早发现、早干预和慢性病患者早治疗、早管理。对已确诊的六类慢性病患者给予免费提供 39 种基本药物，累计免费提供 123.05 万人次、2404.7 万元。至 2020 年底，全市高血压、2 型糖尿病、严重精神障碍、肺结核患者规范管理率分别达 83.02%、82.48%、90.25%、99.68%，重大慢性病过早死亡率从 2017 年的 13.05% 降至 11.68%。

4. 新型冠状病毒病大流行的考验

2020 年新型冠状病毒病大流行，总医院体制呈现出集结迅速、力量集中的优势特点，发挥了“七统一”的作用[1]。一是统一指挥协调。总医院统一指挥县、乡、村三级医疗卫生机构新型冠状病毒病大流行防控工作，明确纵向、横向职责分工，通过视频系统等现代通信手段，实现步调一致。二是统一业务培训。总医院按照国家防控、诊疗等规范，制订细化操作规程，对县、乡、村三级医务人员统一进行培训、应急演练并考试，共培训 4 万多人次。三是统一资源调度。总医院实行院长审批制，统一调配重点医疗防控物资，确保乡

[1] 此处发挥了“七统一”的作用，主要指在新型冠状病毒病大流行中该制度在指挥协调、业务培训、资源调度、疫情管控、督促检查等方面发挥出的重要作用。

村一线医护人员得到有效防护；统一投放技术力量，县乡之间和重点领域之间医护人员得到均衡配备。四是统一新型冠状病毒病大流行管控。新型冠状病毒病信息报送执行逐级向上报送和向下反馈原则。乡村医生、乡镇分院、总医院与当地指挥部建立顺畅信息传递机制，实现对发热患者管理的无缝对接。五是统一救治管理。乡村医生协助开展发热患者流行病史调查，乡镇分院设置预检分诊，总医院发热门诊及时隔离、治疗不明原因的发热、咳嗽患者，确诊患者转至市第一医院集中治疗，对已退出的疑似病例留院医学观察。至 2021 年 2 月 20 日，发热门诊累计接诊 9376 人次，累计留院医学观察 386 人。六是统一督促检查。总医院不定期组织人员前往乡村两级督查，指导乡镇分院规范开展接诊、预检分诊，督促落实发热患者登记和个人防护措施。此外，三明市还顶住了在外经营沙县小吃和出国务工人员返流多的压力，新型冠状病毒病大流行期间全市 14 例确诊病例和 1 例无症状感染者均为输入性病例，市内无二代病例发生，医务人员零感染，抗疫成绩位居全省第一，得到国务院联防联控机制指导组的充分肯定。

（七）建立健康指标督查机制

三明市在考核机制上建立了健康指标督查机制，以评促建，进一步完善总医院建设。三明市将健康指标纳入总医院党委书记（院长）目标年薪的考核内容，建立了包括医院管理、医保管理、重点改革、高质量发展、健康绩效、党的建设等 6 类 30 项医改综合考核指标，针对中医院设置 17 项指标，对中医“治未病”示范乡镇建设试点单位，增设奖惩项。考核由三明市医改领导小组组织，结果与总医院书记（院长）目标年薪和总医院工资总额核定、医生绩效工资挂钩。

三、改革的成效

三明市通过总医院建设盘活了县域医疗资源，优化了医疗资源配置，提升了基层医疗卫生机构的服务能力，提高了县域医疗卫生服务体系的整体效率和效益，为医防融合、实现“以治病为中心”向“以健康为中心”转变提供基础，得到国家相关部门的认可和推广。

（一）基层医疗机构服务能力提升

总医院通过整合县域医疗资源，借助县级优质医疗资源，提升基层医疗服务能力，提高了群众对基层医疗卫生机构的信任度，群众就近在基层就医的比例逐年提高。从 2012—2022 年三明市各级医疗机构诊疗人数占总诊疗人数的比例看，在 2019 年以前比例相对稳定，2017 年开始组建总医院，到 2019 年其改革成效就初步显现，基层医疗卫生机构就诊占比逐年提高（图 7–1），与全国相比，2012 年三明市改革以来，基层医疗卫生机构就诊占比一直呈现上升趋势，2019 年后上升明显（图 7–2）。

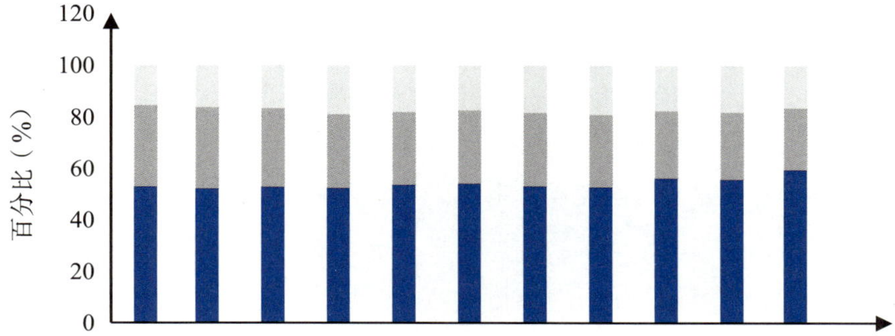

	2012	2013	2014	2015	2016	2017	2018	2019	2020	2021	2022
三级医院	15.45	16.21	16.56	18.87	17.97	17.28	18.20	18.93	17.47	18.00	16.34
二级医院	31.89	31.88	30.88	29.00	28.62	28.76	28.89	28.49	26.40	26.37	24.24
基层医疗机构	52.66	51.91	52.56	52.13	53.44	53.96	52.91	52.58	56.13	55.63	59.42

■基层医疗机构　■二级医院　■三级医院

▲ **图 7-1　2012—2022 年三明市各级医疗机构诊疗人数占总诊疗人数的比例**

数据来源于三明市医疗卫生机构年报表

总诊疗人数为三级医疗机构、二级医疗机构和基层医疗卫生机构［社区服务中心（站）、卫生院、村卫生室］之和

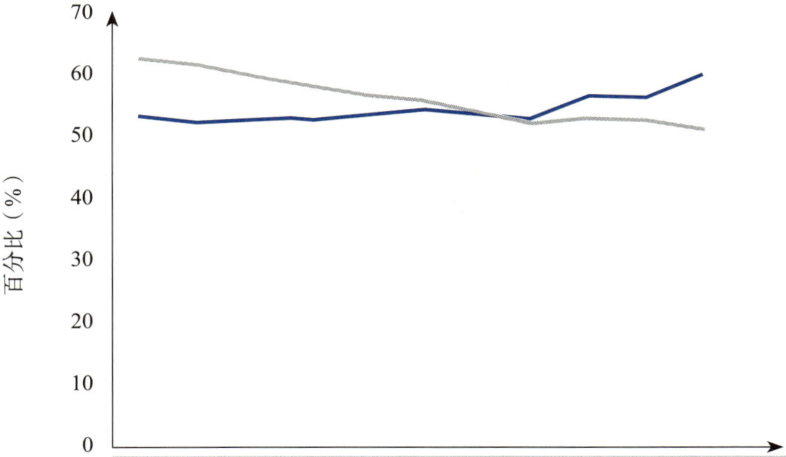

	2012	2013	2014	2015	2016	2017	2018	2019	2020	2021	2022
三明	52.67	51.91	52.57	52.13	53.41	53.97	52.91	52.58	56.12	55.63	59.43
全国	62.06	61.27	59.31	57.84	56.29	55.13	53.41	51.71	52.68	52.28	50.70

三明　全国

▲ **图 7-2　2012—2022 年基层医疗卫生机构诊疗人次数占总诊疗人数比例**

全国数据来源于《2022 年我国卫生健康事业发展统计公报》《2021 中国卫生健康统计年鉴》《2015 中国卫生和计划生育统计年鉴》；三明市数据来源于三明市医疗卫生机构年报表

总诊疗人数为三级医疗机构、二级医疗机构和基层医疗卫生机构［社区服务中心（站）、卫生院、村卫生室］之和

同时，总医院解决了县域医疗卫生机构的利益问题，畅通了县级医院与乡镇卫生院上下转诊的渠道。以三明市尤溪县为例，从尤溪县总医院和基层医疗机构转诊的情况看，2017—2018 年，下级医院往上级医院转诊的人次数呈现断崖式下降，而上级医院转诊至下级医院的人次数呈现快速上升趋势，说明其基层就诊人次数的增加有一部分是通过上下转诊来实现的，这也是总医院建设带来的“上级医院愿意放，乡镇卫生院有信心接，群众放心去”的改革效果（图 7–3）。

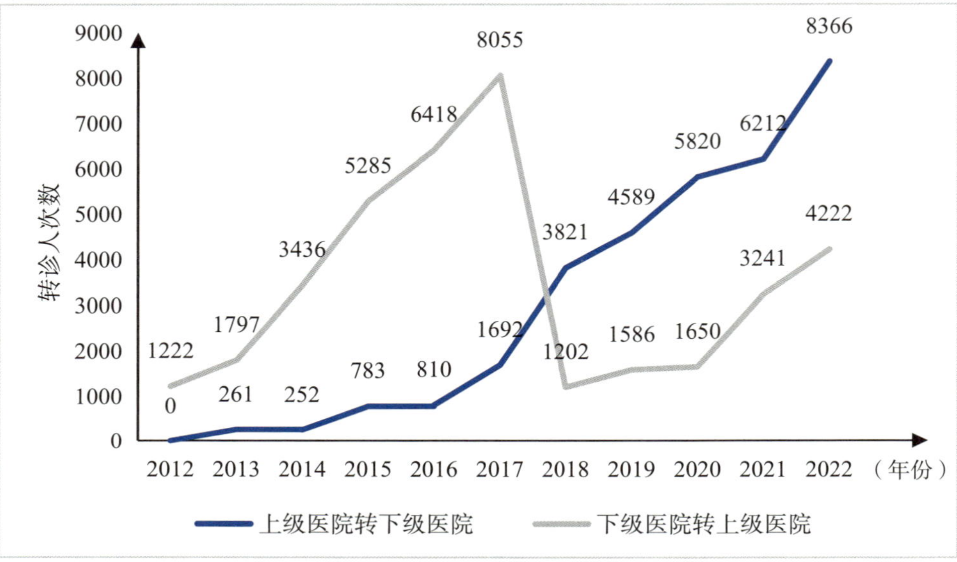

▲ 图 7–3　尤溪县 2012—2022 年上下转诊情况

上级医院指总医院，下级医院指乡镇卫生院或社区卫生服务中心

（二）群众就医负担得到减轻

2012—2015 年，三明市职工和居民门诊自付费用存在较大的差距，2017 年以后，职工和城乡居民自付费用占总费用的比例基本稳定在 50% 左右，职工门诊自付比例下降明显（图 7–4）。在住院费用方面，职工和居民住院费用均下降，其中，居民自付费用占总费用的比例由 2012 年的 50.64% 下降至 2022 年的 37.78%；职工的自付费用占总费用的比例由 2012 年的 36.02% 下降到 2022 年的 30.77%（图 7–5）。

（三）医保基金使用效率和效益得到提高

2017 年，总医院实行县域医保基金“打包”支付改革后，总医院既是医保基金的管理者，又是医保基金的使用者，这种让“花钱的人去管钱”的做法，在“总额包干、超支不补、结余留用”的激励机制下，彻底改变了总医院被动控费的局面，促使总医院更加注重价值医疗和控制医疗成本，积极主动控费，堵住浪费漏洞。2017—2020 年医保基金包于经费结余率逐年增加，即便面临新型冠状病毒病大流行，也没有增加医保基金支出，充分显示了总医院管理使用医保基金的优势，让总医院成为医保基金的守门人。同时，医保基金结余部分纳入总医院的医疗服务收入，允许其用于开展医防融合相关业务，激发总医院开展慢性病管理，推动了“以治病为中心”向“以健康为中心”转变的积极性，提高了医保基金的使用效率和效益，并为医防融合工作的开展提供了经费保障（图 7–6）。

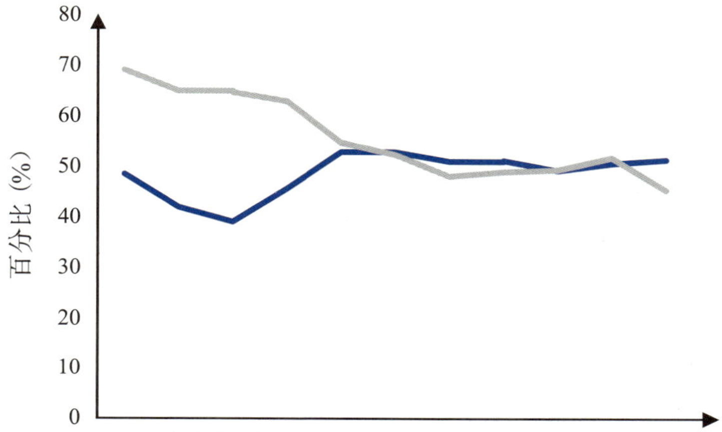

	2012	2013	2014	2015	2016	2017	2018	2019	2020	2021	2022
居民门诊自付费用占比	48.52	41.99	39.11	45.69	52.90	52.90	51.06	51.24	49.28	50.68	51.42
职工门诊自付费用占比	69.98	64.88	64.61	62.86	54.71	52.37	48.12	49.02	49.43	51.82	45.43

▲ 图 7–4　**2012—2022 年居民和职工门诊自付费用占总费用的比例情况**

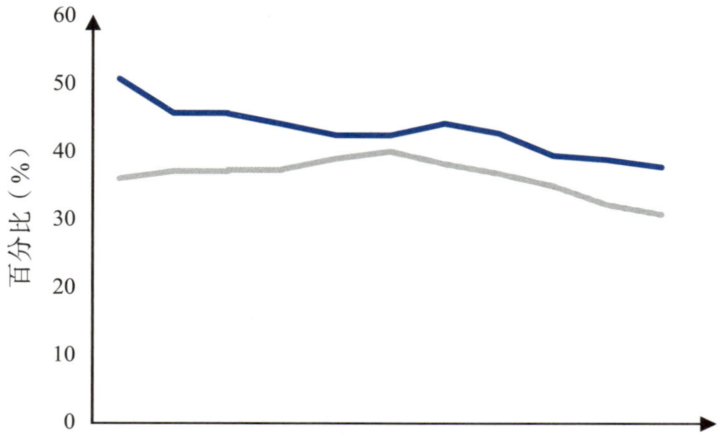

	2012	2013	2014	2015	2016	2017	2018	2019	2020	2021	2022
居民住院自付费用占比	50.64	45.67	45.59	44.07	42.44	42.45	44.19	42.74	39.45	38.86	37.78
职工住院自付费用占比	36.02	37.09	37.28	37.38	38.97	40.02	38.20	36.79	34.95	32.20	30.77

▲ 图 7–5　**2012—2022 年居民和职工住院自付费用占总费用的比例情况**

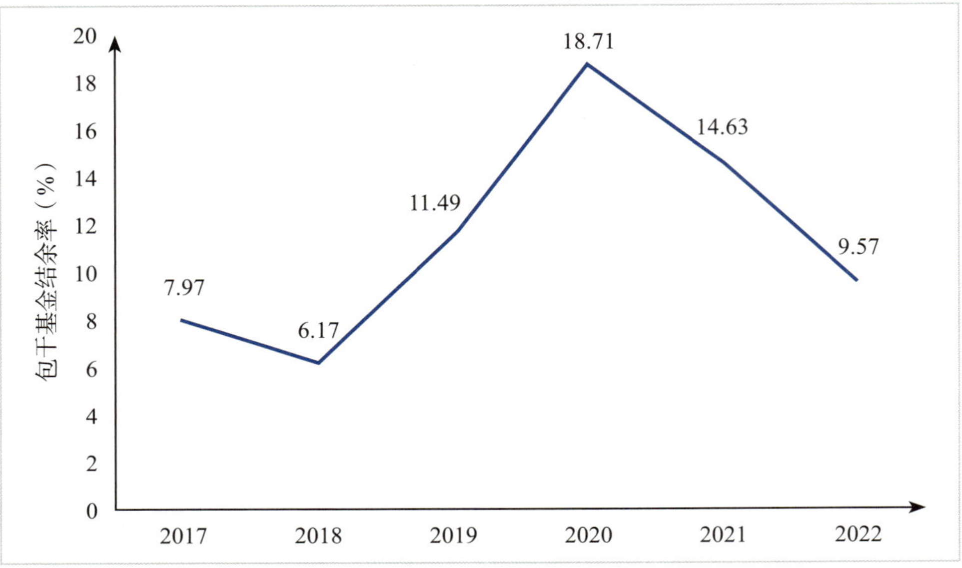

▲ 图 7–6　**2017—2022 年医保包干基金结余率**

数据来源于三明市医保数据

（四）群众看病可及性和便利性得到提高

通过总医院建设，实施了县、乡、村药品一体化管理，总医院实行统一的药品目录，统一采购配送，打通了县级医院与乡镇卫生院的用药渠道，患者到县级医院初诊后，即可到乡镇卫生院进行后续治疗，不会因为药品供应问题受到影响。同时，总医院设置中药房为乡镇卫生院提供中药调剂和中药代煎、代送业务，群众在乡镇卫生院中医科就诊或者总医院医生下乡巡诊开的中药方，可随时传送到总院中药房进行调剂，需要配送到家的，按标准收取配送费后全县统一配送，当日即可配送上门，既解决了乡镇卫生院中药饮片用量少、成本高、管理难、不愿配的问题，又极大地方便了群众的中医药服务，提高了群众医疗服务的可及性和便利性。

（五）群众健康水平得到提升

1. 慢性病健康管理质量不断提高

三明市依托总医院推行“分区、分级、分类、分标”的慢性病一体化管理模式，分清了县、乡、村三级医疗机构在慢性病管理中的职责和任务，各司其职，各负其责，取得了很好的效果。2017—2022 年三明市高血压和 2 型糖尿病患者规范管理率逐年上升，5 年间分别增长了 8.37 个、9.56 个百分点（图 7–7 和图 7–8）。

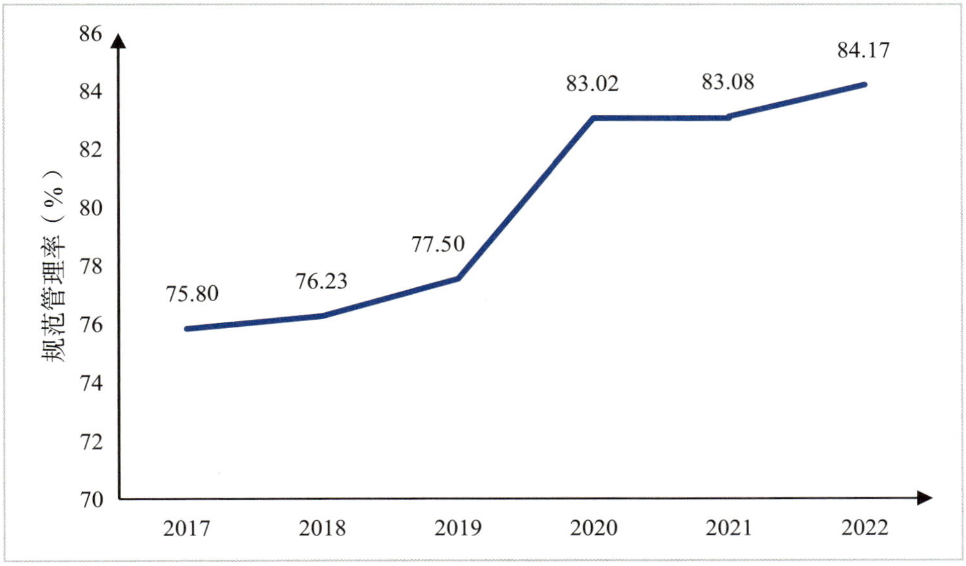

▲ 图 7-7　**2017—2022 年三明市高血压患者的规范管理率变化**

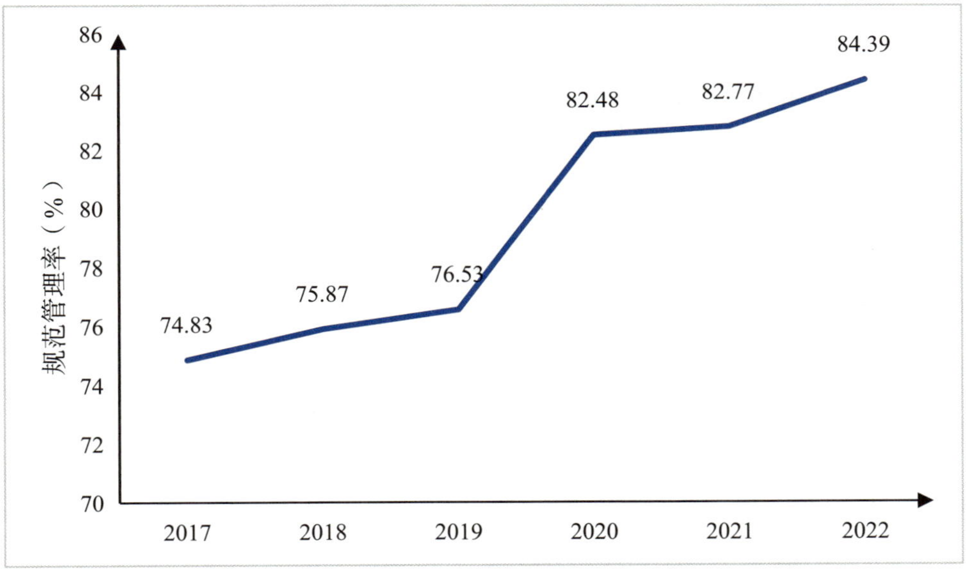

▲ 图 7-8　**2017—2022 年三明市 2 型糖尿病患者的规范管理率变化**

通过对糖尿病、高血压的规范化管理，三明市糖尿病和高血压相关并发症住院占总住院比例从 2017—2020 年呈现先增加后下降的趋势，高血压从 2019 年起开始下降，表现更加明显（图 7-9），凸显了“预防为主”的作用，增强了总医院推进“以治病为中心”向“以健康为中心”的信心和动力。

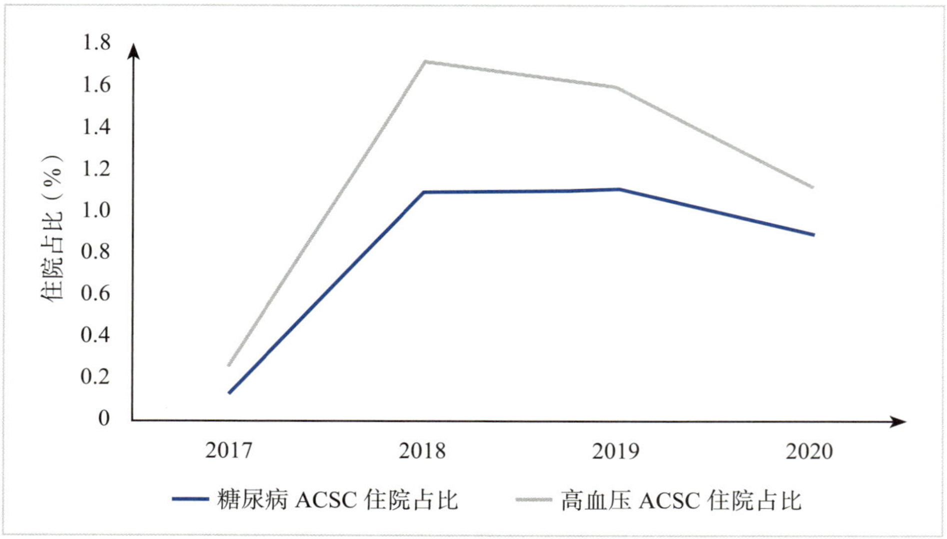

▲ 图 7-9　**2017—2020 年糖尿病、高血压 ACSC 住院占比情况**

数据来源于医保数据

参考 OECD 国家 ACSC 编码，糖尿病 ACSC 对应的疾病 ICD-10 编码为 E10.0-E10.9、E11.0-E11.9、E13.0-E13.9、E14.0-E14.9；高血压 ACSC 对应的疾病 ICD-10 编码为 I10、I11.9、I12.9、I13.9

2. 重点人群健康管理率持续提升

总医院发挥县、乡、村一体化的优势，积极开展重点人群健康管理。三明市老年人健康管理率总体呈上升趋势，尽管 2021 年的老年人健康管理率略有下降，但与 2017 年相比提高了近 4 个百分点，也略高于全国平均水平（图 7-10）。

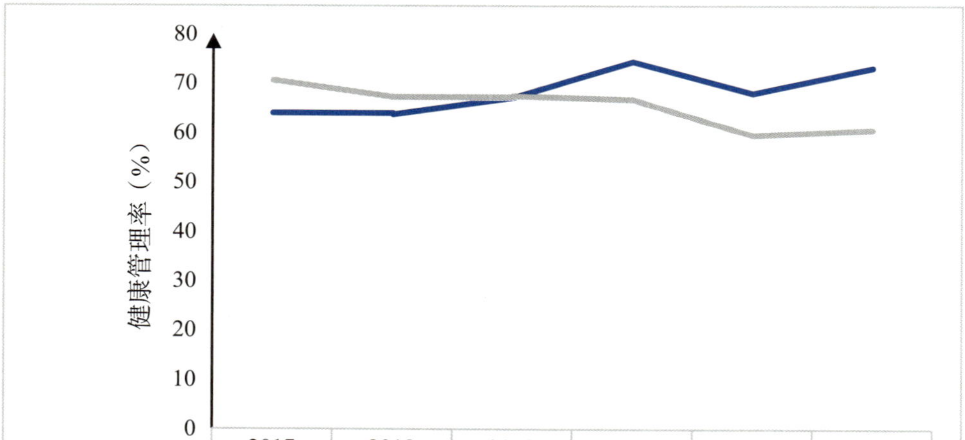

	2017	2018	2019	2020	2021	2022
三明	64.04	63.78	67.15	74.42	68.03	73.13
全国	70.50	67.18	67.41	66.71	59.53	60.58

▲ 图 7-10　**2017—2022 年三明市老年人的健康管理率变化**

三明市孕产妇产后访视率在 2017—2022 年呈现总体上升趋势，2018—2019 年上升明显。全国孕产妇产后访视率总体稳定，三明市孕产妇访视率在 2019 年超过全国平均水平（图 7–11）。

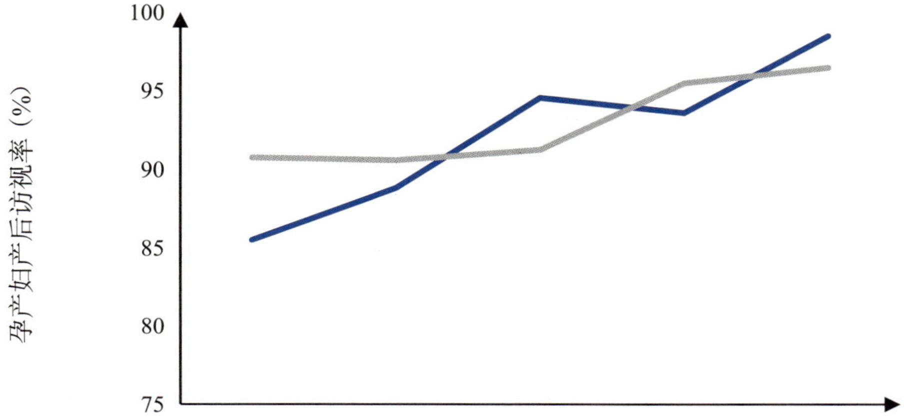

	2017	2018	2019	2020	2022
三明	85.53	88.85	94.56	93.61	98.53
全国	90.76	90.59	91.26	95.50	96.50

0

▲ 图 7–11　**2017—2022 年三明市孕产妇的产后访视率变化**

2017—2022 年三明市 0—6 岁儿童健康管理率整体上呈现较大幅度上升的趋势，2022 年三明市 0—6 岁儿童健康管理率为 94.69%，与 2017 年相比增长了 11.65 个百分点（图 7–12）。

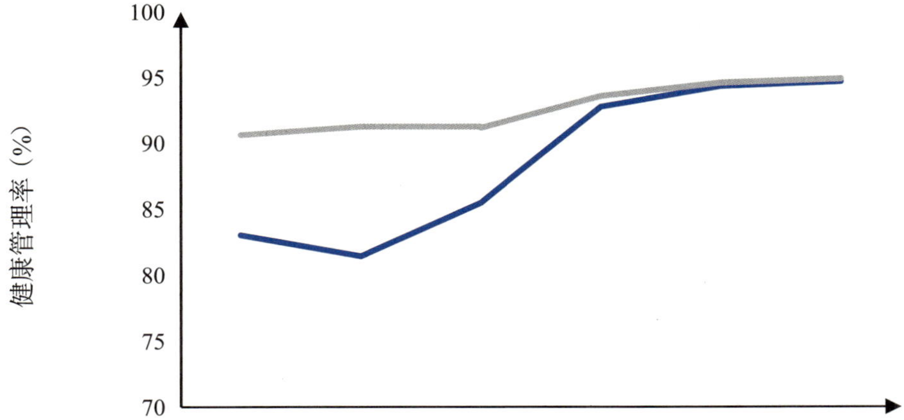

	2017	2018	2019	2020	2021	2022
三明	83.04	81.44	85.47	92.79	94.35	94.69
全国	90.61	91.25	91.16	93.60	94.60	94.90

▲ 图 7–12　**2017—2022 年三明市 0—6 岁儿童的健康管理率变化**

（六）医务人员和群众满意

1. 医务人员满意

通过对三明市 6 个县（区）929 份样本（表 7–1）的调查显示，有 85.36% 的基层医务人员对总医院表示满意（表 7–2）。其中，在自身工作的感受度和满意度方面，86.22% 的医务人员认为总医院实施后在机构提供的培训学习上表示满意；有 81.05% 的医务人员感受到总医院实施后自己的工作量变大了；在对应收入上，41.01% 认为付出和收入是对等的，有 11.20% 认为收入大于付出；在职称晋升上，70.61% 的医务人员觉得满意。在对总医院实施后其他方面的感受和满意度上，72.02% 的医务人员认为在硬件上有了较好的变化，76.32% 认为医疗服务能力有了较高的提升，居民对公共卫生服务的认可度也得到较好提高。在改革中，医务人员认为基层取得最为明显的成效排在前三的是医疗服务能力提升、管理制度更加规范和促进了乡村一体化建设（表 7–2）。

表 7–1　调查的基层医疗机构人员基本情况

变　量	N（%）或 $x \pm sd$
性别	
女性	579（62.33）
男性	350（37.67）
年龄（岁）	37.93 ± 11.4
所在机构类型	
社区卫生服务中心	159（17.12）
社区卫生服务站	11（1.18）
乡镇卫生院	569（61.25）
村卫生室	190（20.45）
工作类别	
全科医师	351（37.79）
专科医生	45（4.84）
护士	223（24.01）
公卫人员	134（14.42）
其他技术人员	160（17.22）

（续表）

变　量	N（%）或 $x \pm sd$
管理人员	16（1.72）
学历	
高中及以下	25（2.69）
中专	257（27.67）
大专	402（43.27）
大学本科及以上	245（26.37）
职称	
高级	60（6.45）
中级	163（17.55）
初级	475（51.13）
无职称	231（24.87）

表 7-2　基层医务人员对总医院改革后感受及满意度情况

变　量	N（%）
总体满意度	
非常满意	417（44.89）
比较满意	376（40.47）
一般	131（14.10）
比较不满意	5（0.54）
对自身工作的感受度和满意度	
机构提供培训学习的满意度	
非常满意	535（57.59）
比较满意	266（28.63）
一般	113（12.17）
比较不满意	8（0.86）

（续表）

变　量	N（%）
非常不满意	7（0.75）
总医院实施感受到工作量的变化	
变多了	753（81.05）
没变化	103（11.09）
变少了	31（3.34）
不清楚	42（4.52）
总医院实施后，感觉自己的收入变化	
增加了	348（37.46）
没变化	326（35.09）
减少了	162（17.44）
不清楚	93（10.01）
总医院实施后，工资收入与付出劳务比情况	
大于付出	104（11.20）
等于付出	381（41.01）
小于付出	305（32.83）
不清楚	139（14.96）
总医院实施后，对机构所在职称晋升和聘任满意情况	
非常满意	312（33.58）
比较满意	344（37.03）
一般	248（26.70）
比较不满意	22（2.37）
非常不满意	3（0.32）
对机构其他方面感受和满意度	
总医院实施后机构硬件设备变化情况	

（续表）

变　量	N（%）
变好了	669（72.02）
没变化	223（24.00）
变差了	3（0.32）
不清楚	34（3.66）
总医院实施后机构医疗服务能力变化情况	
提高了	709（76.32）
没变化	165（17.76）
下降了	17（1.83）
不清楚	38（4.09）
总医院实施后基本公共卫生服务对居民产生的影响	
很好，居民认可度高	414（44.56）
较好，居民逐渐接受并认可	444（47.80）
没有变化	68（7.32）
较差，居民认可度低	3（0.32）
总医院实施后，对基层医疗机构在哪些方面取得的成绩最明显	
提升医疗服务能力	573（61.68）
规范管理制度	399（42.95）
加强人才队伍建设	269（28.96）
完善薪酬激励机制	168（18.08）
推进家庭医生签约服务	264（28.42）
推动医防融合	151（16.25）
促进乡村一体化建设	310（33.37）
加强信息化建设	95（10.23）
提高基层医疗机构知名度	69（7.43）
落实分级诊疗	97（10.44）

2. 群众满意

总医院改革后群众满意度逐步提高。例如，尤溪县总医院在2018—2022年全省二级以上医院满意度调查总体得分和排名中，由2018年的66名升至2019年的45名；沙县总医院由2018年的121名升至2019年的119名，清流县总医院由2018年的180名升至2019年的25名。

（七）得到国家相关部门认可

三明市总医院建设的经验得到国家相关部门的认可，2021年10月，国务院医改领导小组印发《关于深入推广福建省三明市经验 深化医药卫生体制改革的实施意见》（国医改发〔2021〕2号），明确提出要推进紧密型医共体建设试点，逐步实现县域医共体内行政、人事、财务、业务、用药目录、信息系统等统筹管理，探索县域紧密型医共体实行医保资金总额付费制度，建立结余留用、合理超支分担机制，加强监督考核等。2021年11月，国家卫生健康委办公厅印发《关于推广三明市分级诊疗和医疗联合体建设经验的通知》（国卫办医函〔2021〕547号），总结了三明市分级诊疗和医联体建设的主要经验，明确提出推进紧密型医联体建设，推广三明市分级诊疗和医联体建设经验的重点任务和要求，在全国推广三明市总医院建设经验。

四、改革的启示

2017年，三明市以敢为天下先的精神，再一次勇蹚“深水区”，敢啃“硬骨头”，以建设总医院的模式，对基层卫生医疗服务体系进行了迄今为止深刻和彻底的体制性改革。三明市总医院建设已经走过了第六个年头，改革成效日益显现，影响日益深远。三明市的基层改革实践证明了，总医院模式是基层“向健康中心转移”可行并有效的路径和模式，从三明市的实践中，可以得到如下几点启示。

（一）“一竿子插到底”的改革推进形式是总医院建设的关键前提

基层医改是医药卫生体制改革较为特殊的一环，要准确把握基层医改的特殊性才能不走弯路。

首先，要深刻认识到地方政府是保障县域人民群众健康的第一责任人。改革前，在医疗市场化的大背景下，基层医疗卫生服务体系整体都是以治病为中心的，而且存在逐利机制。人们习惯认为看病是个人的事情，政府对群众健康应负的责任没有得到明晰和落实，地方政府也没有这种自觉意识。2016年，在全国卫生与健康大会上，习近平总书记提出，“要毫不动摇把公益性写在医疗卫生事业的旗帜上”“把以治病为中心转变为以人民健康为中心”“努力全方位、全周期保障人民健康”以及“将健康融入所有政策”，这些英明论断对医疗卫生事业发展具有划时代的里程碑意义，最核心的问题就是强调我们的党委和政府要对人民健康负全责、负总责。尤其是县域集中了全国70%的人口，其中90%是基本健康人群，只有10%左右的患者需要到县级以上医院就诊，大多数人群需要的是预防疾病和健康生活。毋庸置疑，“向以健康为中心转移”的改革任务主战场是基层，因此，其中很关键的是县委、县政府领导观念首先要转变，认识要先到位，才有可能亲力亲为、扑下身子抓改革。

其次，深刻认识县域改革的特殊性。改革之前，三明市的医改，如药品、医保、公立医院等改革都是专项改革，即以某个领域、某项改革向纵深推进为特征，我们称之为“条条改革”。这类改革基本是制度及机制性改革，顶层设计完成之后，主要任务就是向各级纵深推进。因此，党委、政府的主导作用主要是在顶层设计和决策，以及协调各部门抓落实并监管等方面，具体的实施由职能部门为主牵头推进。例如当年福建省两大改革——公立医院和医保改革，就是由政府成立公立医院管理委员会和医保改革委员会，主要负责人都由政府的副职领导担任，办事机构则分别设在管理医院的卫健部门和管理医保的财政部门，形成政府牵头做决策，具体职能部门牵头抓落实的工作机制。

然而，地方改革与条条改革不同，它是区域性改革，具有横向、整体、综合的特征，其改革的面广、关联度大，其改革的复杂性远比条条改革来得艰巨。有两方面因素决定了县域的党委政府对于基层改革必须“一竿子插到底”。一方面，县域医改有两大主要任务：一是在区域内为人民建立起健康管护体系；二是为国家治国理政建立分级诊疗制度发挥奠基石的作用。显然，这两大任务完全是政府的责任，只有地方党委政府才有可能对基层医疗卫生服务体系动大手术，进行整体的、系统的、框架性的改造和建设。综上所述，在改革问题上县域党委政府不能只是停留于号召和部署，其余的甩手让下面去干，那样要么使改革进行不下去，要么走偏门、走歪路。另一方面，县域已经是体制的最底层，县域党委和政府没有顶层设计和决策的任务，主要责任就是根据上级部署的实施方案抓改革任务的落实。因此，在县域改革过程中，党委政府既是领导改革的主体更是具体实施的推进者，这就是基层改革领导机制的特殊性和重要性。

（二）建设一个总医院是基层“向健康中心转移”的关键

多年来，社会上对三明市采取县域内建设一个总医院的做法，总有些杂音和质疑声。归纳起来，争论的焦点是县域是建设一个总医院好，还是多个好。三明市的改革经验证明建设一个总医院是“向健康中心转移”的正确选择。

1. 建立一个总医院的必要性

第一，从政府建总医院的初衷看，其根本目的在于有一个能够替政府履行县域健康管理职责的责任主体。如果建多个总医院，那么责任主体则难以明晰，管理群众健康成本高且难以到位。第二，从医疗资源需要共享、均衡和下沉的角度看，建立一个总医院是解决县域医疗卫生服务体系管理碎片化，医疗机构相互竞争、各自为政，“以治病为中心”的最有效办法，其能够发挥总医院在医疗资源优化配置方面的指挥棒作用，最有利于推进县域健康管理。如果县域内建设多个总医院，彼此之间又开始形成新的利益集团，争资源，争病源，外部竞争的结果就会导致逐利机制产生，这就与基层以健康为主的改革方向相悖。第三，从医保支付角度看，目前医保基金支付给三明市县级医院的基金已成为医院医疗收入的主要来源。医保基金的一个重要法则是，基金池越大抗风险能力就越强，越能造福百姓。因此，医保基金打包经费越集中，就越有利于医院的发展和增强抗风险能力，也越有利于提高基金使用效率和效益，反之，县域内设置多个总医院，分成多块的医保基金形不成合力作用，不仅抗风险能力差，同时监管医保基金成本高而效率低下。第四，从为群众提供优质服务的角度看，多个总医院不利于为群众提供较好的医疗服务。因为县医院是优质医疗资源的集中高地，所以如果让群众选择，多数群众愿意选择县医院牵头的总医院看病就医和健康管理。如果建设多个总医院，势必要用行政手段，按地域划分人群，就有群众要划分到其他较弱医院牵头的总医院，这与为群众提供公平、可及的优质医疗服务的改革目标是相违背的，也是不公平的。这样的总医院办不好，办不长久，三明市尤溪县就有这方面的情况。2016 年，尤溪县作为三明市的试点，曾经尝试过用行政地域划分为手段，将全县分为上下尤溪两个医联体。上尤溪由县医院牵头管理 10 个基层医疗卫生机构，下尤溪由县中医院牵头管理 8 个基层医疗机构。然而在方案征求意见过程中，不少人认为，中医院和县医院的医疗技术水平和综合服务能力有差异，人为将群众划入牵头医院有差异的两个不同医联体，不仅不公平，而且群众思想工作很难做。正因为有尤溪县建医联体的这段经历，三明市在全市范围内开展县域医共体建设时，更加明确“只建一个”的目标。至今，全市 12 个县（市、区）无一例外在县辖范围内只建一个总医院。从全国的情况看，2017 年，国务院办公厅发文要求推进医共体建设以来，不乏类似三明市总医院做法的医共体，不过，但凡县域内采取组建“两个”或“多个”医共体的均未见有成功的，更达不到建设紧密型医共体的目的和效果。

2. 三明市总医院模式推广难的症结所在

自 2017 年起，三明市建设总医院已有 6 年多，所取得的成效足以证明三明市选择县域内组建一个总医院的做法是正确和行之有效的，但是为什么目前三明市总医院建设经验的推广，在一些地方要么推不动、要么走样、要么走多头建设的路子呢？主要原因有两方面：一是利益再分配导致阻力。原来县级相关部门对县、乡医疗卫生机构拥有不同程度的管理权限，整合成一个总医院，并明确为县政府的直属单位，真正实现了管办分开，这就改变了原有县域医疗机构管理的利益格局，导致一些部门和地方从心底不认同三明市的模式。这就造成了“高高举起、轻轻放下”的工作状态。表面上学习三明市的口号喊得很响，实际在建设的内涵上却调换概念，回避不提三明市总医院最本质的特征，即“建一个、七统一、三打包”，做表面文章而建立起来的总医院与原来松散型医共体没有本质上的差别。二是对体制性改革望而生畏。三明市县域内建设一个总医院是比较彻底的体制性改革，其广度、难度和深度及改革的涉及面都是前所未有的。因此，有的地方虽然认同三明市建设总医院的路径，但是因为上有来自管理部门不愿放权的压力，下有合并后“官帽”“位子”和人事安排的压力，也只能搞折中，以成立两个或多个总医院来缓和合并机构带来的各方面的矛盾冲突。成立两个或多个医共体，就会出现有关部门认为总医院之间需要协调和管理组织，这就给了有关部门理由，即需在各个总医院之上盖帽成立一个管理机构来协调总医院，而这管理机构往往以行政机关为主。这样不仅增加了总医院的管理层级，也降低了管理效率，导致对总医院放权不彻底，流于形式。如前所述，三明市总医院有三大特征，即一个法人单位、内部“七统一”和医保打包支付，这些构件能否到位，关键要看相关的卫生、财政、人事、编办等部门，能不能下放办医自主权，让总医院能够独立运行，真正成为担负起人民健康的管护责任主体。从职能部门的角度看，对于通过“放管服”把相关管医权限下放给作为政府直属单位的总医院，他们都想得通，但要把自己的职权移至其他职能部门，让其他部门来行使管理总医院的权限，这种“换汤不换药”的做法，很难得到部门支持和配合。僵持的结果就是各方妥协，名义上挂牌成立了总医院，下放办医自主权落空，总医院运行依然受多方钳制，成为流于形式的空架子，这样的“放管服”实际上变了味。这种情况在福建省的早期改革中也有过教训。2015 年间，福建省在推进医改的进程中，也看到了下放办医自主权的必要性，一度曾提出推广“一归口，三下放”的改革经验，即将乡镇卫生院的人事、业务、经费及干部任免等办医和管医的职能归口由县卫生部门代表政府管理，然后，卫生部门再将人事、分配及经营权下放给乡镇卫生院。在实际操作中，各部门对此做法难达成共识而不愿意配合，最终无法坚持下去。所以，三明市总医院改革是汲取了前期基层改革探索中多方面的经验教训，逐步摸索出来的正确选择。

（三）建设总医院必须有前期改革作为铺垫

三明市总医院改革的正确路径，得到不少地方的认可，这些年来，也有不少地方在所辖范围内，开展学习三明市基层改革的经验，进行总医院建设。不过，从目前来看，坚持下来的不多，这里各地除领导的认识程度、改革的力度不同等因素之外，很重要的因素就是缺乏前期改革的铺垫，三明市在 2017 年初开始部署总医院建设工作，仅一年的时间，即到了 2017 年底，就全部完成总医院建设任务并正常运行，这主要得益于三明市之前的多项改革的支撑。

1. 医保改革的支撑

医保是总医院经济的主要来源。一是医保制度的整合。2013 年，三明市就将原来全市三个医保基金的 26 个经办机构，整合成一个隶属市政府的“医疗保障基金管理中心”，实现了职工医保、城镇居民医保和新农合“三保合一”，在各县（市）成立分支机构并实行垂直管理。因此，在2017年建设总医院时，因为有垂直的制度支撑，就能够上下联动、政策一致、齐心协力、行动统一地将医保基金整体打包给总医院，为总医院建设提供支撑。二是向健康转移的激励导向。三明市医保基金打包支付的原则是“超支不补、结余留用”。同时，三明市还敢为天下先、大胆创新，明确结余的医保基金直接作为总医院医疗收入，用于开展健康管理经费列支，可用于提高医务人员的薪酬待遇。医保基金使用的激励导向，大大激励了医务人员的服务行为从“以治病为中心转变为以人民健康为中心”的积极性，主动投入“治未病”工作中去。如果医保仅仅只是打包支付，没有对健康工作的激励机制，总医院就不可能有内生动力去“堵浪费”“节约成本”“向健康转移”。从有些地方建立总医院后，出现医保打包基金穿底和入不敷出、难以为继的情况看，医保建立激励机制十分重要。三是C-DRG收付费改革作用。2018年1月，三明市实施C-DRG的病种组数已达800组。C-DRG不仅是医保收付费的工具，在临床路径上它也能够发挥精细化管理作用。C-DRG将不同病例分门别类地确定临床路径，可用于计算各医院、各科室、各部门的工作效率和强度，大大提高了年薪制改革中工作量工分计算的科学性和合理性，实现了医保支付改革与“年薪计算工分制”无缝衔接的“最后一公里”。因此，C-DRG的实施不仅能够保证医保基金的使用效率和医疗服务质量，同时还可以防止医保对总医院打包支付后易出现的医疗不足情况的发生。

2. 公立医院改革的作用

三明市2012年启动的公立医院改革，以推行“院长年薪制，年薪工分制”的薪酬制度改革为重点，整体推进全市县级及以上22家公立医院改革。2015年，三明市推进基层综合医改，又实施了乡镇卫生院院长（主任）目标年薪制。因此，三明市在总医院成立之前就已经实现全市公立医疗机构“横向到边、纵向到底”的年薪制改革，这就大大减轻了总医院整合机构带来的薪酬制度改革的压力，使得2017年全市全面建设总医院时，在统一薪酬制度改革方面水到渠成、自然而成。三明市公立医院薪酬制度改革对于总医院建设有三方面作用：一是年薪制改革实行“工分制”，打破了医院科室创收的弊病，解决了进入总医院的各家县级医院科室之间薪酬待遇同质化管理的问题，有利于整合后总医院内部管理部门的职能调整和优化。二是年薪制有利于总医院班子人员整合。医院领导班子的普遍特点是专职行政人员少，绝大多数都由专业技术人员担任。三明市公立医院改革原则是薪酬分配向医技人员倾斜。因此，在总医院班子整合过程中，原来县级医院班子成员有专业技术人员身份，即便未进总医院班子，在薪酬待遇上也不受影响，这就减轻了精简班子人员的压力。三是三明市县、乡两级都实施院长年薪制，这便于在总医院在建立之初，就能以院长年薪制的考评机制为抓手，激励和约束基层分院的领导班子成员行为，要求他们围绕大局听指挥。

3. 前期基层综合改革奠定基础

在建总医院之前，三明市的基层综合医改一直在探索推进中，所取得的改革成果为后来总医院建设奠定了良好的基础。一是乡镇卫生院实行“公益一类保障、公益二类管理”的管理体制。改革前，三明市乡镇卫生院与全国大多数地区一样，单位定性为公益一类事业单位，人员工资由财政全额保障，基本医疗服务等收入全额上缴，实行收支两条线。在这样的绩效分配制度下，“吃大锅饭”成为常态，医务人员推诿患者，工作效率低下，“门可罗雀”就是当时基层医疗机构状况的写照。三明市针对这种情况，对乡镇卫生院进行人员薪酬制度改革，明确除财政核拨和部分允许列入绩效分配的公共卫生项目服务收入不变之外，对乡镇卫生院的医疗收入，扣除成本后的医疗服务收入的 80% 用于人员绩效工资，鼓励医务人员开展基本医疗服务，突破了原来基本医疗服务收入全部上缴的规定，激发了基层医务人员从事基本医疗的积极性，减少了推诿患者的现象。这一改革也使得基层医疗机构绩效分配方式与作为公益二类事业单位的县级公立医院相近似，为日后总医院建立内部统一的薪酬分配制度创造了条件。这也是国家卫生健康委向全国推广的乡镇卫生院“按公益一类管理、按公益二类绩效分配”的模式。另外，三明市采取由乡镇卫生院在每个行政村延伸举办一个公益性村卫生所的办法加强村卫生所建设。村卫生所的财务和业务工作等由乡镇卫生院统一管理核算和承担，医务人员由乡镇卫生院下派或从当地具备条件的乡村医生中择优选聘。聘任后的村医与乡镇卫生院医务人员一样，由财政核拨工资。这就为总医院对县域内所有公立医疗机构进行“横向到边、纵向到底”的整合、实行乡村一体化管理，打通了“最后一公里”。可以说，三明市前期的各项改革是总医院建设平稳顺利的基础。没有前期改革作铺垫，总医院的建设发展就不可能顺利地走到今天。这也再一次验证了医改的整体性、系统性、协调性的本质特征，因此，任何一蹴而就的思想和单兵突进的行为都是不可取的。

综上所述，三明市以县域建设一个总医院为抓手，进行基层综合医改的路径是正确的，虽然改革的道路并不平坦，有阻力、有艰辛，但有党中央、国务院的正确领导，有习近平总书记的直接关心和支持，三明市县域改革之路一定会是继三明医保改革、公立医院改革之后再度奉献给社会的宝贵改革经验和财富，也终将会为推动深化我国医改而再创新功。

附录 A　国家医改相关政策文件

国务院深化医药卫生体制改革领导小组关于进一步推广福建省和三明市深化医药卫生体制改革经验的通知

国医改发〔2019〕2 号

各省、自治区、直辖市及新疆生产建设兵团深化医药卫生体制改革领导小组，国务院深化医药卫生体制改革领导小组各成员单位：

近年来，福建省和三明市认真贯彻落实党中央、国务院决策部署，不折不扣完成深化医药卫生体制改革任务，并结合实际大胆探索突破，取得了积极成效。当前，深化医改的重点更多集中到抓落实、见实效上，要进一步坚持改革方向，发扬斗争精神，巩固深化体制机制改革成果。为充分发挥典型经验对全局改革的示范、突破、带动作用，推动医改向纵深发展，现就进一步推广福建省和三明市医改经验有关工作通知如下：

一、福建省和三明市深化医改的主要经验

（一）建立高效有力的医改领导体制和组织推进机制

福建省委主要负责同志担任医改领导小组组长，省政府主要负责同志担任第一副组长，由一位政府负责同志统一分管医疗、医保、医药工作，将医改工作纳入政府目标管理绩效考核，带动各市县形成了强有力的推进机制。三明市全部落实公立医院政府投入责任，化解符合规定的公立医院长期债务。2018 年，三明市二级及以上公立医院财政直接补助收入占总支出的比例为 17.1%。

（二）深化医疗、医保、医药“三医”联动改革

三明市按照腾笼换鸟的思路和腾空间、调结构、保衔接的路径，深化“三医”联动改革，实行药品耗材联合限价采购，按照总量控制、结构调整、有升有降、逐步到位的原则，将腾出的空间在确保群众受益的基础上，重点用于及时相应调整医疗服务价格，建立动态调整机制，优化医院收入结构，建立公益性运行新机制。2018 年，三明市二级及以上公立医院医疗服务收入（不含药品、耗材、检查、化验收入，下同）占医疗收入的比例达到 42%。福建省全面跟进国家组织药品集中采购和使用试点，实行医用耗材阳光采购，

并及时相应调整医疗服务价格。福建省医药电子结算中心实现医保基金对医药企业的直接支付和结算。

（三）创新薪酬分配激励机制

三明市以医疗服务收入为基数核定公立医院薪酬总量，实行院长年薪制和全员目标年薪制、年薪计算工分制，医务人员薪酬水平不与药品、耗材、检查、化验等收入挂钩。2018 年，三明市二级及以上公立医院人员支出占业务支出的比例为 46.5%。福建省全面推行院长目标年薪制，院长年薪由财政承担，根据绩效考核结果发放。综合考虑医疗服务收入增长、院长年度绩效考核等因素，每年适当增加公立医院薪酬总量。

（四）强化医疗机构监督管理

三明市切实加强医疗服务监管，严格医疗机构用药管理，规范公立医院集中采购药品目录。对医院运行、门诊和住院次均费用增长、抗菌药物和辅助用药使用等进行监控，对不合理用药等行为加大通报和公开力度。福建省加强三级公立医院绩效考核、院长目标年薪制考核、公立医院综合改革效果评价等有效衔接，加大考核结果统筹应用力度。

（五）改革完善医保基金管理

三明市在所有二级及以上公立医院实施按疾病诊断相关分组收付费改革，建立医保经办机构与医疗机构的集体谈判协商机制，合理确定医保支付标准。探索中医和西医治疗同病同支付标准。福建省探索建立职工医保基金省级统筹调剂机制，合理均衡地区负担。推行按病种收付费改革，全省各统筹区病种数均超过 230 个。

（六）上下联动促进优质医疗资源下沉

三明市在每个县（市）组建紧密型县域医疗共同体，医保基金和基本公共卫生服务经费按人头对医共体总额付费，实行总额包干、结余留用。采取有效措施激励基层做实家庭医生签约服务、强化慢性病管理，引导上级医院主动帮扶家庭医生和乡村医生等提高服务水平。福建省以医保总额付费为纽带，在全省半数以上县（市）组建紧密型县域医疗共同体。

二、进一步推广福建省和三明市医改经验的重点任务

各地要按照党中央、国务院决策部署和“一个转变、两个重点”（推动卫生健康工作从以治病为中心转向以人民健康为中心，着力解决看病难、看病贵问题）的工作要求，认真学习福建省和三明市的担当精神和改革勇气，因地制宜积极借鉴其改革路径和做法，敢于亮剑、勇于创新，实打实、硬碰硬推进医改，雷厉风行、见底见效解决群众看病就医痛点堵点问题，以钉钉子精神抓好任务落实。重点做好以下工作：

（一）切实加强医改组织领导

1. 各地要认真落实中共中央办公厅、国务院办公厅转发《国务院深化医药卫生体制改革领导小组关于进一步推广深化医药卫生体制改革经验的若干意见》要求，由党委和政府主要负责同志或一位主要负责同志担任医改领导小组组长，将医改任务完成情况作为全面深化改革和政府目标管理绩效考核的重要内容。

2. 2019 年 12 月底前，各省份要制定实施健康中国行动的具体落实措施，统筹推进实施健康中国行动和深化医改工作，确保健康中国行动目标任务落到实处。

3. 各级财政要积极支持深化医改工作，确保政府对公立医院的投入责任得到有效落实，并对中医医院给予适当倾斜。鼓励各地结合医改重点任务推进、区域卫生规划落实等情况和本地实际，积极创新完善财政投入方式。

（二）加大药品耗材集中采购改革力度

4. 2019 年 12 月底前，各省份要全面执行国家组织药品集中采购和使用改革试点 25 种药品的采购和使用政策。2020 年，按照国家统一部署，扩大国家组织集中采购和使用药品品种范围。综合医改试点省份要率先推进由医保经办机构直接与药品生产或流通企业结算货款，其他省份也要积极探索。

5. 各地要积极采取单独或跨区域联盟等方式，按照带量采购、招采合一、质量优先、确保用量、保证回款等要求，对未纳入国家组织集中采购和使用的药品开展带量、带预算采购。2020 年 9 月底前，综合医改试点省份要率先进行探索，其他省份也要积极探索。

6. 各地要针对临床用量较大、采购金额较高、临床使用较成熟、多家企业生产的高值医用耗材，按类别探索集中采购。2020 年 9 月底前，综合医改试点省份要率先进行探索。

（三）严格医疗机构绩效考核和药品耗材使用监管

7. 2019 年 11 月底前，各省份要完成对辖区内三级公立医院绩效考核工作。2020 年，开展二级及以下公立医疗机构绩效考核。深入落实进一步改善医疗服务行动计划，提升患者就医满意度。加快建立健全现代医院管理制度，强化公立医院内部运营管理，积极发挥总会计师作用。

8. 2020 年，各地要按照国家制定的高值医用耗材重点治理清单和有关工作要求，加大耗材使用治理力度。综合医改试点省份要确保取得阶段性成效。国家卫生健康委要及时总结推广好的经验做法。

9. 2019 年 12 月底前，各省份要制定出台省级重点监控合理用药药品目录（化药及生物制品）并公布，2020 年 12 月底前全面建立重点药品监控机制。

10. 各地要加强医疗机构用药目录管理和规范，指导推动各级各类医疗机构及时调整优化用药目录，促进合理用药。2020年，综合医改试点省份要率先启动改革并取得实质性进展。

11. 通过开展药品耗材集中带量采购、调整医疗服务价格、深化医保支付方式改革、严格药品耗材使用监管等多种方式，优化公立医院收入结构，合理提高医疗服务收入占医疗收入的比例。各省份要密切监测公立医院医疗服务收入占比及变化情况，每年3月底前将上年度监测结果报国务院医改领导小组秘书处，国务院医改领导小组秘书处会同相关部门做好监测结果的分析和运用。

（四）及时动态调整医疗服务价格

12. 各地要抓住开展药品耗材集中采购、取消医用耗材加成等改革窗口期，通过腾笼换鸟的方式，及时相应调整医疗服务价格，支持公立医院运行机制和薪酬制度改革。

13. 2020年，各地要按照设置启动条件、评估触发实施、确定调价空间、遴选调价项目、合理调整价格、医保支付衔接、跟踪监测考核的原则要求，建立医疗服务价格动态调整机制并组织实施，持续优化医疗服务比价关系，体现技术劳务价值。

14. 2020—2022年，各地要每年进行调价评估，达到启动条件的要及时调整医疗服务价格，加大动态调整力度，与“三医”联动改革紧密衔接。加强对各地医疗服务价格动态调整工作的指导，加大对工作滞后地区的督促力度。

（五）加大薪酬制度改革创新力度

15. 2020年2月底前，全面推进公立医院薪酬制度改革，注重改革质量，综合医改试点省份要率先取得实质性进展。各地要积极改革完善公立医院薪酬总量核定以及内部绩效考核和薪酬分配办法，薪酬总量、医务人员薪酬不与药品、耗材、检查、化验等收入挂钩，严禁向科室和医务人员下达创收指标。

16. 落实“两个允许”要求，及时利用好降低药品耗材费用、调整医疗服务价格等增加的医院可支配收入，积极推进公立医院薪酬制度改革。各地要密切监测公立医院人员支出占业务支出的比例及变化情况，每年3月底前将上年度监测结果报国务院医改领导小组秘书处，国务院医改领导小组秘书处会同相关部门做好监测结果的分析和运用。

（六）大力推进医保精细化管理

17. 推进以按病种付费为主的多元复合式医保支付方式改革。积极探索医保精细化管理的有效方式，按照国家统一的技术规范、分组方案，实施按疾病诊断相关分组付费国家试点。鼓励各地结合实际积极探索更好发挥中医药特色优势的医保支付方式。

18. 合理确定、动态调整医保基金总额预算指标和按病种付费等的支付标准。2020年，综合医改试点省份各统筹地区要建立医保经办机构与医疗机构之间的集体协商机制。

19. 在做实医保基金市级统筹的基础上，综合考虑区域人口规模、省级管理能力、市县基金收支差异、管理体制等因素，支持有条件的地方积极稳妥探索推进省级统筹。改革职工医保个人账户政策，提高基本医保基金使用效益。鼓励综合医改试点省份等地区结合实际率先探索，积累经验。

（七）构建优质高效的整合型医疗卫生服务体系

20. 2020 年，综合医改试点省份要选择有条件的地方开展紧密型医疗集团和县域医疗共同体试点，鼓励有条件的中医医院和民营医院牵头组建，在总结评估的基础上，积极稳妥推进。各地在推进医疗联合体建设中，要有效确保公立医疗机构、非公立医疗机构平等参与，并坚决避免上级医院跑马圈地、虹吸基层患者和人才的问题。

21. 鼓励探索对紧密型医疗联合体等纵向合作服务模式实行医保基金总额付费，加强监督考核，结余留用、合理超支分担，有条件的地区可按协议约定向医疗机构预付部分医保资金。2020 年，综合医改试点省份要选择 2 个以上地市率先探索。

22. 以高血压、糖尿病等慢性病管理为突破口，强化基层医防融合，积极采取“互联网 + 医疗健康”等有效方式，做细做实家庭医生签约服务。2020 年，综合医改试点省份要率先完善慢性病等重点疾病分级分类管理制度并组织实施。

23. 加强乡村医生队伍建设。2020 年，国家卫生健康委和各省份要加大督促检查和通报力度，推动各地落实乡村医生各项补助政策，不得截留、挪用、挤占乡村医生相关经费。鼓励地方采取有效方式妥善解决乡村医生养老问题。

24. 各省份要落实中西医并重，加大改革创新力度，促进中医药传承创新发展，坚决破除阻碍中医药传承创新发展的体制机制障碍。加强中医医疗服务体系建设，到 2022 年，基本实现县办中医医疗机构全覆盖，力争实现全部社区卫生服务中心和乡镇卫生院设置中医馆、配备中医医师。

三、加强组织实施

2019 年 12 月底前，各省份要结合实际制定推广福建省和三明市医改经验、深化医改的工作方案，明确本地区各地市和相关部门具体任务并组织实施。各省级医改领导小组要充分发挥统筹协调作用，及时研究解决重点问题，督促协调各成员单位落实责任，协调指导市县解放思想、大胆创新。综合医改试点省份要先行先试，发挥好排头兵作用。各地在学习推广医改经验时，要考虑不同地方经济社会发展水平以及不同医疗机构的特点，不能简单照搬照抄，不搞“一刀切”。

国务院医改领导小组秘书处要加大对福建省和三明市医改经验的宣传培训力度，会同相关部门对各地学习推广经验进行指导和评估，对推进滞后或工作不力的，要督促整改。国务院医改领导小组各成员单位要对照本通知要求，及时细化政策措施，加大对地方的指导力度，鼓励引导支持基层探索更多原创性、差异化改革。2020 年，建立综合医改试点省份评估和调整机制，评价排名靠后的省份取消其试点省份资格。

国务院深化医药卫生体制改革领导小组

2019 年 11 月 6 日

国务院深化医药卫生体制改革领导小组关于深入推广福建省三明市经验 深化医药卫生体制改革的实施意见

国医改发〔2021〕2号

各省、自治区、直辖市及新疆生产建设兵团深化医药卫生体制改革领导小组，国务院深化医药卫生体制改革领导小组各成员单位：

为深入贯彻习近平总书记在福建省三明市视察时关于医药卫生体制改革的重要指示精神，认真落实党中央、国务院决策部署和全国医改工作电视电话会议要求，进一步加大力度推广三明医改经验，深化医疗、医保、医药联动改革，促进优质医疗资源均衡布局，加快推动实现大病重病在本省解决、常见病多发病在市县解决、头疼脑热等小病在乡村解决，加快健全维护公益性、调动积极性、保障可持续的公立医疗机构运行新机制，现提出以下意见：

一、深入推广三明医改经验

坚持近年来学习推广三明医改经验明确的改革路径和基本要求，持之以恒狠抓落实，巩固改革成果，确保新机制良性运行。

1. 三明医改经验最重要的是改革的决心和勇气，不回避矛盾，敢于触碰利益。各地各有关部门要学习三明坚持人民至上、敢为人先的改革精神，真抓实干，动真碰硬。落实《中共中央办公厅 国务院办公厅转发〈国务院深化医药卫生体制改革领导小组关于进一步推广深化医药卫生体制改革经验的若干意见〉的通知》（厅字〔2016〕36号）等要求，推动由地方党委和政府主要负责同志或一位主要负责同志担任医改领导小组组长，充分发挥医改领导小组的统筹协调作用。各省（区、市）党委常委会每年至少专题研究1次医改工作。（国务院医改领导小组秘书处、各有关地方和部门按职责分工负责）

2. 推进医疗联合体建设，增强县级医院临床专科能力，健全家庭医生签约服务，加强乡村医生队伍建设，创新分级诊疗和医防协同机制，促进优质医疗资源下沉和有序就医，逐步提高县域就诊率和基层医疗卫生机构就诊率。加强对医疗联合体以人民健康为中心的绩效考核。（国家卫生健康委、国家发展改革委、国家疾控局、国家医保局等部门和各有关地方按职责分工负责）

3. 常态化制度化开展国家组织药品耗材集中带量采购工作，逐步扩大采购范围，力争2022年底前采购药品通用名数超过300个。“十四五”期末，每个省份国家和省级组织的集中带量采购药品通用名数要超过500个。加强医疗机构采购和库存管理，适应集中带量

采购要求。（国家医保局等部门和各有关地方按职责分工负责）

4. 按照腾空间、调结构、保衔接的路径，规范诊疗行为，降低药品耗材等费用，合理调整医疗服务价格，推进薪酬制度改革，总体上不增加群众负担，促进医药产业创新和健康发展。落实国家组织药品耗材集中采购医保资金结余留用政策，激励医疗机构合理使用、优先使用中选产品。（国务院医改领导小组秘书处、国家医保局、国家卫生健康委、人力资源社会保障部等部门和各有关地方按职责分工负责）

5. 2022年6月底前，各省份要印发建立医疗服务价格动态调整机制相关文件，科学设置医疗服务价格调整的启动条件、触发标准及约束条件，稳定调价预期。“十四五”期间，各省份及有价格管理权限的地级市每年开展一次医疗服务价格调整工作评估，符合条件的要以区域内公立医疗机构医疗服务费用为基数，合理确定价格调整总量，在总量范围内突出重点、有升有降调整医疗服务价格。将符合规定的医疗服务价格项目及时纳入医保支付范围。（国家医保局等部门和各有关地方按职责分工负责）

6. 各地要依法依规改革优化政府制定医疗服务价格的行为规则，及时调整成本监审和价格听证目录，允许价格主管部门采取简明易行的方式调查成本和听取意见。强化公立医院价格监测评估，加快建立公立医疗机构医疗服务价格、成本、费用、收入分配及改革运行情况的监测体系，为实施医疗服务价格动态调整提供依据。（国家医保局、国家发展改革委、国家卫生健康委、国家中医药局等部门和各有关地方按职责分工负责）

7. 落实《关于深化公立医院薪酬制度改革的指导意见》（人社部发〔2021〕52号），全面深化公立医院薪酬制度改革。各地根据当年医疗服务收入扣除成本并按规定提取各项基金后，按照不同层级不同性质医院，根据“两个允许”要求合理增加公立医院薪酬总量，不计入总量核定基数，合理确定人员支出占公立医院业务支出的比重。推动公立医院合理确定内部薪酬结构，注重医务人员的稳定收入，充分发挥薪酬的保障功能。（人力资源社会保障部、国家卫生健康委、国家中医药局、国家医保局等部门和各有关地方按职责分工负责）

8. 深化医保支付方式改革，推行以按病种付费为主的多元复合式医保支付方式，逐步减少医保基金按项目付费的比例，提高按疾病诊断相关分组付费、按病种分值付费、按床日付费、门诊按人头付费等医保支付方式所占的比例。到2025年，按疾病诊断相关分组或按病种付费的医保基金占全部符合条件的住院医保基金支出的比例达到70%。（国家医保局和各有关地方按职责分工负责）

9. 提升医疗服务规范性，组织完善医疗服务行为规范，指导医疗机构完善临床路径，加大诊疗规范的培训推广力度，强化监督力度，提升医疗服务规范化水平。地方各级卫生健康部门要把合理用药、规范诊疗情况作为医疗机构信息公开重要内容，定期向社会公布。（国家卫生健康委、国家中医药局等部门和各有关地方按职责分工负责）

10. 建立健全与经济社会发展相协调、与各方承受能力相适应的公立医院医药费用合理增长机制，以大型公立医院为重点，加强医疗服务、药品、检查检验等费用增长监测，将医药费用控制情况纳入对公立医院院长的考核评价指标，推动各级公立医院均衡有序发展，促进基层医疗机构增加服务供给。(国家卫生健康委、国家中医药局、国家医保局、财政部等部门和各有关地方按职责分工负责)

11. 强化对卫生健康事业的投入责任，落实地方政府对医疗卫生机构的投入政策，加大对公共卫生、基层等的倾斜力度，提升公共卫生和基层医疗卫生服务能力。健全中医药服务网络体系。鼓励支持非公立医疗机构与公立医疗机构相互补充、共同发展。(财政部、国家发展改革委、国家卫生健康委、国家疾控局等部门和各有关地方按职责分工负责)

二、试点推动重点改革持续深化

对因地制宜和尚需探索的改革，积极稳妥开展试点，结合实际探索创新，为深化改革积累经验。

12. 推进紧密型县域医共体建设试点，逐步实现县域医共体内行政、人事、财务、业务、用药目录、信息系统等统筹管理。探索对紧密型县域医共体实行医保资金总额付费，加强监督考核，结余留用、合理超支分担。允许有条件的地方探索将基本公共卫生服务经费、基本药物制度补助等相关经费打包给紧密型县域医共体统筹使用。(国家卫生健康委、国家中医药局、国家医保局、财政部、国家发展改革委等部门和各有关地方按职责分工负责)

13. 开展紧密型城市医疗集团试点，每个省份选择2—3个设区的市开展试点，实行网格化布局管理，统筹负责网格内居民预防、治疗、康复、健康促进等一体化连续性医疗服务。鼓励试点地区探索创新对紧密型医疗集团的医保支付和财政补助方式，引导其更好提高医疗卫生服务效率和水平。支持中医医院牵头组建紧密型城市医疗集团。(国家卫生健康委、国家中医药局、国家医保局、财政部、国家发展改革委等部门和各有关地方按职责分工负责)

14. 鼓励各地结合实际积极探索完善紧密型医疗联合体管理体制和监管机制，理顺医疗联合体与其举办方、监管方之间，以及医疗联合体内部成员单位之间的关系，形成权责清晰、管理科学、可持续的制度安排。强化举办方和监管方责任，加强对紧密型医疗联合体的绩效考核和监督管理，确保其履行应有职责，保障医疗联合体各成员单位的合理利益与积极性。(国家卫生健康委、国家中医药局、国家医保局、财政部、国家发展改革委等部门和各有关地方按职责分工负责)

15. 鼓励以省为单位或建立省际联盟对国家组织集中带量采购以外、用量大、采购金额高的药品耗材实施集中带量采购，每年至少开展或参加药品、耗材集中带量采购各

1 次。鼓励地方加入“三明采购联盟”。各省份和省际采购联盟、“三明采购联盟”等中选结果、交易信息、中选产品降价幅度和约定采购量等信息，及时上传国家医保信息系统。（国家医保局等部门和各有关地方按职责分工负责）

16. 优化新增医疗服务价格项目管理，选择部分省份制定新增医疗服务价格项目管理办法，简化新增价格项目申报流程，加快受理审核进度，明确办理时限，促进医疗技术创新发展和临床应用。探索完善药学类医疗服务价格项目。（国家医保局等部门和各有关地方按职责分工负责）

17. 加快推进按疾病诊断相关分组付费、区域点数法总额预算和按病种分值付费等改革试点，2021 年年底前试点城市全部进入实际付费阶段，及时总结经验并在全国推广。鼓励探索符合中医药服务特点的支付方式。（国家医保局和各有关地方按职责分工负责）

18. 鼓励地方结合实际，探索事业编制内部挖潜、创新管理的有效方式。用足用好编制资源，按照“保基本医疗、保公共卫生、保学科引领”原则，逐步消化现有编外聘用专业技术人员，对符合条件的，可充分考虑其从医经历、业绩、贡献等，通过公开招聘等严格规范的程序择优聘用，纳入编制管理。（国家卫生健康委、中央编办、人力资源社会保障部、国家疾控局等部门和各有关地方按职责分工负责）

19. 每个设区的城市至少选择 1 个医疗水平高、技术能力强、人事管理完善、具有自主评审意愿的三级医院试点开展高级职称自主评审。（人力资源社会保障部、国家卫生健康委、国家中医药局等部门和各有关地方按职责分工负责）

20. 鼓励各地结合实际探索深化公立医院薪酬制度改革，可探索实行年薪制、岗位薪酬制、协议工资制、项目工资等薪酬形式，逐步建立体现岗位职责和知识价值的薪酬体系，发挥薪酬制度有效激励作用。鼓励支持地方探索有利于调动基层医疗卫生机构服务积极性的薪酬分配政策。充分考虑中医药服务特点，结合实际推进中医药领域薪酬制度改革。（人力资源社会保障部、国家卫生健康委、国家疾控局等部门和各有关地方按职责分工负责）

21. 鼓励有条件的地方借鉴三明做法，改革完善公立医院薪酬总量核定办法，以医疗服务收入（不含药品、耗材、检查、化验收入）为基数计算医院薪酬总量，实行全员目标年薪制，完善工分制、信息化、公开化的绩效考核体系，维护公立医院公益性。（国家卫生健康委、人力资源社会保障部、国家疾控局等部门和各有关地方按职责分工负责）

三、加强组织实施

22. 各省份要按照本意见要求，结合实际细化完善推广三明医改经验的措施要求。各省份医改牵头协调机构要建立推广三明医改经验的任务台账，跟踪监测各有关部门和市、县两级工作进展，加强定期调度和督促。各相关部门要加强对地方的指导，为地方改革探索提供必要支持，帮助解决存在的问题，及时将成熟的经验上升为国家政策。（国务院医改领导小组秘书处、各有关地方和部门按职责分工负责）

23. 综合医改试点省份、紧密型县域医共体试点地区、公立医院综合改革示范地方和真抓实干成效明显地方等要对照本意见要求，结合实际先行先试，大胆突破创新。国务院医改领导小组秘书处和各相关部门密切跟踪评估各省份工作进展，及时总结交流好的经验做法，加大对典型经验的宣传力度，对工作滞后的及时通报并督促整改。“十四五”期间，中央和地方财政继续安排资金支持公立医院综合改革，并对推广三明医改经验成效明显的地区予以倾斜。（国务院医改领导小组秘书处、财政部、国家卫生健康委等部门和各有关地方按职责分工负责）

国务院深化医药卫生体制改革领导小组

2021 年 10 月 8 日

国家卫生健康委办公厅关于推广三明市分级诊疗和医疗联合体建设经验的通知

国卫办医函〔2021〕547号

各省、自治区、直辖市及新疆生产建设兵团卫生健康委：

2016年以来，三明市作为首批分级诊疗试点城市和医疗联合体（以下简称“医联体”）建设试点城市，围绕分级诊疗制度建设重点工作和试点工作方案积极探索，以组建紧密型医联体为载体，推进医保支付方式改革，着力构建分级诊疗格局。为充分发挥典型示范带动作用，指导各地因地制宜借鉴三明经验，加快完善分级诊疗体系，现就进一步推广三明市分级诊疗和医联体建设经验的有关工作要求通知如下：

一、三明市分级诊疗和医联体建设的主要经验

（一）改革政府管理体制，履行政府办医责任

一是强化保障责任，健全科学、可持续的财政投入机制，符合区域卫生规划的公立医院的基本建设、大型设备购置、重点学科发展、公共卫生服务等投入由政府负责，财政投入增加明显。对2012年改革前符合规定的债务纳入地方政府债务统一管理，本息由各级政府承担。二是强化管理责任，加大卫生健康行政部门行业管理力度，科学规划医疗机构布局规模，严禁公立医院举债建设，规范公立医院设备采购、专项基金、结余资金的使用管理，加强医疗质量和安全管理。

（二）推进紧密型医联体建设

2017年全市共组建2个紧密型城市医疗集团、10个紧密型县域医共体，实行县乡村、人财物高度统一管理，实现医疗资源和信息共享，形成以紧密型医联体为载体的管理、责任、服务、利益的共同体。同时，规范医联体内部管理，坚持规章制度、技术规范、人员培训、业务指导、质控管理、工作考核“六统一”。

（三）完善补偿机制

医联体牵头单位统筹医保基金和公共卫生资金使用，坚持“四个明确”（明确家庭医生签约服务主体、对象、责任和经济利益）基本原则，实行医保基金“总额付费、超支不补、结余留用”制度，采取“一组团、一预算、两确定”机制（组建紧密型医联体；确定医联体医保基金总额预算，不再细化各医疗机构总额控制指标；确定将医保基金结余部分纳入医联体的医疗服务收入，确定健康促进经费从医疗机构的成本中列支），推动建立以

健康为中心的服务理念。同时，统一全市各区县医保政策，参保人员可在全市范围自主选择医联体，并按照“钱随人走”的原则，推动医联体间形成良性竞争格局，促进各医联体提高卫生健康服务质量和水平。推进乡镇卫生院在行政村设立村卫生所（室）作为延伸机构，并开通医保报销端口，免费提供 39 种慢性病基本药物，为筑牢基层网底、解决乡村医生养老待遇等创造条件。

（四）推动优质资源下沉

三明市积极落实医联体内部医务人员多点执业政策，明确医务人员在医联体内的各级医疗卫生机构执业，不需办理执业地点变更和执业机构备案手续，推动医联体内部医学人才、医疗资源、疾病病种“三下沉”。同时，依托县域医疗卫生服务技术平台，开展医联体内远程医疗服务，让群众“在家门口”享受县级医疗卫生服务，实现资源共享、结果互认，提升基层医疗卫生服务能力。

（五）加快基层医疗卫生机构人才培养

一是依托医联体牵头单位开展基层医疗卫生人才招聘和定向委托培养，重点抓好临床紧缺专业人才的招聘，按照有关法律法规简化不必要的招聘程序，缓解基层医疗卫生机构人员紧缺的状况。二是委托医学院校定向培养本土化全日制大专层次医学生，毕业后直接充实到基层全科医生队伍，学生在校学习期间，每位学生每年学费 6600 元由市级财政全额支付，目前已签约培养 693 人。三是允许县区自主调整基层医疗卫生机构人员职称比例，对个别业绩突出的专业技术人员允许单位自聘。长期在基层工作的卫生技术人员取得相应技术任职资格后直接聘任，不受高级职称数量限制。

（六）构建医防协同运行管理模式

三明市全面启动医防协同工作，建立人员队伍、服务项目、资源、工作、培训、考核六项协同运行机制。以落实家庭医生签约服务为基础，医疗、疾控、街道等基层工作人员共同参与，实行网格化摸底，全面掌握辖区居民健康状况，实现健康筛查全覆盖。在健康筛查的基础上，开展常见病、多发病和重大疾病的疾病谱分析，对辖区内重点人群实施主动干预，探索推行医疗、运动、饮食、心理和疫苗“一病五方”制度，构建“预防、医疗、慢病管理、康复”一体化的医防协同服务模式，提高疾病治疗率、控制率，降低发病率、致残率、死亡率。

（七）注重发挥中医药作用

三明市加强中医药工作整体设计，始终与三明医改同规划、同部署、同推进，成立由市政府分管领导担任组长的国家中医药发展综合改革试验区建设领导小组，各有关部门各司其责、加强沟通协调。全面加强中医药服务网络体系建设，发挥市级中医院龙头带动作用，做强县级中医服务网络，实现基层中医馆全覆盖。加大中医药扶持引导，专门设立中医辨证论治费、中药饮片药事服务费、提高中医诊疗服务项目价格，实行中药饮片 80% 医保报销及 24 个中医非药物疗法医保零起付线报销政策。

二、推广三明市分级诊疗和医联体建设经验重点任务

地方各级卫生健康行政部门要深入贯彻落实党中央、国务院决策部署，坚持以人民健康为中心，以构建“基层首诊、双向转诊、急慢分治、上下联动”的分级诊疗格局为目标，以推动公立医院高质量发展为重点，推进紧密型医联体建设，提升整体医疗服务能力，加快建立更加完善的分级诊疗体系。重点做好以下工作：

（一）以人民健康为中心加强统筹规划

根据区域内医疗服务需求统筹医疗资源，强化区域医疗卫生规划和医疗机构设置规划在医疗资源配置方面的引导和约束作用。科学规划并合理布局省、市、县、乡、村各级医疗资源，推动医疗卫生机构落实功能定位。

（二）推动省域优质医疗资源下沉

发挥省级区域医疗中心辐射带动作用，加强市级医院和县医院基础设施建设、重要医疗设备配置和人才队伍建设。落实国家《“十四五”临床专科能力建设规划》，重点加强跨省异地就医比率较高和服务能力薄弱的临床专科服务能力建设，提升疑难危重患者的综合服务能力，提高区域整体医疗服务水平。

（三）规范医联体建设和管理

按照“规划发展、分区包段、防治结合、行业监管”的原则，网格化布局组建紧密型城市医疗集团和县域医共体，逐步实现人、财、物、信息系统等统筹管理，促进医疗资源统筹管理、集约使用，同步提升服务能力，为网格内居民提供同质化、连续性的医疗卫生服务。支持中医医院牵头组建医联体，鼓励社会办医疗机构、诊所（含中医诊所）以自愿为原则加入医联体。具备条件的社会办医疗机构也可以牵头组建医联体。加快推进数字健康基础设施建设，推进远程医疗服务，扩大优质医疗资源辐射范围，实现医联体内部信息系统统一管理、互联互通，推进资源调配、经营管理、质量评价等数字化和同质化，为提升医联体整体医疗服务能力和管理水平，持续提升医疗质量和患者就医体验提供支撑。

（四）加快推进医保支付方式改革

探索对紧密型医联体实行医保基金总额付费改革，建立“总额付费，加强监督考核，结余留用、合理超支分担”机制，构建激励约束相容的医保支付方式，充分发挥医疗保

障对医疗服务供需双方的引导作用，引导落实健康管理工作，实行医联体内医保连续计算，促进患者有序流动，提高医保基金使用效益，将符合条件的基层医疗卫生机构和慢性病医疗机构按规定纳入基本医疗保险定点范围。加快建立长期护理险，积极发展商业健康保险。

（五）加强慢性病患者规范化诊疗和管理

落实家庭医生签约服务，实施高危人群患病风险评估和危险因素干预指导。畅通医联体内慢性病患者双向转诊渠道，基层医疗卫生机构重点做好患者日常健康管理服务，城市二级医院和县级医院主要提供辖区内常见病和多发病诊疗，并与接续性医疗机构共同负责为三级医院下转患者提供治疗、康复、护理等服务。统一医联体内慢性病药品目录，逐步建立患者用药长期处方制度。进一步落实国家组织药品集中采购工作，医疗机构优先采购、使用中选产品。医联体牵头单位积极使用集中采购中选药品耗材，指导基层医疗机构跟进使用，提高药品耗材使用的上下匹配性，加强品间替换的指导，使用价格适宜的产品。

（六）医防协同提高公共卫生服务能力

医联体和二级以上公立医疗卫生机构应当明确统筹管理公共卫生工作的部门，推动疾控与医疗队伍、资源、服务、信息“四个协同”。强化医疗卫生机构落实公共卫生任务能力，探索建立疾病预防、医疗救治、健康管理“三位一体”的医防协同服务新机制。建立健全分级分层分流的重大疫情救治体系，提高重大突发公共卫生事件应急处置能力。

（七）进一步推进医联体内公立医院薪酬制度改革

医联体内统筹薪酬分配，建立符合医疗卫生行业特点和医联体发展要求的薪酬制度，合理确定和动态调整医务人员薪酬水平，充分调动医务人员积极性。落实“两个允许”要求，合理确定医联体内各级公立医院薪酬水平和绩效工资总量，合理确定人员支出占公立医院业务支出的比例，优化薪酬结构，体现医务人员技术劳务价值。

（八）发挥绩效考核“指挥棒”作用

地方各级卫生健康行政部门要落实医联体、公立医院等绩效考核有关要求，并加强考核结果运用。医联体内部要加强对成员单位的绩效考核，考核结果与薪酬分配、评优评先等挂钩。

三、组织实施

地方各级卫生健康行政部门要高度重视分级诊疗和医联体建设工作，各省级卫生健康行政部门要充分发挥统筹协调和监督指导作用，根据需要结合实际制定本地区推广三明市分级诊疗和医联体建设经验的具体方案并组织实施，及时掌握工作推进和落实情况。国家卫生健康委将加强指导，总结推广各地因地制宜推进分级诊疗和医联体建设的典型经验成效。

国家卫生健康委办公厅

2021 年 10 月 29 日

国务院医改领导小组秘书处关于抓好深入推广福建省三明市经验深化医药卫生体制改革实施意见落实的通知

国医改秘函〔2021〕67 号

各省、自治区、直辖市及新疆生产建设兵团医改牵头协调机构：

为抓好《国务院深化医药卫生体制改革领导小组关于深入推广福建省三明市经验 深化医药卫生体制改革的实施意见》（国医改发〔2021〕2 号，以下简称 2 号文件）的贯彻落实工作，国务院医改领导小组秘书处（以下简称秘书处）建立深入推广三明医改经验监测评价机制，定期调度各地工作推进情况，现将有关事项通知如下：

一、监测评价内容

重点监测评价地方各级医改领导小组学习推广三明医改经验，深化医疗、医保、医药联动改革，促进优质医疗资源均衡布局，加快推动实现大病重病在本省解决、常见病多发病在市县解决、头疼脑热等小病在乡村解决，加快健全维护公益性、调动积极性、保障可持续的公立医疗机构运行新机制等有关改革情况。监测评价指标体系见附件。

二、监测评价方式

（一）季调度

秘书处按季度对地方推广三明经验有关工作情况进行调度，逐项跟踪监测每项任务推进进展和指标的完成情况。

（二）年通报

秘书处按年度向省级医改领导小组通报推广三明医改经验工作落实情况。

（三）专项调研

秘书处对工作任务进展缓慢、成效不明显的地方开展专项调研。

三、工作要求

（一）抓好组织实施

地方各级医改牵头协调机构要深入贯彻 2 号文件要求，发挥好统筹协调和督促指导作用，强化推广三明医改经验的组织实施，狠抓落实，一抓到底，抓出成效。

（二）按时报送进展

省级医改牵头协调机构负责组织本省份有关工作进展情况和指标数据的汇总分析，填写监测评价指标的落实情况。每年第一季度工作落实情况于当年 4 月中旬报送秘书处，此后报送时间分别为当年 7 月中旬、10 月中旬和次年 1 月中旬。

（三）强化结果运用

秘书处将及时总结交流好的经验做法，加大对典型经验的宣传推广力度，对工作滞后的及时通报并督促整改。“十四五”期间，中央和地方财政对推广三明医改经验成效明显的地区予以倾斜。

附件：深入推广三明医改经验监测评价指标体系

国务院医改领导小组秘书处
2021 年 12 月 27 日

附件

深入推广三明医改经验监测评价指标体系

一级指标	二级指标	落实情况（简要介绍当地主要做法、成效和存在问题）	指标要求与评价方法	指标性质
一. 加强组织领导	1. 由党委和政府主要负责同志（双组长）或其中一位主要负责同志担任医改领导小组组长	1. 省（区、市）落实情况 2. 地市落实情况 3. 县区落实情况	政府换届后全部实现。	深入推广
	2. 由一位政府负责同志统一分管医疗、医保、医药工作	4. 省（区、市）落实情况 5. 地市落实情况 6. 县区落实情况	由一位政府负责同志统一分管医疗、医保、医药行政部门或统一分管医疗、医保、医药相关职能。	深入推广
	3. 党委常委会专题研究医改工作的情况	7. 年内省（区、市）落实情况	1. 召开党委常委会专题研究医改工作的次数。 2. 列明每次会议议题和主要内容，包括会议议定事项、主要工作考虑等。	深入推广
		8. 年内地市落实情况 9. 年内县区落实情况	1. 召开党委常委会专题研究医改工作的次数。 2. 列明每次会议议题和主要内容，包括会议议定事项、主要工作考虑等。	
	4. 组织召开医改领导小组会议的情况	10. 年内省（区、市）落实情况 11. 年内地市落实情况 12. 年内县区落实情况	1. 召开医改领导小组会议的次数。 2. 列明每次会议议题和主要内容，包括会议议定事项、达成的共识及会议产出等。	深入推广
	5. 医改领导小组组长深入基层调研医改工作的情况	13. 年内省（区、市）落实情况 14. 年内地市落实情况 15. 年内县区落实情况	深入省、市、县政府有关部门和医疗卫生机构等开展医改相关调研。	深入推广

（续表）

一级指标	二级指标	落实情况（简要介绍当地主要做法、成效和存在问题）	指标要求与评价方法	指标性质
	6. 制定推广三明医改经验的政策措施或工作方案	16. 省（区、市）落实情况 17. 地市落实情况 18. 县区落实情况	1. 2022 年 1 月底前省级结合实际细化完善推广三明医改经验的措施要求，明确各项重点工作任务的牵头部门、责任分工、完成时限等。 2. 地市、县贯彻落实国家、省级文件精神，结合实际制定推广三明医改经验落地的具体方案。	深入推广
	7. 建立推广三明医改经验落实情况的任务台账	19. 省（区、市）落实情况 20. 地市落实情况 21. 县区落实情况	1. 2022 年 6 月底前，结合实际情况建立推广三明医改经验落实情况的任务台账。 2. 台账要将重点工作任务逐条分解，细化实化为可操作、可落地的具体举措。 3. 明确每条改革举措的责任人和完成时限。 4. 台账要进行定期调度和通报。	深入推广
二．促进优质医疗资源均衡布局和有序就医	8. 推进医疗联合体建设，促进分级诊疗		落实《国家卫生健康委办公厅关于推广三明市分级诊疗和医疗联合体建设经验的通知》（国卫办医函〔2021〕547 号）等文件要求，推进紧密型医联体建设，提升整体医疗服务能力，加快建立更加完善的分级诊疗体系。	深入推广
	9. 健全家庭医生签约服务		落实家庭医生签约服务有关文件要求，提高签约服务质量。	深入推广
	10. 加强乡村医生队伍建设		落实加强乡村医生队伍建设有关文件要求，进一步发挥乡村医生在家庭医生签约服务中的作用，落实乡村医生相关待遇。	深入推广
	11. 逐步提高县域就诊率和基层医疗卫生机构就诊率		1. 县域就诊率逐步提高，达到合理水平。 2. 基层医疗卫生机构诊疗量占比保持在合理水平。	深入推广

（续表）

一级指标	二级指标	落实情况（简要介绍当地主要做法、成效和存在问题）	指标要求与评价方法	指标性质
三．开展药品耗材集中带量采购	12.“十四五”期末，每个省份国家和省级组织的集中带量采购药品通用名数要超过500个		各省份国家和省级组织的集中带量采购药品通用名数逐年增加，“十四五”末要超过500个。	深入推广
	13. 鼓励以省为单位或建立省际联盟对国家组织集中带量采购以外、用量大、采购金额高的药品耗材实施集中带量采购		各省份（含省际联盟）每年至少开展或参加药品耗材集中带量采购各1次。	试点探索
四．落实国家组织药品耗材集采医保资金结余留用政策	14. 落实国家组织药品耗材集中采购医保资金结余留用政策		1. 省级出台文件规定药品耗材集中采购医保资金结余留用比例。 2. 全省医保结余留用资金实际拨付比例达到规定比例。实际拨付比例＝实际拨付金额／省级结余留用测算基数。未达到规定比例的说明原因。	深入推广
	15. 激励医疗机构合理使用、优先使用中选产品		1. 优先使用中选产品。 2. 完成中选产品约定采购量。	深入推广
五．开展医疗服务价格调整评估，调整医疗服务价格	16. 印发建立医疗服务价格动态调整机制相关文件		1.2022年6月底前各省份要印发建立医疗服务价格动态调整机制相关文件。 2. 科学设置医疗服务价格调整的启动条件、触发机制及约束条件，稳定调价预期。	深入推广
	17. 开展医疗服务价格调整评估，调整医疗服务价格		1.“十四五”期间，各省份及有价格管理权限的地级市每年开展一次调价评估。 2. 符合条件的要以区域内公立医疗机构医疗服务费用为基数，合理确定价格调整总量，在总量范围内突出重点、有升有降调整医疗服务价格。 3. 未开展调价评估的说明原因。	深入推广

（续表）

一级指标	二级指标	落实情况（简要介绍当地主要做法、成效和存在问题）	指标要求与评价方法	指标性质
六．开展医疗服务价格监测评估	18. 优化新增医疗服务价格项目管理		1. 省级制定新增医疗服务价格项目管理办法。 2. 简化新增价格项目申报流程，加快审核进度，明确办理时限，促进医疗技术创新发展和临床应用。 3. 探索完善药学类医疗服务价格项目。	试点探索
	19. 强化公立医疗机构价格监测评估		1. 对公立医疗机构医疗服务价格、成本、费用、收入分配及改革运行情况进行监测。 2. 医疗服务收入（不含药品、耗材、检查、化验收入）占医疗收入的比例逐步提高。	深入推广
七．深化人事编制薪酬制度改革	20. 全面深化公立医院薪酬制度改革		1. 落实《关于深化公立医院薪酬制度改革的指导意见》（人社部发〔2021〕52 号），省级结合本地实际制定具体的改革实施方案，出台相关配套措施。 2. 按照不同层级不同性质医院，根据“两个允许”要求合理增加公立医院薪酬总量，不计入总量核定基数，合理确定公立医院人员费用占费用总额的比例。 3. 推动公立医院合理确定内部薪酬结构。注重医务人员的稳定收入和有效激励，公立医院人员薪酬中固定部分所占比例逐步提高。	深入推广
	21. 深化人事编制制度改革		1. 地方结合实际探索事业编制内部挖潜、创新管理的有效方式。 2. 用好用足编制资源。 3. 每个设区的城市至少选择 1 个医疗水平高、技术能力强、人事管理完善、具有自主评审意愿的三级医院试点开展高级职称自主评审。	试点探索

（续表）

一级指标	二级指标	落实情况（简要介绍当地主要做法、成效和存在问题）	指标要求与评价方法	指标性质
八.深化医保支付方式改革	22. 推行以按病种付费为主的多元复合式医保支付方式，逐步减少医保基金按项目付费的比例		到 2025 年，按疾病诊断相关分组或按病种付费的医保基金占全部符合条件的住院医保基金支出的比例达到 70%。	深入推广
	23. 加快推进按疾病诊断相关分组付费、区域点数法总额预算和按病种分值付费等改革试点		1.2021 年及以后的试点城市全部进入实际付费阶段，及时总结经验并在全国推广。 2. 鼓励探索符合中医药服务特点的支付方式。	试点探索
九.规范医疗服务行为	24. 提升医疗服务规范化水平		1. 开展临床路径管理的病种个数和出院人数逐步增加。 2. 把合理用药、规范诊疗情况作为医疗机构信息公开重要内容，定期向社会公布。	深入推广
十.减轻群众就医负担	25. 建立医药费用合理增长机制		建立健全与经济社会发展相协调、与各方承受能力相适应的公立医院医药费用合理增长机制。	深入推广
	26. 加强医药费用增长监测		1. 县级和城市公立医院次均门诊费用增长率、人均住院费用增长率保持在合理水平。 2. 将医药费用控制情况纳入对公立医院院长的考核评价指标。	深入推广
十一.强化投入责任，落实地方政府对医疗卫生机构的投入政策	27. 落实地方政府对医疗卫生机构的投入政策		1.“十四五”时期，中央和地方财政继续安排资金支持公立医院综合改革。 2. 医疗卫生支出占财政支出的比例和公立医院财政补助占医院总收入的比例保持在合理水平。	深入推广
	28. 健全中医药服务网络体系		落实《中共中央 国务院关于促进中医药传承创新发展的意见》，健全中医药服务网络体系，到 2022 年基本实现县办中医医疗机构全覆盖，力争实现全部社区卫生服务中心和乡镇卫生院设置中医馆、配备中医医师。	深入推广

（续表）

一级指标	二级指标	落实情况（简要介绍当地主要做法、成效和存在问题）	指标要求与评价方法	指标性质
十二.因地制宜加大试点探索力度	29. 非公立医疗机构与公立医疗机构相互补充、共同发展		落实支持社会力量提供多层次多样化医疗服务有关文件要求，推动非公医疗机构数量占比、诊疗量占比达到规划要求。	深入推广
	30. 推进紧密型医疗联合体建设试点		1. 对紧密型县域医共体实行医保资金总额付费，探索将基本公共卫生服务经费、基本药物制度补助等相关经费打包给紧密型县域医共体统筹使用。 2. 完善紧密型医联体管理体制和监管机制，加强对紧密型医联体的绩效考核和监督管理。 3. 在紧密型医疗联合体建设方面开展的其他改革探索。	试点探索
	31. 探索深化公立医院薪酬制度改革		1. 探索实行年薪制、岗位薪酬制、协议工资制、项目工资制等多种分配形式。 2. 改革完善公立医院薪酬总量核定办法，完善绩效考核体系。 3. 在薪酬制度改革方面开展的其他探索。	
	32. 其他相关领域改革探索			
十三. 地方结合实际进行的改革创新				

人力资源社会保障部、财政部、国家卫生健康委、国家医保局、国家中医药局关于深化公立医院薪酬制度改革的指导意见

人社部发〔2021〕52号

各省、自治区、直辖市人民政府，新疆生产建设兵团，国务院有关部委、直属机构：

按照党中央、国务院的部署要求，2017年，人力资源社会保障部会同有关部门启动公立医院薪酬制度改革试点工作。各地精心组织、扎实推进，取得了积极成效，形成了福建省和三明市等地可复制、可推广的经验做法。为进一步巩固和推广试点成果，全面深化公立医院薪酬制度改革，经国务院同意，现提出如下意见。

一、指导思想和基本原则

坚持以习近平新时代中国特色社会主义思想为指导，贯彻落实党的十九大和十九届二中、三中、四中、五中全会精神，按照党中央、国务院关于实施健康中国战略、深化医药卫生体制改革的决策部署，坚持以人民为中心的发展理念，适应现代医院管理制度需要，与医疗、医保、医药联动改革相衔接，**落实“允许医疗卫生机构突破现行事业单位工资调控水平，允许医疗服务收入扣除成本并按规定提取各项基金后主要用于人员奖励”（以下简称“两个允许”）要求**，实施以增加知识价值为导向的分配政策，建立适应我国医疗行业特点的公立医院薪酬制度，强化公立医院公益属性，调动医院和医务人员积极性，不断提高医疗服务质量和水平，更好地满足人民群众的医疗服务需要，更有效缓解人民群众看病难、看病贵问题。

深化公立医院薪酬制度改革的基本原则：

——坚持公益导向，健全激励与约束机制。适应公立医院综合改革要求，与公立医院管理体制、运行机制、价格管理、医保支付、人事管理、控制不合理医疗费用以及推进分级诊疗、家庭医生签约服务等改革相衔接，建立健全符合医疗行业特点的薪酬制度。加强宏观调控和有效监管，强化医院全面预算管理，加强医院内部成本控制，规范医务人员收入分配秩序。

——坚持按劳分配，完善按生产要素分配。坚持中西医并重，建立健全符合医疗行业特点的公立医院薪酬水平决定机制。健全与岗位职责、工作业绩、实际贡献紧密联系的分配制度，落实内部分配自主权，突出工作量、服务质量、医德医风等，体现多劳多得、优绩优酬。坚持劳动、知识、技术、管理等要素按贡献参与分配，着力体现医务人员技术劳

务价值。

——**坚持统筹兼顾，注重协调发展。**按照公立医院综合改革要求，推进实施分级诊疗，增强薪酬制度改革的系统性、整体性和协调性。坚持新发展理念，与医改强基层目标相适应，探索分级分类管理。注重不同地区、不同类型、不同功能定位、不同等级规模公立医院协调发展，合理调控各级各类医院间收入差距，统筹考虑公立医院和公共卫生机构、基层医疗卫生机构的收入分配关系。充分考虑中医药医务人员收入情况，薪酬制度改革进一步向中医医院倾斜。

——**坚持动态调整，合理引导预期。**在确保医疗机构良性运行、基本医保支出可承受、群众整体负担不增加、医疗服务水平不断提高的基础上，动态调整公立医院薪酬水平，优化公立医院薪酬结构，与国民经济发展相协调、与社会进步相适应。坚持量力而行，全面贯彻过“紧日子”要求。做好政策宣传解释工作，合理引导医院和医务人员对薪酬制度改革的预期。

二、主要内容

（一）合理确定公立医院薪酬水平

完善公立医院薪酬水平决定机制。人力资源社会保障、财政部门会同公立医院主管部门，综合考虑当地经济发展、医疗行业特点和医院财务状况、功能定位、工作量、服务质量、公益目标完成情况、成本控制、绩效考核结果等因素，根据“两个允许”要求，科学合理确定并动态调整公立医院的薪酬水平。**对高层次医疗人才聚集、公益目标任务繁重，承担科研、教学任务以及需要重点发展的公立医院或绩效考核评价结果优秀的公立医院，以及中医药特色优势突出的中医医院，予以适当倾斜。**各地可根据当年医疗服务收入扣除成本并按规定提取各项基金后，按照不同层级不同性质医院，根据“两个允许”要求合理增加薪酬总量，不计入总量核定基数。国家卫生健康委、人力资源社会保障部、财政部、国家医保局、国家中医药局要共同制定关于医疗服务收入内涵与薪酬制度衔接的有关办法，指导各地抓好落实。**自本文印发之日起，对于仍违规新增举借长期债务的公立医院，在该新增长期债务偿还完毕前，严格控制医院领导班子成员薪酬水平增长。**

（二）充分落实公立医院内部分配自主权

在核定的薪酬总量内，公立医院可采取多种方式自主分配。可继续完善岗位绩效工资制度，也可结合本单位实际，自主确定其他更加有效的分配模式。可探索实行年薪制、协议工资制、项目工资等灵活多样的分配形式。可根据不同岗位职责要求，自主设立体现医疗行业特点、劳动特点和岗位价值的薪酬项目，充分发挥各项目的保障和激励作用。**逐步建立主要体现岗位职责的薪酬体系，实行以岗定责、以岗定薪、责薪相适、考核兑现。**合理确定内部薪酬结构，注重医务人员的稳定收入和有效激励，进一步发挥薪酬制度的保障功能，充分体现公立医院的公益属性。

公立医院内部分配应充分体现医、护、技、药、管等岗位差异，兼顾不同科室之间的平衡，向关键和紧缺岗位、高风险和高强度岗位、高层次人才、业务骨干和作出突出成绩的医务人员倾斜，各地结合实际向人民群众急需且专业人才短缺的专业倾斜，**努力使综合性医院儿科、产科、急诊科、感染科等紧缺专业医师的薪酬水平不低于医院医师薪酬平均水平**。内部分配要充分体现知识、技术、管理等要素的价值，合理拉开收入差距，避免平均主义。公立中医医院内部分配要鼓励使用中医药技术方法。**适当提高低年资医生的薪酬水平，统筹考虑编内外人员薪酬待遇。严禁向科室和医务人员下达创收指标，医务人员薪酬不得与药品、卫生材料、检查、化验等业务收入挂钩。**

公立医院制定的薪酬分配方案要充分发扬民主，广泛听取职工意见，并报公立医院主管部门备案。

（三）建立健全公立医院负责人薪酬激励约束机制

公立医院主管部门会同人力资源社会保障、财政、医保部门，根据当地经济社会发展、相当条件人员收入水平、公立医院考核评价结果、个人履职情况、职工满意度等，合理确定医院主要负责人的薪酬水平。公立医院主要负责人薪酬水平应与其他负责人、本单位职工薪酬水平保持合理关系，可采取设定系数等方式合理确定其他负责人薪酬水平。建立健全医院主要负责人薪酬分配激励约束机制，短期激励与中长期激励相结合，注重对主要负责人的长期激励，**鼓励对主要负责人实行年薪制**。

（四）健全以公益性为导向的考核评价机制

各地要根据《国务院办公厅关于加强三级公立医院绩效考核工作的意见》（国办发〔2019〕4号）《国家卫生健康委员会办公厅国家中医药管理局办公室关于加强二级公立医院绩效考核工作的通知》（国卫办医发〔2019〕23号）和《国家卫生计生委人力资源社会保障部财政部国家中医药管理局关于加强公立医疗卫生机构绩效评价的指导意见》（国卫人发〔2015〕94号）《国家中医药管理局关于印发三级公立中医医院绩效考核指标的通知》（国中医药医政函〔2019〕56号）《国家中医药管理局办公室关于印发二级公立中医医院绩效考核指标的通知》（国中医药办医政函〔2020〕144号）等文件精神，制定科学的公立医院考核评价体系，将医疗质量、运营效率、持续发展、满意度评价等内容纳入考核指标。综合考虑职责履行、工作量、服务质量、费用控制、运行绩效、成本控制、长期债务、医保政策执行情况等，定期组织考核，考核结果与公立医院薪酬总量挂钩。对考核不合格的，要适当核减薪酬总量。

公立医院主管部门要制定公立医院主要负责人的绩效考核评价办法，综合考虑工作责任、医院管理的实际情况、医院考核评价结果和年度目标、任期目标完成情况等，定期组织考核，考核结果与公立医院主要负责人薪酬挂钩。

公立医院要在主管部门的指导下按照国家有关政策制定内部考核评价办法，综合考虑岗位工作量、服务质量、行为规范、技术能力、医德医风和患者满意度等，考核结果与医务人员薪酬挂钩。

（五）经费来源

各地要拓宽深化公立医院薪酬制度改革经费渠道，深入推进医疗、医保、医药“三医”联动改革，**推进全面取消药品耗材加成、药品耗材集中带量采购、医疗服务价格优化、医保支付方式改革、药品耗材使用监管等改革，逐步提高诊疗、中医、护理、手术等医疗服务收入在医疗收入中的比例，支持深化公立医院薪酬制度改革**。在确保收支平衡的前提下，合理确定人员支出占公立医院业务支出的比重。落实政府投入政策。对因规范开展药品集中采购和使用而减少医保基金支出的医院，当年度医保总额预算额度不做调减。公立医院应完善内部考核办法，根据考核结果分配医保结余留用资金，主要用于相关人员绩效。

完善公立医院收入中可用于工作人员收入分配的资金管理政策，实行全面预算管理，强化公立医院成本管控，提高运营效率，更加注重内涵发展、技术发展、水平发展、服务发展。

三、工作要求

（一）切实加强组织领导

医疗行业人才培养周期长、职业风险高、技术难度大、责任担当重。各地要充分认识深化公立医院薪酬制度改革，建立符合医疗行业特点、体现以知识价值为导向的公立医院薪酬制度的重要意义，高度重视，精心组织，确保各项政策落到实处。各级人力资源社会保障、财政、卫生健康、医保、中医药管理等部门要在当地党委、政府领导下，密切配合、形成合力，务求取得改革实效。

（二）扎实推进实施工作

各地要根据本意见的精神和要求，结合本地实际制定具体的改革实施方案，出台相关配套措施，全面推开公立医院薪酬制度改革。人力资源社会保障、财政部门要会同卫生健康、医保、中医药管理等部门加强督促指导，对实施过程中出现的新情况、新问题，及时认真研究解决，不断完善有关政策措施，重大问题及时报告。

（三）严肃收入分配纪律

要加强对公立医院薪酬分配的监督管理，公立医院要严格执行国家公立医院薪酬政策，严肃分配纪律。**要规范多点执业政策并有序发展互联网诊疗，允许医务人员通过技术劳动取得合理报酬。加大对医务人员收受红包、回扣等违规违纪行为的查处力度，一经发现，严格按照有关规定严肃处理。**公立医院主管部门应在次年初及时将上年度公立医院收入分配情况和负责人薪酬水平报同级人力资源社会保障、财政部门备案。

（四）做好舆论引导工作

各地人力资源社会保障、财政、卫生健康、医保、中医药管理部门要做好公立医院和医务人员的思想引导和政策解释宣传工作，调动参与改革的积极性、主动性。同时，**通过优化环境、规范就医秩序、落实休息休假权益等多种方式，增进和谐医患关系，营造良好氛围**。要落实属地管理责任，坚持正确的舆论导向，密切关注社会舆情，及时回应社会关切，确保改革工作平稳顺利进行。

人力资源社会保障部
财政部
国家卫生健康委
国家医保局
国家中医药局
2021 年 7 月 6 日

附录 B　福建省医改相关政策文件

福建省人民政府关于进一步加快乡镇卫生院改革与发展的意见

闽政〔2009〕1号

各市、县（区）人民政府，省人民政府各部门、各直属机构，各大企业，各高等院校：

党的十七大强调，健康是人全面发展的基础，关系千家万户幸福；要加强农村三级卫生服务网络建设，为群众提供安全、有效、方便、价廉的医疗卫生服务，提高全民健康水平。乡镇卫生院是农村三级卫生服务网络的骨干，是农村公共卫生服务体系和基本医疗服务体系的综合枢纽和重要载体，承担着公共卫生服务和常见病、多发病的一般诊疗、应急转诊等服务功能，在农村卫生服务体系中具有承上启下的地位。长期以来，乡镇卫生院在满足基本医疗需求、控制传染病流行、宣传普及公共卫生知识等方面发挥着不可替代的作用，促进了农村居民健康水平的提高，受到农民群众的欢迎。

近年来，随着农村经济社会发展、城市化水平的提高，乡镇卫生院在机构布局、功能定位、服务能力、运行保障等方面面临新情况、新问题。为加强我省乡镇卫生院建设，进一步完善农村医疗卫生服务体系，提高基本医疗卫生服务能力，推进海峡西岸社会主义新农村建设，实现到2020年人人享有基本医疗卫生服务的目标，现就加快乡镇卫生院改革与发展，提出如下意见。

一、指导思想与目标任务

（一）指导思想

以邓小平理论和“三个代表”重要思想为指导，深入贯彻落实科学发展观和党的十七届三中全会、省委八届五次全会精神，按照“科学发展、四求先行”的要求，坚持政府主导，坚持乡镇卫生院的公益性质，按照分类管理、深化改革、加强建设、分级负责、保障投入的原则，深化乡镇卫生院管理体制与运行机制改革，着力提升乡镇卫生院的服务能力，在每个乡镇办好一所卫生院，更好地满足农村居民医疗卫生服务需求，不断提高农村居民健康水平。

（二）目标任务

到 2012 年，全省乡镇卫生院基本拥有与其功能相适应的业务用房、适宜设备和实用人才；业务用房达到国家颁布的《乡镇卫生院建设标准》，无 D 级危房，就医环境较大改善；公共卫生和基本医疗服务能力明显增强，能够提供适宜技术；基本诊疗设备较完善，急救转诊能力明显加强；人才队伍结构有所改善，人员素质有所提高；医德医风不断改善；公益性的管理体制和运行机制进一步完善；基本满足农村居民基本医疗卫生服务需求。

到 2020 年，全省乡镇卫生院整体功能进一步增强，人才队伍整体素质显著提升，管理体制和运行机制科学高效，服务能力显著提高，满足农村居民基本医疗卫生服务需求。

二、明确基本职责和主要功能

乡镇卫生院的基本职责和主要功能为：

（一）宣传贯彻党和政府的医疗卫生工作方针政策，开展健康教育，协助并组织实施初级卫生保健计划和开展爱国卫生运动。

（二）开展疾病预防控制，做好精神卫生和慢性非传染性疾病控制工作。

（三）落实免疫规划，适龄儿童能及时得到免费接种服务。

（四）开展妇幼保健工作，提高妇女儿童健康水平。

（五）协助开展突发公共卫生事件应急调查工作，承担区域内公共卫生相关信息收集与报告。

（六）提供基本医疗服务，开展农村常见病、多发病以及诊断明确的慢性非传染性疾病的诊疗护理，及时做好急诊抢救转诊工作。

（七）提供医疗咨询、康复和计划生育技术服务，推广使用农村适宜技术和中医药技术。

（八）受县级卫生行政部门委托，承担区域内食品卫生、饮用水卫生、公共场所卫生、职业卫生、传染病防治等公共卫生管理职能。

（九）协助做好新型农村合作医疗工作。

（十）负责对村级卫生机构和乡村医生的业务管理和技术指导。

三、实施分类管理和指导

根据乡镇常住人口、地理位置以及服务工作量等因素，在现有一般卫生院和中心卫生院的基础上，具体分为三类：

（一）甲类卫生院，指乡镇常住人口在 10 万以上或现有床位数 100 张以上且床位使用率在 70% 以上的卫生院。此类卫生院按常住人口每千人口 0.9～1.0 名的标准或按每张床位 1：1.0 的比例配备卫生技术人员，专职公共卫生人员 9～12 名。

（二）乙类卫生院，指中心卫生院或现有床位数在15张以上且床位使用率在70%以上、年门诊人次在1万人次以上的一般卫生院。卫生技术人员按常住人口每千人口0.9～1.1名的标准配备，专职公共卫生人员6～9名。

（三）丙类卫生院，指除以上卫生院以外的一般卫生院。卫生技术人员按常住人口每千人口0.9～1.2名的标准配备，原则上不少于10名，公共卫生人员不少于4名。

县（市）城区所在地的城关卫生院转型为社区卫生服务中心。

各类卫生院卫技人员应占本院人员总数的90%以上。

四、提升服务质量和管理水平

（一）增强公共卫生服务能力

1. 预防和控制传染病、慢性非传染性疾病。建立健全卫生院疫情网络直报系统，快速、准确报告疫情；协助疾病控制机构开展传染病监测以及疫情流行病学调查等处置工作；协助开展心脑血管病、肿瘤、糖尿病、精神疾患等慢性非传染性疾病的综合防治和干预；协助开展爱国卫生运动，改善农村卫生环境，促进卫生村镇建设。

2. 开展免疫规划工作。加强与公安、计划生育等有关部门的配合，定期收集、核对流动人口资料，做好适龄流动儿童免疫接种工作；开展规范化门诊接种，指导托幼机构和学校开展入托入学儿童查验预防接种证，对未接种儿童进行补种，国家免疫规划疫苗接种率达90%以上。

3. 做好妇幼保健工作。加强农村孕产妇和儿童系统保健管理，高危孕产妇和体弱儿童（含出生缺陷儿）专案管理率达100%；动员区域内所有孕妇住院分娩，降低孕产妇、婴儿死亡率；指导区域内托幼机构开展卫生保健工作，改善儿童营养状况。

4. 受县级卫生行政部门委托，做好区域内食品卫生、饮用水卫生、公共场所卫生、职业卫生、传染病防治等公共卫生管理工作；开展卫生法律法规宣传教育，做好乡镇辖区内的卫生监督信息收集、核实和上报工作。

5. 加强突发公共卫生事件应急工作。加强应急工作的技术支持、信息管理和物质准备；及时发现并报告突发公共卫生事件，协助卫生行政部门和疾控机构开展突发公共卫生事件应急调查工作。

6. 广泛开展健康教育。建立宣传阵地，发放健康教育处方及健康教育资料；结合新农村建设开展社会健康教育，引导农村居民逐步形成健康的行为和生活方式，提高自我保障能力和整体健康水平。

（二）提高基本医疗服务质量

树立“以病人为中心”的服务理念，坚持把社会效益放在第一位，转变服务模式，深入农村社区、家庭提供基本医疗服务，使农村居民一般常见病、多发病得到就近治疗，有效控制医药费用增长，减轻群众医药费用负担，努力解决农民“看病难”、“看病贵”的问题。

1. 严格执行基本用药目录和诊疗目录，不得使用目录外药品和诊疗项目，做到合理用药、合理检查、合理收费。

2. 对实行人员工资按事业单位的标准由财政全额核拨的卫生院，取消药品加价，推行药品“零差率”改革。

3. 根据基本用药目录对药品实行集中招标采购和统一配送，保证药品安全有效。

4. 大力推广使用农村适宜医疗技术和中医药技术，有计划地推广疗效好、用得上的适宜技术，为农村居民提供安全、有效、方便、价廉的医疗卫生服务。

5. 建立县、乡两级畅通、高效的急诊救治“绿色通道”，及时救治病人，适时转诊急危重症患者，增强孕产妇难产应急处理和紧急转送能力。

6. 建立双向转诊制度，加强与县及县以上医院的协作，适时将危重病人转诊至上级医院，并接收上级医院转来的病人，进行康复治疗。

7. 建立乡镇卫生院远程医疗会诊系统，扩大远程医疗覆盖范围。2009 年先覆盖到中心卫生院，再逐步覆盖到一般卫生院。

8. 采取例会、培训、督导等多种形式强化对村卫生所和乡村医生的业务管理和技术指导，提高乡村医生的业务水平。

（三）加强管理

1. 实行院长负责制，加强党建和思想政治建设，发挥卫生院基层党组织的监督保证作用。

2. 加强公共卫生管理，卫生院应将预防保健组改建为公共卫生组（科），承担疾病控制、妇幼保健等任务，受委托做好公共卫生管理等工作。

3. 加强医疗服务质量管理，完善各项规章制度和医疗质量管理体系，认真落实诊疗护理规范，严格人员和医疗技术准入管理，依法执业，规范医疗行为，不断提高医疗质量和服务水平，确保医疗安全。

4. 加强财务监督管理，县级卫生行政部门建立会计核算中心，提高财务管理和会计核算水平。加强收支管理，严格执行医疗服务价格政策，提高收费透明度。

5. 加强人事管理，规范科室和岗位设置，推行全员聘用制，以事定岗，以岗定人，择优聘用。建立职工绩效考核制度，完善绩效工资分配办法，根据人员岗位任务、技术能力和工作绩效进行考核和分配，形成人员能进能出，待遇能高能低的人事管理制度。

6. 加强职业道德和医德医风建设，执行首问、首诊负责制，改善服务态度，改进工作作风，廉洁行医，推行院务公开，接受群众评议。实行医德医风建设责任制，逐步建立医务人员医德档案，努力构建和谐医患关系。

五、加强基础设施建设

各级政府要切实加强乡镇卫生院基础设施建设和基本诊疗设备装备，按照布局合理、功能适宜、规模适度的原则，加大对乡镇卫生院建设的投入力度。在现有年百所乡镇卫生院改造提升工程基础上，从 2009 年起，再用两年时间，实施乡镇卫生院加强建设规划，使全省乡镇卫生院基本达到国家建设标准和基本诊疗设备装备标准，完成卫生院 D 级危房拆除或重建，明显改善农村居民就医条件，进一步提高乡镇卫生院的综合服务能力。甲类卫生院基本建设和装备标准要略高于国家乡镇卫生院建设标准，部分可以参照综合性医院标准建设。2009 年至 2010 年重点建设未达到标准的甲类卫生院和部分乙类、丙类卫生院。所需资金以省级为主筹措。

六、健全“以县为主”的管理体制

（一）进一步理顺乡镇卫生院管理体制

县级卫生行政部门按职责负责乡镇卫生院人员、业务和经费的管理，在县级机构编制、人事行政部门宏观管理、指导和监督下，可以根据实际需要对乡镇卫生院人员进行调配和交流。乡镇卫生院在编人员人事关系收归县卫生行政部门管理。实行乡镇卫生院院长聘任制，院长由县级卫生行政部门参照《党政领导干部选拔任用工作条例》的要求提出人选，在征求当地乡镇党委、政府意见后聘任，并报县（市、区）主管医疗卫生系统干部工作的组织部或宣传部备案。

（二）加强乡镇卫生院编制与岗位管理

各级机构编制部门会同本级卫生、人事、财政部门按照精简、高效原则，根据服务人口、工作项目等要素，科学合理核定辖区内乡镇卫生院人员编制并报上级有关部门备案。

要用好现有卫生院人员编制，并根据编制和人员结构比例，进一步规范乡镇卫生院科室和岗位设置。严格准入条件，凡新进入乡镇卫生院临床岗位的专业技术人员必须具备本科及以上学历，医技和公共卫生岗位的专业技术人员必须具备大专及以上学历，护理人员必须具备中专及以上学历，并严格实行公开招聘，统一考核。进一步压缩非卫生技术人员数量，禁止非卫生技术人员进入卫生技术岗位。

（三）实行乡镇卫生院绩效评价制度

县级卫生行政部门每年对乡镇卫生院的业务工作量、服务质量、完成公共卫生任务情况、服务人群健康状况及服务的满意度进行综合考核，考核结果作为评价乡镇卫生院业绩和奖励的主要依据。

七、建立公益性保障机制

（一）建立人员经费保障机制

在核编定岗基础上，丙类卫生院和山区的乙类卫生院编制内人员工资按事业单位的标准由财政全额核拨。甲类和除山区外的乙类卫生院从事公共卫生服务的人员和院领导的工资由财政全额核拨，其余人员实行差额补助。省级财政对困难的县（市、区）予以财力补助，具体办法另行制定。

《福建省机关事业单位工作人员退休养老保险暂行规定》（闽政〔1994〕1号）下发后，各地开展机关事业养老保险之前，乡镇卫生院原全民和集体所有制离退休人员，其离退休费按国家有关规定和标准核定，由县级财政预算安排；各地开展机关事业养老保险后，已纳入当地机关事业单位养老保险的乡镇卫生院的离退休人员的离退休费，由当地机关事业单位养老保险经办机构支付，未纳入参保的继续由所在地县级财政安排；现有编制内工作人员养老保险形式由当地政府确定。进一步落实基本医疗保险和住房公积金政策，各县（市、区）要按规定的比例和标准为乡镇卫生院在编在岗工作人员配缴基本医疗保险费和住房公积金。

（二）建立公共卫生服务经费定额补助制度

加大对农村公共卫生的投入，确保乡镇卫生院开展公共卫生所需经费，逐步扩大农村免费公共卫生服务和免费免疫范围。至2012年，各级财政对农村公共卫生的经费投入，力争达到按农村常住人口计算年人均6元的水平。今后，随着经济社会发展和财政收入增长，逐步提高经费补助水平。

八、加强人才队伍建设

（一）建立健全人才培养引进机制

乡镇卫生院补充工作人员要根据岗位设置的要求，原则上实行公开招聘，对乡镇卫生院在编制内补充全日制医学类大专及以上学历的毕业生，可由县（市、区）卫生行政部门报县（市、区）人事行政部门批准，直接采取面试、考核的方式招聘。

对2008年12月26日前已聘用在乡镇卫生院医疗卫生专业技术岗位满1年，大专及以上学历并具有相应执业资格的编外人员，由县级卫生行政部门根据乡镇卫生院岗位设置需要，经县（市、区）人事行政部门批准，可在编制范围内，直接采取考核和必要的考试方式入编聘用，并予以公示；以上人员在首聘单位服务期原则上不得少于3年。

扩大“学费代偿制”的范围，继续实施赴贫困地区乡镇卫生院的医学类专业本科毕业生补助政策。对于到贫困地区乡镇卫生院连续工作五年的本科毕业生，给予每人每年5000～7000元的学费补助。2009年起实施范围扩大至所有山区乡镇卫生院。具体实施办法由省卫生厅会同省财政厅修订。

实施农村卫生技术人才培养计划，建立定向培养制度，为乡镇卫生院培养卫生技术人才，支持医学院校开设全日制普通本科临床医学专业（全科医学方向），实行定向招生、定向培养、定向就业。对定向培养生的招考、奖学金、国家助学贷款和勤工俭学等方面实行优惠政策。具体实施办法由省卫生厅、教育厅、财政厅、人事厅制定。

（二）建立卫技人员工资补助制度

为了鼓励卫生技术人员在基层为农村居民提供医疗卫生服务，从2008年7月1日起，对农村乡镇卫生院在岗的编制内人员和离休人员按人均3600元/年的标准、退休人员按退休前岗位所对应的在职卫技人员补助标准70%给予补助。各级财政要保证农村卫生院人员补助按时足额发放，不得冲抵中央和省政策规定对农村卫生事业的其他投入，也不得冲抵公共卫生服务的定额补助经费。

（三）努力解决卫技人员的住房问题

对在乡镇卫生院工作5年以上且在县乡没有住房的，可优先享受购买限价商品住房的待遇，符合条件的可享受廉租住房待遇。鼓励各地采取多种形式解决乡镇卫生院卫生技术人员住房问题。

（四）建立城市支援农村卫生工作的长效机制

建立县及县以上医疗机构长期定点帮扶乡镇卫生院的制度，采取下派医生、资金设备扶持、技术指导等方式对乡镇卫生院进行帮扶，提升乡镇卫生院的医疗卫生技术水平与管理水平。继续落实农村医务人员晋升职称前必须到上级医院进修学习和城市医生在晋升副主任医师职称前到农村累计服务一年的制度。有计划地选派乡镇卫生院业务骨干到县级医疗卫生机构进修学习，免收培训费。

（五）提高卫技人员业务素质

乡镇卫生院临床医疗人员必须具备执业助理医师及以上执业资格，其他卫生技术人员必须具备初级及以上专业技术资格；医疗人员中要有能够运用中医药适宜技术的人员。加强对乡镇卫生院卫生技术人员的医学继续教育，2009年起每年安排500名乡镇卫生院卫生技术人员到县（市）级医疗机构进行为期3个月的临床技能进修。采取多种形式开展远程培训工作，不断提高乡镇卫生院卫生技术人员业务素质和工作能力。

九、切实加强组织领导

加强乡镇卫生院建设，改善乡镇卫生院条件，保障人民群众身体健康是政府的一项重要职责。各级政府要切实加强领导，把加快乡镇卫生院改革与发展列入重要议事日程，狠抓各项政策措施的落实。县级政府要承担乡镇卫生院建设的主要责任，在每个乡镇办好一所卫生院。

各级政府要组织协调有关部门，动员全社会力量共同做好农村卫生工作。各有关部门要切实履行职责，密切配合，推进乡镇卫生院改革与发展。卫生部门要切实发挥行业主管部门职能作用，负责牵头组织协调落实乡镇卫生院改革与发展的各项措施；发展与改革部门要将乡镇卫生院发展纳入当地国民经济和社会发展规划，根据规划安排乡镇卫生院基础设施建设投资；财政部门要充分发挥公共财政的保障职能，依照国家有关规定和乡镇卫生院的公共服务职能，制定财政补助政策及财务收支管理办法，根据规划安排乡镇卫生院基本诊疗设备；机构编制部门要做好人员编制核定和管理工作；人事部门要做好人事管理等相关工作，努力形成政府统筹、部门分工协作、齐抓共管的工作格局。

省有关部门要按照职责分工，制定贯彻落实本《意见》的具体措施，并对各地加快乡镇卫生院改革和发展情况开展督促检查。各级政府要根据本《意见》精神，制定实施意见，确保乡镇卫生院改革和发展工作落到实处，为保障人民群众身体健康，促进海峡西岸两个先行区建设作出新的更大的贡献。

中共福建省委
福建省人民政府
2009 年 1 月 5 日

中共福建省委 福建省人民政府关于印发《福建省深化医药卫生体制改革综合试点方案》的通知

闽委发〔2015〕3 号

各市、县（区）党委和人民政府，平潭综合实验区党工委和管委会，省直各单位：

《福建省深化医药卫生体制改革综合试点方案》已经省委、省政府研究同意，现印发给你们，请认真贯彻执行。

中共福建省委
福建省人民政府
2015 年 2 月 12 日

福建省深化医药卫生体制改革综合试点方案

为全面深化我省医药卫生体制改革，加快建立基本医疗卫生制度，保障人民健康水平不断提高，根据党的十八届三中全会精神和党中央、国务院关于深化医改的部署，结合实际，制定福建省深化医药卫生体制改革综合试点方案。

一、基本思路

一个总体要求：即坚持“保基本、强基层、建机制”的总体要求。突出医疗、医药、医保“三医联动”和医药卫生体制机制创新，积极探索，先行先试，多措并举引导医疗资源向基层下沉，努力形成医疗资源配置合理、医疗服务层次分明、医疗机构运行高效的医药卫生新格局，力争在公立医院改革、社会资本办医等方面走在全国前列，为全国深化医改提供借鉴。

两大改革重点：一是突出“强基层”，以“强基层”促进“保基本”。通过规划调整、医保支付、财政投入、人事薪酬、职称评聘、差别价格、绩效考核等综合措施，促进医疗资源流向基层，完善基层医疗卫生服务体系，提升基层服务能力，在此基础上建立分级诊疗制度。二是突出体制机制创新，调动人的积极性。按照“政事分开、管办分开”原则，深化医药卫生和医疗保障体制改革。加大公立医院人事薪酬制度改革力度，鼓励公开招聘院长，试行院长目标年薪制，建立体现医技人员技术劳务价值的薪酬制度，推进医师多点执业。推动药品招标制度改革，降低药品、耗材虚高价格，割断医院和药品、耗材等的利益关系。

三个推进阶段：第一阶段，2015年实现全省公立医院综合改革全覆盖，进一步深化基层医疗机构运行机制改革，提升基层医疗服务水平，鼓励社会资本办医，进一步优化医疗资源配置。第二阶段，到2017年，基本形成分级诊疗制度，全省公立医院综合改革成效进一步显现，以药补医机制彻底破除，在控制医药总费用的基础上，公立医院药占比降低到30%以下；多元办医格局初步形成，非公立医疗机构床位数和服务量达到总量的20%左右；个人卫生支出占卫生总费用的比重控制在25%左右，人民健康水平有明显提高。第三阶段，到2020年，公立医院综合改革进一步深化，现代医院管理制度普遍建立；多元办医格局基本形成，非公立医疗机构床位数和服务量达到总量的25%左右；基本医疗卫生制度更加健全，人民群众健康水平进一步提高。

四项主要任务：一是以“强基层”为重点，合理配置医疗资源，科学制定区域医疗卫生规划，推进医疗资源结构优化和布局调整。二是以“公益性”为主要目标，全面推进公立医院综合改革，加快建立现代医院管理制度。三是以“保基本”为准则，统筹推进财政、医保、医药、卫生和价格等配套改革，实现各项改革相互衔接、相互促进，充分发挥政策叠加效应。四是以“多元化”为导向，加快推进社会资本办医，满足人民群众多样化的医疗服务需求。

五条差别化政策：一是实行差别化的财政投入政策。省市县逐级加大财政投入，向县级公立医院倾斜。二是实行差别化的医保支付政策。拉开不同级别定点医疗机构间的报销比例，引导合理就医流向。三是实行差别化的价格政策。药品、耗材零差率补偿遵循越往基层医疗服务价格调整幅度越小、财政投入越大、医院分担越少的原则。四是实行差别化的人事政策。对县级医院专业技术人员实行更加简捷有效的招聘政策和更加优惠的岗位设置政策，制定更加切合县域卫生专业技术人员的职称评定标准。五是实行差别化的绩效考评。县级公立医院重在突出“公益性”和“保基本”，省、市公立医院重在突出发挥区域龙头带动作用和提升整体医疗技术水平。

二、主要任务

（一）以“强基层”为重点，合理配置医疗资源

1. 加强规划引领。一是优化医疗卫生资源的规划布局。科学制定、调整区域医疗卫生规划和医疗机构设置规划，优先发展县级医院，以学科、人才、技术为核心强化县级医院能力建设。全省按常住人口计算，2017年千人均床位数达到5.12张，2020年千人均床

位数达到6张。每个县（市）要办好1～2所县级公立医院，30万以上人口的县（市）至少要有1所医院达到二级甲等水平。新建医疗机构要重点向新区、郊区等区域布局，加强中医院和综合医院中医科能力建设，加强儿科、产科、精神卫生、传染病、口腔科、老年护理和康复等临床重点专科建设，进一步提升省级临床重点专科服务能力，到2017年部分专科达到或超过东部地区平均水平。二是控制公立医院数量规模。到2015年，每千常住人口医疗机构床位数达到4张的设区市，原则上不再扩大公立医院规模，床位使用率在80%以下的公立医院不再进行扩建。严禁公立医院举债建设和举债购置大型医用设备。三是增加卫生技术人员总量。全省按常住人口计算，2017年千人口执业（助理）医师数达到2.17人、注册护士数达到2.68人，医护比达到1∶1.23，设区市级及以上医院床护比不低于1∶0.57，千人口公共卫生人员数达到0.74人；2020年千人口执业（助理）医师数达到2.5人、注册护士数达到3.14人，医护比达到1∶1.25，设区市级及以上医院床护比不低于1∶0.6，千人口公共卫生人员数达到0.83人。四是明确省、市、县各级公立医院的功能定位。制定各级公立医院医疗服务项目目录清单，县级公立医院要取消特需医疗服务，省、市公立医院严格按比例控制特需医疗服务供给。五是优化省会中心城市医疗资源配置。按照“一张蓝图、统一规划、同步实施、协同发展”的要求，打破省、福州市公立医疗机构行政隶属界限，统筹推进省、市公立医院的协调发展。省级重点发展综合性医疗中心和肿瘤、妇产、口腔专科医疗中心；市级侧重发展儿童、传染病、精神病、骨科、皮肤病、肺科疾病专科医院。六是坚持公立医疗机构为主导、非公立医疗机构共同发展，形成有序竞争、相互促进、举办主体多元化、投资方式多样化的办医格局，满足群众多层次医疗需求。

2. 构建基层医疗服务网络。一是深化基层运行机制改革。建立责权对应的乡镇卫生院管理新体制，各地可借鉴长汀县做法，实行“一归口、三下放”，由县级卫生部门对乡镇卫生院的人事、业务、经费和干部任免等进行归口管理，并将人事权、经营权、分配权下放到乡镇卫生院，落实院长经营管理自主权，进一步调动基层医务人员积极性。二是建立和完善以县级医院为龙头、乡镇卫生院和村卫生室为基础的农村医疗卫生服务网络，着力提升县级医院医疗服务水平。加强基层医疗卫生机构规范化、标准化建设，使基层医疗卫生机构更好地承担初级诊疗、慢病管理和康复服务的职能，保证一般常见病、多发病、危急重症的诊治能够在县域得到基本解决，2017年力争县域内就诊率提高到90%左右。三是提高基本公共卫生服务均等化水平。2017年人均基本公共卫生服务经费标准提高到50元以上。逐步增加重大公共卫生项目和投入，加强疾病预防控制、卫生监督、妇幼保健、精神卫生、采供血及院前急救等专业公共卫生服务机构建设。健全公共卫生服务绩效考核办法，探索建立第三方考核机制，提高资金使用效益。四是完善促进中医药发展政策，提升基层中医药服务能力。医疗机构要积极开展成本相对较低、疗效相对较好的中医药诊疗服务，充分发挥名老中医药专家传帮带作用，促进中医药继承和创新。

3. 加强卫生人才队伍建设。一是调整优化医学院校布局结构，扩大本科层次临床医学专业招生规模。争取台湾医科院校为福建培养临床医学人才。二是完善住院医师、全科医生规范化培训制度，2017 年力争实现每万人口拥有 3 名全科医生，2020 年力争实现每万人口拥有 4 名全科医生的目标。三是继续实施为 49 个基本财力保障县的县级医院定向培养本科层次临床医学人才项目，充实基层卫生人才队伍。四是继续实施基层医疗卫生机构特岗医师计划，按照县管乡用、适时轮换的原则，鼓励在乡镇卫生院工作的副高及以上职称和本科及以上学历的执业医师由县级公立医院统一管理，引导医学技术人才流向基层。五是稳定优化乡村医生队伍，完善乡村医生养老保障政策，促进乡村医生逐步向执业助理医师转化，建立乡村医生医疗责任保险制度。六是加大高层次人才引进、培养力度，全面提升“四个一批”高层次人才项目水平，建立高层次人才引进、培养、提升机制。

4. 大力推行家庭医生基层签约服务。一是建立以基层卫生机构专职医生为主、兼职医生为辅的家庭医生队伍，通过利益导向，鼓励吸引城市医院专科医生到基层服务。二是在实行医疗保险普通门诊统筹的地方试行按人头付费，推动家庭为单位的基本医疗签约服务。城市社区居民自主选择签约医生，按年度签订服务协议，签订协议的家庭免除诊疗费。鼓励家庭医生多劳多得，签约越多、收入越高，医保在普通门诊统筹额度内按标准支付签约服务费。三是完善家庭医生服务内容、绩效考核、医保支付等方面政策。2015 年，每个县（市、区）开展社区卫生服务中心家庭医生签约服务试点，推进社区综合健康管理。同时，在村卫生室和乡镇卫生院开展初诊和转诊服务试点。

5. 积极组建医疗联合体。各级政府可采取购买服务或资金奖励等方式，鼓励城市医联体与县域医联体对口帮扶，形成上下联动、以大带小、以强扶弱的格局。鼓励以利益共享为纽带，以协同服务为核心，以医疗技术为支撑，以支付方式为杠杆，建立多种形式的医联体。城市要以三级医院为龙头，与社区卫生服务中心建立医联体；县域要以县级医院为龙头，与乡镇卫生院建立医联体，并强化乡镇卫生院与村卫生室一体化管理。医联体要建立分工协作机制，推动优质医疗卫生资源合理流动、下沉基层，引导患者在基层首诊、康复治疗。

6. 推进医师多点执业。鼓励医师到基层医疗卫生机构和非公立医疗机构多点执业，放大优质医疗资源效应。一是放宽多点执业职称限制，县级以上医疗机构完成住院医师规范化培训并取得培训合格证书的，或从事临床工作累计 5 年以上的医生，均有资格独立执业就业或多点执业。二是实行执业医师多点执业备案管理和区域注册，促进区域医疗卫生人才充分有序流动。

7. 开展分级诊疗试点。一是开展“基层首诊、双向转诊、急慢分治、上下联动”的分级诊疗试点工作，允许城乡参保居民在一定范围内自主选择首诊基层医疗卫生机构。二是完善公立医院与基层医疗卫生机构分工协作机制，探索院办院管等方式，从管理体制上为开展分级诊疗提供保障。三是研究制定促进分级诊疗的医疗、医保、价格、财政、编制、人事薪酬、药品和教育等政策体系，综合运用医疗、人才、价格、医保支付、绩效考核等激励约束措施，制定常见病种入院、出院标准和转诊办法，力争到2017年我省分级诊疗制度基本形成。

（二）以“公益性”为主要目标，全面推进公立医院综合改革

1. 实施药品、耗材零差率改革。公立医院改革要以实行药品（不含中药饮片，下同）、耗材零差率为切入点，医院因此减少的收入，应通过医疗服务价格调整、财政补助和医院分担三个方面进行补偿，这是公立医院改革第一阶段任务。一是补偿不能简单进行价格平移，应从建立医院运行新机制的角度考虑科学合理的补偿。省、市、县公立医院实行药品零差率，分别按90%、85%、82%进行医疗服务价格补偿，按0%、10%、15%给予财政补助；省、市、县公立医院实行耗材零差率，分别按100%、100%、82%进行医疗服务价格补偿，按0%、0%、15%给予财政补助。二是医疗服务价格调整应做到全面、均衡，采取普遍调整和重点调整相结合，调整面不低于整个医疗服务项目的50%。通过价格调整形成良性的激励机制，让药占比低、控费工作做得好、日常管理水平高的医院，通过改革得到实惠。三是医疗服务价格调整方案要与医保支付、财政补偿政策“三合一”同步出台，同步实施。四是医疗服务价格调整要达到“四个平衡”，即财政保障可持续、医保基金可承受、群众负担总体有所减轻、医院收入不降低。

2. 控制医药费用不合理增长。以缓解人民群众看病就医负担为出发点，最大限度挤压医药价格虚高水分，为建立现代医院管理制度腾出空间，调整优化医院收入结构，改革红利惠及百姓，把控制医药费用不合理过快增长作为推进公立医院改革第二阶段任务。一是改革药品定价和集中招标采购制度，从源头上降低药价。同时开展高值医用耗材集中采购，探索大型医用设备集中采购试点工作。加大基本药物的配备使用，加强药品全过程电子追溯和实时监控。建立商业贿赂不良企业黑名单制度。二是加强医疗费用行政监管。通过建立考核指标体系，严格控制检查费用、个人自付费用、次均医药费用等，对辅助用药、抗生素、抗肿瘤及新特药进行专项监管。三是加强医保监管。完善协议管理，将监管对象延伸到医务人员。通过医保总额控制、按月预付促进医院转换管理机制，使医院有成本管控意识，从根本上解决医院控费的动力问题，达到堵浪费、增效益目的。建立监管平台，优化信息化监控手段，建立全省医保定点医院科室和医保医师数据库，推广使用医保智能审核系统。加强稽核和监督，加大对医保违法违规行为的查处力度。四是加强医院内部控费制度建设。规范医生医疗服务行为，规范检查管理，缩短平均住院日，开展处方点评分析、用药量排名分析，落实好“三个严禁”：严禁给医务人员设定创收指标，严禁院

长收入与医院经济收入直接挂钩，严禁医务人员奖金、工资等收入与药品、耗材和医学检查等业务收入挂钩。五是建立以公益性为导向的考评机制。重点加强对药占比、每门急诊次均费用增幅、每出院者次均费用增幅、业务收入增长幅度、基本药物使用比例、大型医用设备检查阳性率、患者满意度等指标的控制情况。

3. 建立现代医院管理制度。调动医务人员积极性，是深化医改的关键。将公立医院人事分配制度改革作为改革第三阶段任务，核心是强化医院的独立法人地位，落实经营自主权，逐步建立现代医院法人治理结构。一是成立公立医院管理委员会，积极探索政事分开、管办分开的有效实现形式。各级政府成立由政府领导担任主任的公立医院管理委员会，委员会由有关部门组成，对公立医院资产、财务、人事、薪酬、绩效、管理目标、政策投入等方面的重大事项实行决策和监督。委员会办公室设在同级卫生计生部门。落实公立医院独立法人地位和自主经营管理权，医院在人事管理、医技科室设置、副职推荐、中层干部聘任、内部分配、年度预算执行等方面自主决定。各级卫生计生部门要从直接管理公立医院转为行业管理，厘清政府与公立医院之间的关系。二是完善院长选拔任用制度。鼓励院长实行公开招聘，实行院长负责制和聘用制、任期目标管理责任制、问责制，建立激励约束机制。各级卫生计生行政部门负责人一律不兼任公立医院领职务。三是建立适应行业特点的薪酬制度。各地可借鉴三明市做法，试行公立医院院长目标年薪制，合理核定年薪水平，并由财政全额负担。建立体现公立医院医技人员技术劳务价值的薪酬制度，适当放宽公立医院绩效工资总额控制，逐步提高医技人员薪酬水平，医院医疗收入（不含药品、耗材、医学检查、化验）基本用于人员经费支出，医技人员薪酬明显高于当地社会平均工资。医院在核定的绩效工资总额范围内，通过科学的绩效考核自主进行收入分配，做到多劳多得、优绩优酬、同工同待遇，重点向临床一线、关键岗位、业务骨干和作出突出贡献的人员倾斜。四是创新服务管理。各级公立医院要树立以人为本、以病人为中心的服务理念，从医院内部规章制度、服务流程、服务模式和结算支付方式等方面进行改革，大力推行便民惠民措施，切实解决看病环节多、排长队、流程复杂、医患沟通不畅等问题，着实改善群众就医体验。建立第三方评价医院制度，将评价结果向社会公布，发挥社会舆论监督作用，促进医院改进工作。五是实行差别化的人事政策。打破现行公立医院编制管理限制，合理核定各级公立医院人员规模，由公立医院自主考录聘用人员。将现行公立医院编制使用审批制改为备案制。全面实行岗位管理，编外聘用人员与在编人员同岗同酬同待遇，并按国家规定参加社会保险。制定切合县域公立医院专业技术人员特点的人才招聘和职称政策，县级医院要容易进人，工资要有保障，财政要托底，适当提高高级职称岗位结构比例，职称要容易评聘和晋升，保证医务人员队伍更加稳定。六是实行差别化的绩效考评。建立与省、市、县公立医院功能定位相适应的公立医院绩效考评体系。完善医院院长绩效考核，以公益性实现程度、运行效率、群众满意度等为重要指标，绩效考评结果与院长任免、奖惩和医院等级评审评价、医保支付、财政补助、工资水平等挂钩。完善医院工作人员绩效考核，以提供服务的数量、质量、技术难度和患者满意度等为重要指标，考核结果与科室和工作人员的岗位聘用、绩效分配、晋级晋职、评先评优等挂钩。

（三）以“保基本”为准则，统筹推进财政、医保、医药、卫生和价格等配套改革

1. 实行差别化的财政投入政策。一是明确政府办医责任。进一步落实政府对公立医院的基本建设和设备购置、重点学科发展、公共卫生服务、符合国家规定的离退休人员费用和政策性亏损补贴等投入政策。二是明确财政投入导向，体现“保基本、强基层”，向县级公立医院倾斜。各级政府对区域内不同等级和不同类别医院实行差别化的投入政策。县级公立医院硬件投入由政府承担，人员基本工资由财政托底，建立常态化的办医经费补助机制。市级公立医院硬件投入由政府承担，日常运营经费由医院承担，市级财政设立定项补助经费。省级公立医院硬件投入由政府部分承担，日常运营经费由医院承担，政府依据需要以购买服务形式适当投入。三是妥善处理公立医院债务，符合规划要求、经同级政府确认的债务纳入政府性债务统一管理。

2. 实行差别化的医保支付政策。发挥医保基金引导医疗资源配置的作用，强化对医疗服务供需双方的引导和医疗费用的制约。一是完善总额控制下的按月预付、按病种付费、按服务单元付费等多种复合付费方式。在全面开展总额控制的基础上，探索开展按疾病诊断关联性分组（DRGs）付费方式。2015 年各统筹区结合实际选择 20 个以上病种进行单病种付费结算试点。在实施单病种临床路径管理的基础上，单病种付费以县级公立医院付费标准为基准点，患者到省、市级医院就医应在此基础上增加一定的自付比例。建立医保经办机构与医疗机构、药品器械生产流通企业之间的谈判机制。构建医保服务诚信体系，规范医疗行为，有效控制医疗费用不合理增长。二是实行差别化的支付政策，拉开不同级别定点医疗机构间的报销比例差距，进一步向基层倾斜，引导建立合理就医流向。有条件的地方可实行城乡居民在基层医疗卫生服务机构免费使用一定数额的基本药物；推广在基层医疗卫生服务机构普通门诊使用基药取消起付线、在医疗联合体内转诊取消二次起付线的做法；对按分级诊疗规范要求从基层办理转诊以及符合下转指征至基层治疗的，实行差别化的医保结算政策；对县级医院无法治疗经批准转诊的病种，医保应给予充分保障；对未按照程序就医的，探索形成未经转诊不予报销的制度。

3. 实行差别化的医疗价格政策。根据“总量控制、结构调整、有升有降、逐步到位”的基本思路，理顺医疗服务比价关系，促进分级诊疗制度的建立。一是提高诊疗、手术、护理、床位、中医服务以及技术劳务价值高的项目价格，降低药品、高值医用耗材和医学检查价格。二是加快建立以成本为基础的常态化价格调整机制，适时调整医疗服务价格，疏导突出的价格矛盾。三是改革医药价格定价机制和管理体制，赋予地方及医院一定的定

价权限。适时放开一批非基本医疗和个性化服务程度高的项目价格，由医疗机构根据市场行情自主制定。四是医疗服务价格调整要遵循三个原则：（1）纵向有大小、横向有升降。县级医院的调整幅度小一点，省、市属医院的调整幅度大一点；提高诊疗服务价格，降低医学检查价格。（2）步骤上“二先二后”。先平移后理顺、先地域后等级，即在进行价格平移的基础上，进一步理顺医疗服务项目之间的比价关系；在拉开省市县价格差距的基础上，进一步拉开不同等级医院价格差距。（3）实现“四个拉开”。拉开不同等级医院价格差距，拉开省、市、县价格差距，拉开不同难易程度的诊疗项目价格差距，拉开不同诊疗水平医生的诊疗价格差距。

4. 深化医疗保障制度改革。一是统筹城乡基本医保管理体制。2015 年实现城乡居民基本医疗保险政策一体化和城乡居民基本医疗保险制度设区市统筹，由省医改办负责拟订城乡居民基本医疗保险的资金筹集、保障水平、支付结算和监督管理等政策，实行“五统一”：即统一参保登记，统一缴费标准，统一药品目录、诊疗项目和服务设施目录，统一待遇水平，统一结算办法。现有的医疗保险经办机构负责政策的具体执行。2016 年实现城镇职工、城乡居民基本医疗保险统一管理，实行与统筹层次相适应的医保政策和经办管理体制。二是完善多层次的医疗保障体系。改革医疗救助体制，集中医疗救助资，做好民政、红十字会等单位医疗救助与基本医疗保险的衔接，加大对大病患者的救助力度。省医改办负责拟定医疗救助政策并与基本医疗保险政策相衔接，医疗保险经办机构负责做好医疗救助“一站式”即时结算服务。建立健全城乡居民大病保险制度，提高重特大疾病患者保障水平。全面实施疾病应急救助，形成无负担能力患者急救医疗费用的保障机制。三是鼓励发展商业健康保险。推进商业保险机构受托承办城乡居民大病保险，支持商业保险机构参与各类医疗保险经办服务。鼓励商业保险机构发展基本医保之外的健康保险产品，提供多样化、多层次、规范化的产品和服务，与基本医保形成合力，促进健康服务业发展。

5. 推动药品流通领域改革。一是完善药品集中招标采购办法。实行以省为单位的基本药物和非基本药物合并集中采购。统一制定省级药品采购目录和基准代表品的限价，由各设区市、平潭综合实验区和省属医疗机构按照带量采购、量价挂钩的方式进行议价和采购。探索大型基础输液品种实行“统一定价、定点生产、挂网采购、直接结算”的方式进行集中采购供应。二是全面开展高值医用耗材集中采购。在保证质量的前提下，鼓励采购国产高值医用耗材。鼓励支持以设区市为单位或医疗机构联合集中采购低值医用耗材和检验试剂。三是积极探索大型医用设备集中采购试点工作，努力提高财政经费投入的使用效率。四是改革药品配送模式。2017 年实行由 10 家配送企业统一配送全省公立医疗机构基本药物和非基本药物。提高药品配送企业集中度，降低药品配送成本，提高偏远地区药品配送到位率。实行药品、医疗器械“两票制”销售模式，同时鼓励有条件的药品、医疗器械中标企业和医疗机构在统一招标的基础上实行直接结算。

6. 强化信息化的技术支撑作用。一是推进人口健康信息资源整合。逐步实现医疗服务、公共卫生、计划生育、医疗保障、药品供应保障和综合管理系统等互联互通、信息共享，为各级卫生计生主管部门履行监管职能提供技术支撑平台。二是完善居民健康信息系统。推动民营医疗机构接入居民健康信息系统，推进慢性病管理信息系统应用，全面开放居民健康档案查询服务功能，提升健康服务的管理水平。三是完善乡村一体化卫生信息管理系统。推行乡村卫生服务一体化，实现村卫生室诊疗和公共卫生服务网络化管理。四是优化医院信息系统。以电子病历系统为核心提升医疗运行效率。开展远程医疗系统建设，通过远程视频会诊、远程教学查房、远程病理及医学影像诊断、远程继续教育等应用，促进城市优质医疗资源向基层流动，支撑上下级医疗机构大病住院双向转诊。五是促进资源共享。鼓励建立区域医学影像中心、心电诊断中心等，实现资源共享，提高优质医疗资源规模化、集约化利用水平。

（四）以“多元化”为导向，加快推进社会资本办医

1. 进一步明确社会资本办医的功能定位。引导社会资本办医走多元化发展路子，与公立医院实现优势互补。加强分类管理，合理界定营利性和非营利性医疗机构，优先支持社会资本举办非营利性医疗机构，支持非营利性医疗机构提供基本医疗卫生服务，引导营利性医疗机构走高端化、多样化和差别化的发展路子，加快形成以非营利性医疗机构为主体、营利性医疗机构为补充的社会资本办医体系。

2. 将社会资本办医纳入规划范围。一是为社会资本办医留出足够空间。各地在编制区域医疗卫生规划和调整医疗机构设置规划中，要优先满足非营利性医疗机构的需求，明确社会资本办医的重点领域，详细规划中心城市和医疗需求较大的县（市、区）社会资本办医的数量、类别和分布，并形成电子布局图向社会公布。二是支持现有的民营医院健康发展。开展国际知名品牌医院兴办合资合作实体试点。三是鼓励社会资本参与公立医院非基本医疗项目合作，扩充优质医疗资源。

3. 改善社会资本办医执业环境。一是按照规划设置医疗机构，进一步完善行政审批政策，建立公平、公正、公开、便民、高效和规范的审批工作机制，简化审批程序，限时办结，提高审批效率。二是放宽服务领域。凡是法律法规没有明文禁止的领域，都要向社会资本放开。三是放宽城镇职工、城乡居民基本医疗保险定点机构准入。取消医保、新农合定点医疗机构准入时限。四是保障用地需求。各级政府要根据医疗机构设置规划将社会资本办医所需用地纳入土地利用年度计划，为社会办医储备用地。五是落实用水、用电、用气和医疗服务价格政策。社会资本办医在用电、用水、用气上执行与公立医疗机构相同的价格政策。六是建立财税扶持社会资本办医机制。各级政府安排社会资本办医专项奖励补助资金，通过一次性开办补助、床位运营补贴和购买服务等形式，支持社会急需的康复、

护理、养老等非营利性社会资本办医的发展。七是支持非公立医疗机构引进和培养人才。对社会资本举办的非营利性医疗机构可以登记为事业单位法人，从公立医院引进医技人员的档案放在人才服务机构，可保留原有社会保险待遇。对非公立医疗机构在职称评定、等级评审、技术准入、科研立项等方面，与公立医疗机构享受同等待遇。

4. 扩大我省与台港澳医疗卫生交流合作。优先支持台、港、澳资本或服务提供者到我省设立合资合作和独资医院，支持台、港、澳医师到我省短期行医。允许台湾地区医师来闽执业，允许在台取得正规学历并符合有关条件的台湾地区居民参加大陆医师资格考试，允许符合条件的台湾地区医师获得大陆医师资格认定。

5. 加强社会资本办医监督管理。一是加强医疗服务行为监管；二是加强财务会计制度监管；三是推动行业自律和医德医风建设，推行诚信服务，促进社会资本办医可持续健康发展。

三、进度安排

（一）启动实施（2014—2015 年）

开展省级深化医改试点工作的动员部署和业务培训；以设区市和平潭综合实验区为单位，整体推进市、县级公立医院综合改革；2015 年启动省属公立医院综合改革工作，实现省、市、县公立医院综合改革全覆盖；实现城乡居民基本医疗保险政策一体化和设区市统筹；全面实行以总额控制、按月预付为基础的复合式付费方式改革；进一步深化基层医疗机构运行机制改革；创新基本公共卫生服务项目的管理机制和绩效考核办法。

（二）深化推进（2016—2017 年）

进一步完善省、市、县公立医院综合改革，加快建立现代医院管理制度；加快推进医疗园区建设，进一步扩大社会资本办医规模；实现城镇职工、城乡居民基本医疗保险统一管理，并实行与统筹层次相适应的医保政策和经办管理体制；深化药品流通领域改革，健全药品供应保障体系；完善基层医疗卫生机构服务模式，基层首诊、双向转诊的分级诊疗制度基本形成。

（三）完善提升（2018—2020 年）

在认真总结前一阶段深化医改试点工作的基础上，进一步完善深化医改的各项政策措施。

四、保障措施

（一）强化组织领导

建立省、市、县三级统筹协调的医改工作推进机制，党委、政府主要领导对医改工作负总责，分管领导具体抓，逐级分解任务，层层明确责任。省深化医改领导小组组长由省委书记担任，省长担任第一副组长，常务副省长、分管副省长担任副组长。各级深化医改领导小组参照省里的模式健全领导机构。省深化医改领导小组组织相关成员单位，根据试点方案和年度重点改革任务，研究制定具体政策措施，明确年度目标和时间进度。各级医改办设在发展改革部门，配齐配强专职工作人员，加大辖区内改革工作的协调推动力度，形成改革合力。加强对医改工作的统筹领导，各级政府要将涉及医改主要工作的卫计、医保、药品流通等工作由一位政府领导统一分管。各地要以设区市为整体，统一组织实施试点工作，制定具体分工方案，细化改革任务，落实进度安排。

（二）加大财政投入

各级政府要积极调整财政支出结构，建立卫生投入稳定增长机制，切实保障深化医改试点工作所需资金，转变投入方式，完善补偿办法，提高资金使用效益。加大省级财政对困难地区的专项转移支付力度。各级财政部门在向政府汇报预决算草案时要就卫生投入情况进行专门说明。

（三）鼓励先行先试

省级综合医改试点工作政策性强、情况复杂、涉及面广，各地要在国家和我省确定的医药卫生体制改革原则下，因地制宜、先行先试，不断完善政策，积累改革经验。同时，注重改革措施的综合性和可持续性，推进改革持续取得实效。

（四）强化督查评估

建立健全省、市、县“三级联动”的工作推进机制，确保各项改革措施高效协同推进。建立改革总结评估和考核评价制度，及时跟踪改革进展，提炼改革经验，考核评价改革成效。省医改办会同有关部门加强对各地医改进展和成效的监测评估，及时通报情况并落实问责机制。

（五）营造良好环境

坚持正确的舆论导向，充分发挥新闻媒体和网络的作用，积极做好医改政策解读，妥善回应社会关切的医改问题。大力报道各地医改进展和成效、典型经验和做法，切实增强改革信心。加大医疗战线先进事迹的宣传力度，调动各方参与医改的积极性，为深化医改试点工作创造良好的舆论氛围和社会环境。

附件：福建省深化医改试点工作实施路径

附件

福建省深化医改试点工作实施路径

我省深化医改试点的四项主要任务是相互关联、相辅相成的有机整体，其中公立医院综合改革是重中之重。下一步，将按照“纵向八个推进步骤”“横向四个持续举措”的实施路径全面深化医改工作，加快形成医疗资源配置合理、医疗服务层次分明、医疗机构高效运行的医药卫生新格局。

一、纵向八个推进步骤

第一步，强化组织保障（2015 年 1—3 月）

强有力的组织保障是深化医改的先决条件，在改革启动阶段，首先要求在组织保障上确保 5 项措施到位。

1. 调整充实深化医改领导小组。省级成立以尤权书记为组长，苏树林省长为第一副组长，常务副省长和分管副省长为副组长的福建省深化医改领导小组，各级参照省里模式健全领导机构。

2. 建立“三医联动”领导体制。将涉及医改主要工作的卫计、医保、药品流通等工作由一位政府领导统一分管，加强对医改工作的统筹协调。

3. 统筹城乡基本医保管理体制。城乡居民医疗保险政策由省发改委（医改办）统筹制定，经办机构仍然分设在人社部门和卫计部门。各地视具体情况确定医保政策制定的部门，但是底线是医保政策的制定必须出自一个部门。

4. 成立省市县公立医院管理委员会。该委员会是各级管理公立医院的决策和监督机构，由各级主要领导担任主任，或在各级主要领导授权下由分管领导担任主任，经办机构设在卫计部门。该委员会将集中公立医院管理相关权限，统筹决策公立医院综合改革的重大事项，推进改革顺利实施。随着改革进程的深入，公立医院管理委员会将逐步过渡为公立医院理事会和监事会的管理模式，形成真正意义上的法人治理结构，推进现代医院管理制度的建立。

5. 加强医改工作机构。各级医改办设在发展改革部门，并配齐配强专职工作人员。

第二步，抓好顶层设计（2015 年 1—3 月）

1. 省医改办指导各设区市和平潭综合实验区制定深化医改试点工作实施方案的各项基本要素，要求各地在要素框架范围内结合本地实际制定实施方案，成熟一个，批准实施一个，争取 3 月底前全部完成。

2. 省医改办制定深化医改试点工作路线图和时间表，指导各地沿着改革正确路径有序、平稳推进，力戒因顶层设计不明晰导致各地改革出现反复和滞后。省直有关部门根据改革进程和实际情况，及时出台实施各项具体改革任务的政策措施，扎实有效整体推进全省医改试点工作。

第三步，全覆盖整体推进改革（2015 年 1—6 月）

全覆盖整体推进改革，就是以设区市为单位同步推进区域内所有公立医院综合改革。

1. 以设区市为单位，当地党政主要领导对区域内医改工作负总责，形成省推市、市抓县的组织推动格局。

2. 以设区市为整体统一测算、统一制定政策。考虑到各地情况不同，尤其是财力保障方面有差异，在实施时可分层级、分步骤进行，但是改革实施方案和相关政策必须统一制定。

3. 实行分类指导。厦门、三明市要进一步深化公立医院综合改革、完善基层运行机制，逐步建立分级诊疗制度，为其他设区市改革提供经验。福州市要做好市级公立医院与省属公立医院同城同步改革的衔接工作。其余设区市均按全覆盖整体推进的要求进行改革。

第四步，改革医疗服务价格体系（2015 年 1—6 月）

药品、耗材零差率改革是公立医院综合改革的切入点，着力从建立医院运行新机制的角度进行价格调整，防止简单的价格平移，关键是把握好医疗价格调整与医保支付、财政投入三者之间的平衡点。各地要做到医疗价格调整与医保支付政策改革、财政补偿同时到位（简称为“三合一”），没有体现“三合一”的价格调整方案，不批准出台。

第五步，抓控费挤压医药价格虚高水分（2015 年 1 月—2017 年 12 月）

实行药品零差率虽然解决了医院与药品的利益链条，但尚未解决医生与药品的利益问题。必须以控费为抓手，最大限度挤压医药价格虚高水分，减轻百姓就医负担，并为医疗价格调整留足空间。

1. 加强医院内部控费制度建设。规范医生医疗服务行为，缩短平均住院日，开展处方点评分析、用药量排名分析。落实好 " 三个严禁”：严禁给医务人员设定创收指标，严禁院长收入与医院经济收入直接挂钩，严禁医务人员奖金、工资等收入与药品、耗材和医学检查等业务收入挂钩。

2. 加强行政控费监管。卫计部门要加大监管力度，采取多种措施对费用总量进行控制，对费用均值和费用构成如药占比、耗材比、大检查比等进行监管。建立商业贿赂不良企业黑名单制度。

3. 改革药品集中招标采购。实行以省为单位的基本药物和非基本药物合并集中采购。统一制定采购目录，由各设区市按照带量采购、量价挂钩的方式进行议价和采购。同时开展高值医用耗材集中采购，积极探索大型医疗设备集中采购试点工作，并改革药品配送模式，降低药品配送成本。

4. 开展总额控制为基础的复合式医保支付方式改革。通过医保总额控制、按月预付促进医院转换管理机制，使医院有成本管控意识，从根本上解决医院控费的动力问题，进而通过加强内部管理，达到堵浪费、增效益目的。

第六步，建立现代医院管理制度（2015 年 1 月—2016 年 12 月）

采取上述控费措施，挤掉虚高药价水分后，如何调动医务人员积极性，成为深化改革的关键。因此，必须改革医院编制、人事、薪酬、职称等制度，核心是强化医院的独立法人地位，落实其自主经营权，逐步建立现代医院法人治理结构。

1. 改革编制和人事制度。制定切合县域公立医院特点的人才招聘和职称政策，适当提高县域公立医院高级职称岗位结构比例，保证县级公立医院医务人员队伍更加稳定。

2. 建立适应行业特点的薪酬制度。试行公立医院院长目标年薪制，合理核定年薪水平，并由财政全额负担。建立体现公立医院医技人员技术劳务价值的薪酬制度，适当放宽公立医院绩效工资总额控制，逐步提高医技人员薪酬水平，医院医疗收入（不含药品、耗材、医学检查、化验）基本用于人员经费支出，医技人员薪酬明显高于当地社会平均工资。

3. 完善公立医院绩效考核指标体系。建立与省、市、县公立医院功能定位相适应的公立医院绩效考核指标体系。完善医院院长和工作人员的绩效考核，考核结果与院长任免、工作人员绩效分配等挂钩。

4. 明确公立医院功能定位。制定公布各级公立医院医疗服务项目目录清单，取消县级公立医院特需医疗服务项目。优化医疗卫生资源的规划布局，控制公立医院数量规模。

第七步，完善基层运行新机制（2015 年 1—12 月）

1. 深化基层医疗卫生机构综合改革。建立责权对应的乡镇卫生院管理新体制，实行“一归口、三下放”，由县级卫生部门对乡镇卫生院的人事、业务、经费和干部任免等进行归口管理，并将人事权、经营权、分配权下放到乡镇卫生院，激活乡镇卫生院，调动基层医务人员积极性。一是人社部门要对乡镇卫生院和社区卫生服务中心绩效工资管控进行改革，不能套用学校绩效工资管理办法，提高奖励性绩效工资的比例，拉开医技人员收入差距。二是卫计部门对基层医疗卫生机构进行绩效考核，调动医务人员积极性。三是人社、卫计部门对乡镇卫生院的医保、新农合支付方式进行改革，与有效服务量挂钩。

2. 推行家庭医生签约服务。建立以基层卫生机构专职医生为主、兼职医生为辅的家庭医生队伍，通过利益导向，吸引城市医院专科医生到基层服务。2015 年，每个县（市、区）开展社区卫生服务中心家庭医生签约服务试点，推进社区综合健康管理。

第八步，形成分级诊疗制度（2015 年 1 月—2017 年 12 月）

1. 组建医疗联合体。鼓励以利益共享为纽带，以协同服务为核心，以医疗技术为支撑，以支付方式为杠杆，建立多种形式的医疗联合体。各级政府可采取购买服务或资金奖励等方式，鼓励城市医联体与县域医联体对口帮扶。

2. 推进医师多点执业。放宽多点执业医师职称和执业地点数量限制，鼓励医师到基层多点执业，放大优质医疗资源效应。

3. 开展分级诊疗试点。以慢性病管理为切入点，选择部分诊断明确、治疗方法统一规范的病种，开展“基层首诊、双向转诊、急慢分治、上下联动”的分级诊疗试点工作。制定促进分级诊疗的医疗、医保、价格、财政、编制、人事薪酬、药品等政策体系，综合运用各种激励约束措施，制定常见病种入院、出院标准和转诊办法。

二、横向四个持续举措

在实施以上八个改革步骤的同时，持续推进以下四项举措，将其贯穿深化医改的全过程。

（一）持续落实差别化政策

实行财政投入、医保支付、医疗价格、人事薪酬、绩效考核等五个方面的差别化政策，是贯彻“保基本、强基层、建机制”医改要求的具体体现，是均衡医疗资源、引导优质医疗资源下沉的具体举措，在实施各项医改任务的过程中，不可偏颇、不可偏废。

（二）持续抓卫生人才队伍建设

医技人才短缺是制约医疗卫生事业发展的最大瓶颈，通过调整优化医学院校布局结构，扩大本科层次临床医学专业招生规模，完善住院医师、全科医生规范化培训制度，实施基层医疗卫生机构特岗医师计划，稳定优化乡村医生队伍，加大高层次人才引进培养等 6 个方面措施，落实人才培养引进的任务。

（三）持续推进社会资本办医

把社会资本办医纳入规划范围，充分发挥我省对台独特优势和莆籍民营医院遍布全国的有利条件，进一步制定鼓励社会资本办医的政策措施，不断改善社会资本办医执业环境，加快社会资本办医步伐，鼓励沿海地区规划建设医疗园区，吸引国内外知名品牌医疗实体参与建设。扩大与台港澳医疗卫生合作，允许台湾地区医师来闽执业。加强对社会资本办医的监管，促进社会资本办医可持续发展。

（四）持之以恒抓督查评估

落实省医改领导小组成员单位负责人挂钩联系制度，定期对各地医改工作进行指导和督查，形成省、市医改工作联动机制，建立对各地医改工作月调度和信息报送制度，及时跟踪、掌握各地医改进展情况，总结推广医改典型经验。从 2015 年起，将公立医院综合改革工作纳入各级政府的绩效考核内容，并对考核结果进行通报。

关于进一步深化基层医药卫生体制综合改革的意见（试行）

闽委办发〔2016〕44号

为贯彻落实全国卫生与健康大会精神，近日，中共福建省委办公厅、福建省人民政府办公厅印发了《关于进一步深化基层医药卫生体制综合改革的意见（试行）》（以下简称《意见》），旨在进一步完善基层医疗卫生机构运行机制、激发基层医疗卫生机构活力、促进基层医疗卫生资源的合理配置、推进分级诊疗制度的建立，以问题为导向，以体制机制建设为重点，提出以下七个方面的改革和创新：

（一）建立健全县级办医领导体制

1. 成立县级（市、区，下同）公立医院管理委员会。为了加强基层医改组织领导，《意见》要求今年年底之前实现县级公立医院管理委员会（简称县医管委）全省覆盖。县医管委主任由政府主要领导任主任，成员由相关部门组成，县医管委办公室设在同级卫生计生行政部门。

2. 明确政府办医责任。《意见》明确县级政府四项主要办医责任。一是领导责任。县医管委对县域内的公立医疗卫生机构规划建设、政策投入、人事薪酬、绩效管理等方面的重大事项实行决策和监督。二是保障责任。制定区域内医疗卫生总体规划，完善基层医疗卫生体系建设，加大医疗卫生机构的基础设施、设备建设、人才培养和运行经费的投入力度。三是管理责任。落实办医自主权，即将基层医疗卫生机构的人事、业务、经费等事项统一由县医管委归管理，将内部人事管理权、经营权、分配权下放给基层医疗卫生机构，由院长（主任，下同）自主管理医疗卫生机构。完善院长选拔任用机制。县级医疗机构领导人员的人选，由县级党委组织部会同县医管办研究提出意见，按干部管理权限，对相当副科级以上职务层次的领导人员，报县级党委研究决定；其他领导人员由县医管委研究决定，并报县级党委组织部备案。基层医疗卫生机构主要负责人的人选，由县医管办会同所在乡镇（街道）党委（党工委）研究提出意见，报县医管委研究决定，并报县级党委组织部备案。实施院长任期目标年薪制。县医管委负责制定院长绩效考核办法，考核结果与院长年薪挂钩、与医院绩效工资总额、医保支付、财政补助挂钩。四是监督责任。充分利用信息化手段加强对公立医疗卫生机构运行监督，建立县级公立医院财务年度预算和委派总会计师制度等。

（二）明确县、乡、村三级医疗机构功能定位

《意见》要求县、乡、村三级医疗机构按照国家和省级制定的服务项目清单和服务能

力标准提供诊疗服务。同时，加强县级医院的龙头作用。提升县级公立医院综合服务能力，并依托县级公立综合医院建立消毒供应中心、心电诊断中心、临床检验中心、医学影像中心、病理检验中心、远程会诊中心等六大中心，建设县域医疗服务技术平台；以县级公立综合医院为龙头，组建县域内医疗联合体，建设县域医疗服务协作平台；以“互联网+”等形式，实现县域医疗服务信息互联互通，建设县域医疗服务信息平台。以三大平台，六大中心辐射县域内所有基层医疗卫生机构，有效发挥县级医院的龙头带动作用。

（三）全面推进县级公立医院综合改革

《意见》要求明年初全面推进县级公立医院综合改革，进行四方面改革，即改革工资总额核定办法、改革内部分配制度、改革人事编制制度、改革财务管理制度。在改革工资总额核定办法方面，将医院人员工资总额的测算仅与医务性收入挂钩，破除医院逐利机制，充分体现医护人员的劳务价值。在改革内部分配制度方面，一是实行院长年薪任期目标责任制，院长年薪由财政全额负担，体现院长代表政府管理医院运行；二是实行全员目标年薪制，院内人员年薪以工分制计算，即年薪由基础工分、工作量工分和奖惩工分三个部分组成，医技人员薪酬明显高于当地社会平均工资，体现薪酬向医技人员和一线人员倾斜，调动医务人员的积极性。在改革人事编制方面，创新县级公立医院编制管理，县级公立医院可在编制内，明确备案管理办法及流程后，实行县级公立医院编制使用备案制；逐步实行同工同酬制度。

（四）深化基层医疗机构内部运行机制改革

针对基层医疗机构内部分配机制不活，缺乏激励机制，难以留住人才。采取四方面改革措施：一是明确基层医疗卫生机构绩效工资总量构成，由财政核拨的人员基本工资和国家统一的津贴补贴、基础性绩效工资（含“五险一金”）；基础性绩效工资，扣除成本后的基本公共卫生服务收入，扣除药品耗材、检查化验的医务性收入，原则上用于人员工资发放。基本公共卫生服务经费不得冲抵人员基本工资和基础性绩效工资（含“五险一金”）。二是改革绩效分配制度。基层医疗卫生机构实行院长目标年薪制，院长年薪由县医管委在基层医疗卫生机构工资总量内确定。院内医务人员年薪由院长在工资总量范围内自主分配。三是改革用人用工制度。基层医疗卫生机构可在核定编制数内，采取入编和占编不入编两种方式聘用人员。所需基本工资和基础性绩效工资由县财政核发。超过编制总数的聘用人员，需经县医管委核定人员数和工资发放标准。

（五）加强基层卫生人才队伍建设

一是在县卫计部门设立基层卫技人员管理服务保障中心，具体承担招聘、管理、调配乡级公立医疗卫生机构编制内人员的事务性、服务性等工作，探索卫生技术人员“县管乡用”管理机制。二是优化基层人才招聘使用，经县医管委批准，发布紧缺急需医学人才年度指导目录，对符合目录条件的卫技人员可采取直接考核或面试等更为简捷有效的方式进行公开招聘。对新招聘进入基层医疗卫生机构的专业人员放宽学历要求。公开招聘符合入编条件的大中专医学学历卫生技术人员，可突破事业单位 1∶3 的招聘面试比例条件。三是加强编制动态管理。分类调整核定基层医疗卫生机构人员编制，实行动态调整。县医管委根据服务人口等变动情况，在县（市、区）范围和核定的人员编制总量内，可合理调配各基层医疗卫生机构人员。四是放宽基层职称评审条件。将乡镇卫生院、社区卫生服务机构高级职称比例控制标准逐步提高至 15%。

（六）改革基层医保、价格和基本药物政策

价格方面，取消基层医疗卫生机构（不含村卫生所）一般诊疗费政策，同步落实医保报销政策。医保方面，对现有基层医保政策进行全面梳理，拉开基层与不同等级医院或县域内与县域外医院报销差距，引导群众合理就医。基本药物制度方面，基层医疗卫生机构药品采购全部执行公立医院药品集中招标采购政策，实行网上采购，保证基层医疗卫生机构与公立医院用药品种相衔接。

（七）创新服务模式，打通农村和城市两个“最后一公里”。为强基层，推进分级诊疗制度建立,《意见》提出：

1. 全面推进乡村卫生服务一体化管理。一是由乡镇卫生院延伸举办公立村卫生所，村委会应免费提供或通过公共租赁等方式解决村卫生所业务用房。乡镇卫生院对村卫生所实行“七统一”为基本内容的规范管理，即对村卫生所的建设、人员、业务、药械、财务、绩效考核、信息化统一归口管理。县、乡（镇）政府承担开办经费。2017 年完成村卫生所设立全覆盖。二是村医队伍建设。建立村卫生所乡村医生聘用与退出机制。村卫生所负责人由乡镇卫生院考核聘用，村医由乡镇卫生院下派或从当地具备条件的村医中择优选聘。未被聘用并具有执业资格的村医可开办农村个体诊所，按市场化运作，为群众提供基本医疗服务。建立完善村医经费保障与社会保障机制。对乡村医生的各项补助经费打包交给乡镇卫生院统一管理。政府安排专项补助经费用于村卫生所水、电和信息网络的正常运行。将村级公共卫生服务的相关经费和各种政策性补助经费以及政府专项补助经费，打包交给乡镇卫生院统一管理，全部用于村卫生所人员经费和运行管理。村医薪酬待遇按照不低于现有政府购买服务的相关费用标准。落实村医社会养老保险与养老生活补助政策。符合条件的村医可自愿选择参加城乡居民基本养老保险或以灵活就业人员身份参加城镇企业职工基本养老保险。三是医保服务。县级医保经办机构将医保终端服务开，2017 年实现村卫生所医保定点全覆盖。

2. 开展城市慢性病家庭医生签约服务试点。为满足群众就近就医需求，促进医疗卫生

工作重心下移、资源下沉，在城市开展以维护居民健康为中心、以高血压、糖尿病等慢性病为突破口、以契约式服务为特点的家庭医生签约服务试点工作，逐步实现基层首诊、双向转诊、急慢分治、上下联动的分级诊疗制度。以社区卫生服务中心为平台，社区注册医生为主，二级以上医院的专科医生为辅组建家庭医生签约团队，负责责任片区内居民签约服务。家庭医生与辖区居民通过双向选择确定契约式服务关系。在国家基本公共卫生服务有关“高血压、糖尿病”服务项目的基础上，家庭医生为患者提供不同服务内容的基本医疗签约服务包。2017 年签约内容以两个慢性病管理为主，并逐步扩大慢性病病种范围。签约服务费由基本公共卫生服务经费、医保基金和签约居民个人缴费三部分组成，在试点初期，鼓励采取免除居民个人支付的签约优惠政策，由区财政给予补助。签约服务费作为绩效工资总量的增量部分单独核算，主要用于鼓励家庭医生及其团队。完善医保扶持政策，鼓励推广签约居民在社区卫生服务中心普通门诊使用基本药物零起付线、在医联体内转诊住院取消二次起付线等做法。有条件的地区，可探索在社区卫生服务中心实行按人头打包付费的支付方式改革，发挥家庭医生在医保费用控制方面的积极作用。

中共福建省委办公厅

福建省人民政府办公厅

2016 年 12 月 2 日

福建省人民政府办公厅关于印发福建省推进医疗联合体建设和发展实施方案的通知

闽政办〔2017〕144号

各市、县（区）人民政府，平潭综合实验区管委会，省人民政府各部门、各直属机构，各大企业，各高等院校：

《福建省推进医疗联合体建设和发展实施方案》已经省政府研究同意，现印发给你们，请认真组织实施。

福建省人民政府办公厅

2017年12月4日

福建省推进医疗联合体建设和发展实施方案

为贯彻落实《国务院办公厅关于推进医疗联合体建设和发展的指导意见》（国办发〔2017〕32号）精神，推动我省医联体建设科学、规范、健康发展，结合我省实际，制定本实施方案。

一、总体要求

全面贯彻党的十九大精神，认真落实党中央、国务院和省委、省政府决策部署，坚持以人民为中心的发展思想，立足福建实际，按照“政府主导、统筹规划，坚持公益、创新机制，资源下沉、提升能力，便民惠民、群众受益”的原则，以体制机制改革为突破口，以均衡下沉医疗资源、推进分级诊疗为根本目的，以建设紧密型医联体为重点，建设和发展多种形式医联体，逐步改造和完善医疗服务体系，促进医疗服务模式转变，建立合理就医秩序，实现发展方式由以治病为中心向以健康为中心转变。

二、工作目标

2017年，搭建医联体制度基本框架，全省三级公立医院全部参与医联体建设，每个设区市至少选择一个县（市、区）开展县域紧密型医疗共同体（以下简称医共体）建设试点，建成一个有明显成效的医共体，鼓励医疗资源充裕的县（市、区）建设多个紧密型医共体。三明市全面开展县域紧密型医共体建设，推动厦门市公立医院发展管理中心进入实质性运作，加快组建省属医院管理中心。

2020 年，所有二级公立医院和公立基层医疗卫生机构全部参与医联体建设，原则上所有县（市、区）开展紧密型医共体建设，构建覆盖全省多形式、多类型的医联体，建立较为完善的医联体政策体系，基层医疗卫生服务能力稳步提升，分级诊疗制度基本形成。

三、组织模式

各地结合本地医疗资源和规划布局实际情况，多方位和多形式组建医联体。

（一）城市紧密型医疗集团

按照“利益共享、责任共担”的原则和“资源配置、人事管理、财物管理、运行管理、医疗服务、医疗保障”一体化的要求，推进管办分开，形成独立运作、内部资源共享、分工协作的城市紧密型医联体。由省属公立医院管理委员会牵头，采取横向联合的形式，组建省属医疗集团（省属医院管理中心）。由设区市医管委牵头，采取“院办院管”的形式，组建市级医疗集团，统筹安排市区内的各级各类医疗机构组建医联体。

（二）县域紧密型医疗共同体

由县（市、区）公立医疗机构管理委员会牵头，以县级公立医院为龙头，打破横向和纵向行政区域壁垒，横向整合县级医疗资源，纵向畅通医疗资源下沉，组建县域紧密型医共体。以医保打包支付为主要纽带，建立医联体内部人、财、物高度集中统一的管理机制，使医联体成为利益共同体、责任共同体、服务共同体、管理共同体，改造基层医疗服务体系，转变基层医疗服务模式从治病为中心转向以健康为中心。

（三）非紧密型医疗协作联合体

1. 省市县医联体。由省市三级医院发起，联合市县级医院组建非紧密型医联体，主要建立人才共享、技术支持、分工协作的合作关系。省市三级医院在对口支援关系基础上，与长期建立稳定关系的县级医疗机构组建医联体。

2. 医疗专科联盟。省市三级医院（含妇幼保健院）以医院优势专科和特色专科为支撑，牵头组建医疗专科联盟，形成专科协作服务网络。重点以开展省级医疗“创双高”和“名优中医院”的临床医学中心为龙头，组建全省性医疗专科联盟，发挥辐射引领作用。推动我省医疗机构与国家医学中心、国家临床医学研究中心牵头组建的专科联盟开展合作共建。

3. 远程医疗协作网。大力发展面向基层、边远和欠发达地区的远程医疗协作网，鼓励公立医院向基层医疗卫生机构提供远程医疗、远程教学、远程培训等服务。

四、管理体系

（一）紧密型医联体

1. 明晰政府与医联体之间的关系。积极推进政事分开、管办分开，推进卫生计生部门由直接管理医院向行业管理转变，赋予紧密型医联体代表政府履行办医责任和监管公立医疗机构国有资产运营责任，落实其在人事、分配、经营及财务管理等自主权。

2. 探索现代医院法人治理结构。鼓励医联体成立理事会并制定章程。省属医疗集团和条件成熟的地区可将公立医院管理委员会转换为理事会管理形式。改革期间，省市级医疗集团理事会理事长可由同级政府主要领导或分管领导担任，县（市、区）医联体理事会理事长由县（市、区）政府主要领导担任。各级政府委托理事会对医疗集团进行管理并负责重大事项决策。

3. 建立医联体监管体系。公立医院管理委员会或理事会对医联体运行监管负总责；卫生计生部门负责区域医疗资源布局，合理设置医联体，并履行对医联体医疗业务、公共卫生和中医药事业发展等监管责任；医保部门对医联体采取医保资金打包支付方式，对其合理使用医保资金负全程监管责任。医管委或理事会其他成员单位根据各自职责履行监管职责。

（二）非紧密型医疗协作联合体

1. 建立合作制度。根据医联体不同组织模式，制定相应的医联体章程或协议，明确医联体组织性质、宗旨、任务、主体单位与成员单位的职责、权利和义务、内部管理制度等，经各级公立医院管理委员会审定或备案后实施。

2. 明确分工协作机制。省市县医联体，按照各级医疗机构功能定位，充分发挥三级公立医院引领作用，建立“基层首诊、双向转诊、急慢分治、上下联动”的分级诊疗模式，重点畅通向下转诊通道，二级及以上医院通过预留号源、床位、开通绿色通道等，对基层转诊患者提供优先服务。探索构建预防—治疗—康复—长期护理服务链，为患者提供连续性诊疗服务。充分发挥中医在基层预防保健、诊疗、康复方面的作用。医疗专科联盟，以专科协作服务网络为主要形式，通过专科共建、临床带教、业务指导、教学查房、科研和项目协作等多种方式，充分发挥临床重点专科、医学中心的作用，提升重大疾病救治能力。远程医疗协作网，利用信息化手段推进资源纵向流动，强化上级公立医院对基层医疗机构的业务指导和远程医疗服务，促进优质医疗资源共享和下沉基层。

五、配套政策

（一）促进人力资源均衡下沉

完善与医联体相适应的职称晋升办法，医联体内上级医院的医务人员到县级及以下医疗机构开展诊疗服务视同晋升前下乡，其服务时间 2 年内累积满半年以上，可视同下基层连续服务满半年。探索建立医联体内弹性工作制和协议薪酬制，医联体内卫生技术人员和管理人员到下级医院服务（含远程医疗服务）获得适当报酬（具体由双方协商确定），不纳入医院绩效工资总额管理。在医联体内执业，医务人员不需办理执业地点变更和执业机构备案手续。

（二）建立与医联体相适应的绩效考核机制

强化对医联体的考核和制度约束，将医联体成员履行医联体章程、功能定位、分工协作、技术辐射带动、医疗资源下沉、基层医疗能力提升等情况以及基层人才队伍建设、诊疗量占比、双向转诊比例、居民健康改善等纳入医联体绩效考核指标体系，并将考核评价结果与财政补助资金、院长年薪、医院绩效工资挂钩，作为人事任免、晋升、评优评先等的重要依据。

（三）强化信息化支撑

利用省、市全民健康信息平台，统筹开发支撑医联体内的医院运营管理、医疗协同服务相关的信息系统，实现医联体内信息互联互通，开展预约诊疗、双向转诊、健康管理等服务的信息管理。二级及以上医院应积极与基层医疗卫生机构开展远程医疗服务，建立长效的远程医疗服务机制。到 2020 年，远程医疗服务覆盖到 80% 以上的县（市、区）。

（四）发挥医保经济杠杆作用

医保对紧密型医联体采取打包支付，建立“统一预算、总额预付、超支不补、结余留用”机制，结余留用的医保资金纳入医疗服务性收入，形成医联体内部统一的利益导向，促进医疗资源下沉。强化医保政策调节，推行按病种收付费改革，合理拉开不同等级医院的医保支付水平。简化医联体内医保转诊、报销手续，取消医联体内转诊医保二次起付线。积极探索将远程医疗服务费纳入医保报销支付范畴。

（五）实现区域资源共享

支持紧密型医联体内建立医学影像中心、检查检验中心、消毒供应中心、后勤服务中心、药事服务中心等，为医联体内各医疗机构提供一体化服务并可辐射周边相应区域。建立医联体内部统一的药械采购机制，实行药品、耗材联合采购与配送，推动医联体内处方流动，经药品监督管理部门批准的部分临床急需的院内制剂在医联体内可调剂使用。医联体内部可按照资产处置相关规定，将闲置设备、设施流转到急需的医疗卫生机构。

（六）健全医联体内财务管理制度

非紧密型医联体可采取自愿协商的原则，建立医疗机构间相互购买服务结算等内部财务管理制度，完善远程医疗服务和家庭医生签约收费政策，规范检验检查、消毒供应、医院管理、医院后勤等服务的财务收支行为。允许医联体根据实际情况收取管理费用，并纳入医院预算管理，主要用于医联体日常管理支出、下派人员补助等。医院要把管理费用、人员流动差旅及补助费用、人员绩效、教学活动费用等医联体运行支出项目纳入年度支出预算。

六、组织实施

（一）加强组织领导

各级政府要落实办医的领导、管理、保障和监管责任，充分发挥各级医管委作用，研究协调医联体建设重大事宜，制定本地区医联体建设实施方案。要落实公立医院投入政策，对参与医联体建设的各医疗机构要继续按原渠道拨付财政补助经费，建立财政补助资金与绩效评价挂钩机制。

（二）分类推进改革

各地要创新医联体建设机制，因地制宜推进医联体建设。加快推进省属医院管理中心建设，福州、厦门等地区要加快建设城市医疗集团。鼓励各地借鉴三明市县域紧密型医共体建设经验，原则上每个县（市、区）建设 1 个紧密型医共体，部分人口较多、医疗资源较充裕的县（市、区）可在县域内开展多个医共体建设试点，积累成熟经验后推广实施。

（三）明确部门职责

各级医改办、医管委要发挥牵头协调作用，卫生计生行政部门具体负责医联体建设组织实施和行业监管，制定相关技术文件，保障医疗质量安全。医保部门要进一步理顺医疗服务价格，推进医保支付方式改革，加强医保医疗服务监管。医管委各成员单位按照职责分工，进一步完善支持医联体建设的相关政策措施，形成工作合力。

（四）加强督查评估

各级医改办等有关部门要通过调研、专项督查、定期评估等方式，及时掌握工作进展，及时总结推广典型经验，发挥示范引领作用。要建立医联体效果评价机制和绩效考核方法，增强各方参与医联体建设的积极性。要以强基层为重点，坚持问题导向，防止大医院垄断资源、“跑马圈地”“虹吸”基层资源、挤压社会办医空间等问题。

（五）强化宣传培训

各地要积极开展医疗机构管理人员和医务人员的政策培训，进一步统一思想、形成共识。充分发挥公共媒体作用，加强医联体建设的宣传，提高社会认可度和支持度，引导群众改变就医观念和习惯，逐步形成有序就医格局和医联体建设的良好氛围。

福建省深化医药卫生体制改革领导小组关于印发《2018 年度县域紧密型医共体建设绩效考核指标说明》的通知

闽医改组〔2018〕2 号

各设区市、平潭综合实验区医改领导小组，省医改领导小组有关成员单位：

根据省委、省政府工作部署，为更好地实施世行贷款医改促进项目，加快推进我省县域紧密型医共体建设，根据《2018 年度福建省绩效管理工作方案》及其《绩效考核指标解释》，经省医改领导小组专题会议研究同意，现将《2018 年度县域紧密型医共体建设绩效考核指标说明》印发给你们。请根据职责，做好县域紧密型医共体建设指导督促、方案制定和组织实施等工作，确保如期完成县域紧密型医共体建设任务。

福建省深化医药卫生体制改革领导小组

2018 年 8 月 15 日

2018 年度县域紧密型医共体建设绩效考核指标说明

县域紧密型医共体建设（简称“总医院”，下同）是省委、省政府确定的重点工作，是实施世行贷款医改促进项目，提升基层医疗服务能力的重要抓手，省机关效能建设领导小组已将其纳入今年各设区市绩效管理考核。为建设好县域总医院，现就 2018 年度县域总医院建设绩效考核指标说明如下。

一、推进机制

（一）设区市

成立世行项目推进工作小组，由市分管领导担任组长，成员由相关单位负责人组成，指定专职人员负责日常工作；要传达贯彻上级文件精神，审核把关县总医院建设方案；辖区内有三个以上县域参加总医院建设的，市委或市政府须出台县域总医院建设指导意见；要组织动员培训、指导督查各县总医院建设。

（二）县（市、区）

成立总医院筹建工作领导小组，由县医管委主任担任组长，县分管领导为常务副组长，相关部门为成员单位。由县委县政府出台总医院组建方案，并明确总医院办医主体职责及承担公共卫生服务等工作。

（三）总医院

制定总医院内部运行管理办法，包括行政管理、财务管理、资产管理、绩效管理、医保资金使用和分配等内容，并做好总医院建设发展计划。总医院进入实质性运作：挂牌成立，召开党委会、院务会、中层干部会议，明确岗位设置及职责，进入一体化运行。

二、组织框架

（一）机构整合

1. 以县级综合医院为基础，整合县、乡医疗机构及公益性村卫生所，组成一个总医院，由县政府管理。

2. 实行县乡村一体化管理，乡镇卫生院和社区卫生服务中心加挂分院牌子，乡镇卫生院负责其辖区内的公益性村卫生所管理。

3. 总医院院长为唯一法人代表。组建初期，乡镇卫生院和社区服务中心机构建制不变，总医院内部各成员单位的法人代表由总院长担任。

（二）下放办医自主权

1. 干部管理。总医院领导班子成员由县委组织部按照干部序列管理，县医管委协助管理。总医院内干部管理由院党委负责。

2. 人员管理。编制部门根据总医院内各医疗机构情况，明确总医院总编制数。在保持原有人员身份不变的基础上，鼓励实行人员控制数管理。人事部门要赋予总医院人员进出、岗位设置、职称管理的自主权。内部人员调配由总医院负责。

3. 财务管理。各级政府对总医院及其成员的财政投入保障责任不变，所有以政府为主的资金投入直接对应总医院，不再与总医院内部成员发生联系。各级财政对县域内公立医疗机构投入政策不变。以总医院为单位编制预算。

4. 资产管理。由县委或县政府出文，将所有资产划归总医院管理使用，由其负责资产运营。

5. 绩效分配。总医院实行院长目标年薪制管理，院长年薪由政府发放，工资总额、院长年薪考核等方案由县医管委负责制定。总医院内部绩效分配由总医院负责。

（三）医保资金打包支付管理

将县域内参保人员医保资金整体打包给总医院（社会资本举办的医疗机构另行核算），实行“统一预算、总额预付、超支不补、结余留用”机制。结余留用的医保资金主要用于医院的医疗服务性收入，形成总医院内部统一的利益导向，促进医疗资源下沉和医疗服务模式转变。医保部门要负责制定医保资金使用考核评价方案，提高医保资金使用效率和安全。

三、总医院领导班子建设

（一）设立党委和配备主要领导

按照中办《关于加强公立医院党的建设工作的意见》和《国务院办公厅关于建立现代医院管理制度的指导意见》的文件精神，设立总医院党委和配备主要负责人，党委隶属县委领导。选择德才兼备、既有专业背景又有党务、行政管理经验的干部分别担任党委书记和总院长，确保班子成员配备到位。

（二）配备行政副院长和总会计师

班子成员中必须至少设有 1 名行政副院长职位，专职从事院内行政管理工作。总医院配备 1 名总会计师，由财政部门选派并管理，工资薪酬与院长年薪一同纳入当年财政预算。

四、建立内部运行新机制

（一）统一人力资源管理

总医院出台内部干部及人员管理办法。

（二）统一财务管理

建立财务管理制度，出台相关管理办法。总医院内部实行财务统一会计核算、统一管理。实行“一支笔”审批制。

（三）统一资产管理

适时开展内部清产核资，统一内部资产管理，出台总医院资产运营、管理和使用办法。

（四）统一绩效考核分配

总医院内实行统一绩效考核和分配制度，推行绩效分配“工分制”管理，制定出台具体实施办法。

（五）统一资源配置管理

实行总医院内部医疗资源统一管理、统一调配，检查和检验结果互认，建立总医院内部共享机制。

（六）统一医疗卫生业务管理

总医院内做到规章制度统一、技术规范统一、人员培训统一、业务指导统一、工作考核统一。

（七）统一信息化建设

按照上级卫计部门统一部署，统筹总医院内信息化建设。

（八）统一集中采购管理

总医院统一集中采购和管理药品耗材及大宗商品等。

五、中医药事业和公共卫生

（一）中医院整合

1. 机构建制。实行总医院和中医院“一套班子、两块牌子、一个法人代表、一体化管理”。有条件的地方可保留相对独立院区。

2. 科室调整。在整合中主要采取非临床科室合并，保留中医药特色科室，中医临床科室名称符合国家相关要求。

3. 绩效考核指标。明确中医药扶持政策，设立保护和发展中医的考核指标体系，如中医床位比例、诊疗量占比等。

（二）公共卫生服务

总医院承接原乡镇卫生院和社区卫生服务中心基本公共卫生服务、计划生育技术服务等职能；承担县域内重大疾病预防控制、卫生应急等公共卫生政府指令性任务；接受县卫计行政部门指导和管理，卫计行政部门设置对总医院公共卫生服务的考核指标体系并实施考核。总医院应有副院长专门负责公共卫生服务工作。

六、结果应用

具体考核办法及各项指标分值将在考核实施前，由省医改办会同相关部门制定并通知各地。同时，按照世行贷款项目考核要求，建立考评机制。对主动作为、基层创新、成效显著的地区给予奖励。对考评成绩不达标的地区，按照世行结果导向评估机制不再列入总医院试点范围，相关结果报送世行贷款中央项目办和省医改领导小组。

县域紧密型医共体建设绩效考核指标

一级指标	二级指标	三级指标	指标要求
一、推进机制	1. 设区市	1. 成立世行项目推进工作小组	市分管领导担任组长，成员由相关部门负责人组成。
		2. 明确牵头单位，有专职人员负责日常工作	名单报省医改办备案。
		3. 出台全市总医院建设总体方案	辖区内有 3 个及以上的县域纳入总医院建设范围的，市委或市政府须出台市级指导意见，并负责县级方案审核。
		4. 推进试点县总医院建设	①召开动员部署大会和至少 1 次以上专题培训会。②以调研等方式指导督查试点县总医院建设 1～2 次。
	2. 县（市、区）	5. 成立县总医院筹建工作领导小组	由县医管委主任担任组长，县分管领导为副组长。相关部门为成员单位。
		6. 出台县总医院组建方案	县委、县政府出台文件。除了明确组建总医院的要求外，还需明确总医院办医主体职责及承担公共卫生服务工作。
	3. 总医院	7. 出台总医院内部运行管理办法	内容包括行政管理、财务管理、绩效管理、医保资金使用和分配等。
		8. 进入实质性运作	内容包括挂牌成立，召开党委会、院务会、中层干部会，部署相关工作，明确岗位设置及职责，进入一体化运行。
二、组织框架	1. 机构整合	9. 县域内医疗机构整合到位	以县级综合医院为基础，整合县、乡医疗机构和公益性村卫生所，组成 1 个总医院，由县政府管理。
		10. 乡村一体化管理	乡镇卫生院和社区卫生服务中心加挂分院牌子，乡镇卫生院负责辖区内公益性村卫生所管理。
		11. 总医院院长为唯一法人代表	组建初期，乡镇卫生院和社区服务中心机构建制不变，总医院内部各成员单位的法人代表由总院长担任。
	2. 下放办医自主权	12. 干部管理	①总医院领导班子成员由县委组织部按照干部序列管理，县医管委协助管理。②院内干部管理由总医院党委负责。

（续表）

一级指标	二级指标	三级指标	指标要求
		13. 人员管理	①编制部门根据总医院内各医疗机构情况，明确总医院总编制数。在保持原有人员身份不变的基础上，鼓励实行人员控制数管理。②人事部门要赋予总医院人员进出、岗位设置、职称管理的自主权。③内部人员调配由总医院负责。
		14. 财务管理	①各级政府对总医院及其成员的财政投入责任不变，所有以政府为主的资金投入直接对应总医院。②各级财政对县域内公立医疗机构投入政策不变。③以总医院为单位编制预算。
		15. 资产管理	由县委或县政府发文，将所有资产划归总医院管理使用，由其负责资产运营。
		16. 绩效分配	①总医院实行院长目标年薪制管理，院长年薪由政府发放。②县医管委制定工资总额、院长年薪考核等方案。③内部绩效分配由总医院负责。
	3. 医保资金打包支付管理	17. 出台医保资金打包支付方案	①将县域内参保人员医保资金整体打包给总医院（社会资本办医另行核算），实行“统一预算、总额预付、超支不补、结余留用”机制。结余留用的医保资金主要用于医院的医疗服务性收入。②医保部门要负责制定医保资金使用考核评价方案，提高医保资金使用效率和安全。
三、总医院领导班子建设	领导配备	18. 设总医院党委和配备主要领导	①根据中央和省有关文件精神设立总医院党委和配备主要负责人，党委隶属县委领导。②选择德才兼备、既有专业背景又有党务、行政管理经验的干部分别担任党委书记和总院长。③确保班子成员配备到位。
		19. 专职行政副院长和总会计师配备	①班子成员中必须至少设有 1 名行政副院长职位，专职从事院内行政管理工作。②总医院配备 1 名总会计师，由财政部门选派并管理，薪酬由县政府发放。
四、内部运行新机制	“八统一”	20. 统一人力资源管理	总医院出台内部干部及人员管理办法。

（续表）

一级指标	二级指标	三级指标	指标要求
		21. 统一财务管理	①总医院出台财务管理相关办法。②内部实行财务统一会计核算、统一管理。③实行总院长“一支笔”审批制。
		22. 统一资产管理	①适时开展内部清产核资。②出台总医院资产运营、管理和使用办法。
		23. 统一绩效考核分配	①总医院实行统一绩效考核和分配制度。②推行绩效分配“工分制”管理，并出台相应实施办法。
		24. 统一资源配置管理	总医院内部医疗资源实行统一管理、统一调配，检查检验结果互认，建立总医院内部共享机制。
		25. 统一医疗卫生业务管理	总医院内做到规章制度、技术规范、人员培训、业务指导、工作考核等方面统一管理。
		26. 统一信息化建设	按照上级卫计部门统一部署，统筹总医院内信息化建设。
		27. 统一集中采购管理	总医院统一集中采购和管理药品耗材及大宗商品等。
五、中医药事业和公共卫生	1. 中医院整合	28. 保留中医院机构建制	①实行总医院和中医院“一套班子、两块牌子、一个法人代表、一体化管理”。②有条件的地方可保留相对独立院区。
		29. 中医特色科室建设	在整合中主要采取非临床科室合并，保留中医药特色科室，中医临床科室名称符合国家相关要求。
		30. 设置中医绩效考核指标	①明确中医药扶持政策。②设立保护和发展中医的考核指标体系，如中医床位比例、诊疗量占比等。
	2. 公共卫生服务	31. 明确总医院公共卫生责任，设置公共卫生考核指标	①承接原乡镇卫生院和社区卫生服务中心基本公共卫生服务、计划生育技术服务等职能。②总医院承担县域内重大疾病预防控制、卫生应急等公共卫生政府指令性任务。③接受县卫计行政部门指导和管理，卫计行政部门设置对总医院公共卫生服务的考核指标体系并实施考核。④总医院应有副院长专门负责公共卫生服务工作。

福建省深化医药卫生体制改革领导小组转发省卫计委省医改办省医保办关于世行贷款医改促进项目福建省 2018 年度工作要点的通知

闽医改组〔2018〕1 号

各设区市、平潭综合实验区医改领导小组，省医改领导小组有关成员单位，各设区市、平潭综合实验区卫计委（局）、医改办、医保局：

经研究同意，现将省卫计委、医改办、医保办关于《世行贷款医改促进项目福建省 2018 年度工作要点》及项目推进工作小组组成人员、总医院组建流程图等附件转发给你们，请认真组织实施。

附件：总医院组建流程图及说明

福建省深化医药卫生体制改革领导小组

2018 年 5 月 31 日

附件

总医院组建流程图及说明

一、本流程图结合了三明尤溪、将乐以及省外试点县的经验做法，为各地组建总医院提供参考模板。

二、总医院为县域内代表政府履行办医的主体，参照尤溪模式，总医院为县政府管理的直属事业单位机构，业务接受县级卫计部门的指导和监督。

三、总医院建设过程中，应同步考虑强化县级卫计行政部门的全行业监管职能。在整合过程中，要将承担县级公共卫生服务职能的妇幼保健院等机构的医疗职能划入总医院，并利用县卫计部门现有的下属机构资源，建立健全卫计部门所属的三大中心，即妇幼保健、疾病控制和医疗质量监管中心，履行对县域医疗质量和公共卫生的指导和监管。

总医院组建流程图

成立总医院筹建工作领导小组

①学习借鉴先进经验，组织人员赴医共体试点地区学习先进经验。
②拟定总医院组建方案，结合各地实际。研究起草总医院组建方案。
③上报县委批准实施，形成送审方案，提请县委常委会研究通过后，以县委、县政府文件印发实施。
④制定医保打包支付方案，医保部门将县域内参保人员医保资金整体打包给总医院，建立利益纽带。

整合县乡村公立医疗机构
（人、财、物成建制并入总医院）

总医院
（同时挂中医医院牌子）

整合资源

①实行“一支笔”审批制度，保留县中医院独立账务。
②整合行政职能科室，下设办公室、人力资源部、财务部、监察室、医务部、护理部、后勤保障部、院感科、药学部、全民健康管理部、行风办、信息中心等科室。
③整合临床科室，优化整合县级公立医院120急救中心、重症医学科、中医康复科、内科、外科等科室。
④整合医技科室，保留各医院原有的常规基础检查化验项目，高尖端的设备不重复配置。医技人员由总医院统一调配。
⑤资源共享，逐步建立县域医疗服务技术、协作和信息等三大平台。建设县域消毒供应、心电诊断、临床检验、医学影像、病理检查等6大中心。

机构配置

1. 行政班子：
- “一套班子，两块牌子，一体管理”；
- 领导配备：1+N（根据区域人口不同 N=4～6 副院长）；
- 中层干部由总院长聘任；
- 设专职行政副院长；
- 设总会计师1名。

①总医院领导班子成员由县委组织部负责考核选任。县医管委协助。提交县委常委会研究决定任命。总医院领导班子成员按行政级别纳入干部序列管理。
②县医管委履行总医院院长聘任程序。副院长由总医院履行聘任程序。
③未担任总医院领导班子职务的原县级公立医院班子成员，年终考核合格的，按原行政级别保留待遇，期限若干年。

2 党委班子：
- 设党委书记、党委副书记、纪委书记各1名。委员若干名。

- 党委书记、党委副书记、纪委书记及委员选举产生后，报县委批复任命。
- 党委书记原则上由总医院院长兼任。纪委书记人选需征求县纪委意见。

3. 工会组织：
- 工会主席1名(原则上由副院长兼任)，工会副主席2名。

- 经县总工会批复同意总医院成立工会组织，通过召开工会代表大会，选举产生工会委员若干名，主席1名，副主席2名。工会主席需报请县总工会批复。

依托县域内基层医疗卫生机构组建总医院分院

①乡镇卫生院整体并入总医院，加挂县总医院分院牌子，保持乡镇卫生院公益一类机构性质不变，人员身份不变。
②领导班子配备：按原职数配备。
- 卫生院院长由总医院党委讨论后，提出拟任人选，报县医管委批复后，由总医院党委考核并聘任；
- 副职领导由卫生院院长提名，报总医院党委批复后，履行聘任程序。

四、根据总医院发展建设需要，班子成员中必须设有行政副院长职位，并保证专职人员到位从事院内行政管理工作。

五、为了支持中医药事业发展，保留县中医院的牌子和法人。总院长同时兼任总医院法人和中医院法人。

六、借鉴尤溪试点经验，由县政府发文，将乡镇卫生院的资产整体划入总医院，统一归县政府管理。

中共福建省委办公厅 福建省人民政府办公厅印发《关于深化“三医联动”改革的实施意见》的通知

闽委办发〔2018〕25 号

各市、县（区）党委和人民政府，平潭综合实验区党工委和管委会，省直各单位：

《关于深化“三医联动”改革的实施意见》已经省委和省政府研究同意，现印发给你们，请结合实际认真贯彻执行。

中共福建省委办公厅
福建省人民政府办公厅
2018 年 11 月 5 日

关于深化“三医联动”改革的实施意见

为认真贯彻落实党的十九大关于深化医药卫生体制改革的精神，进一步深化我省“三医联动”改革，加快“健康福建”建设，结合实际，提出如下实施意见。

一、充分认识深化“三医联动”改革的重要意义

“三医联动”改革是党中央、国务院对医改进入攻坚阶段提出的新要求，体现了中央对医改发展规律的整体把握，对于破解医改难题，推动医改向纵深发展具有重要意义。我省近几年来的改革实践证明，“三医联动”是深化公立医院改革、解决群众“看病难、看病贵”问题的基本路径和有效方法，其核心要义是统筹推进医疗、医保、医药改革，形成合力，降低流通领域和使用环节的药品（含耗材，下同）虚高价格，腾出“价格空间”动态调整医疗服务价格，为医院实施合理补偿。通过改革，提高医务人员薪酬待遇，引导医务人员从劳务技术中获取报酬，提高医疗技术水平；不断优化医院收入结构，控制医疗费用不合理增长，实现医院的公益性，为群众提供优质医疗服务。

近年来，我省在以习近平同志为核心的党中央坚强领导下，认真贯彻落实党中央、国务院决策部署，以“三医联动”改革为主要抓手，全面推进综合医改，在建立改革领导推进机制、医保管理体制、公立医院运行机制以及基层改革等重点领域取得突破。特别是三明市勇于先行先试，创新体制机制、突破利益藩篱，为推动医改向纵深发展提供了可复

制、可推广的经验，受到党中央、国务院充分肯定。全省各地积极推动“三医联动”改革，亮点纷呈，成效显著。同时也应该清醒地认识到，我省“三医联动”改革也还存在制度设计不够清晰、目标要求不够明确、考核机制不够健全、各地对“三医联动”改革的内在规律把握不够准确、推进改革的积极性和主动性不强，以及公立医院控费“腾空间”措施不够有力等问题。

各地各有关部门要把思想统一到中央及省委和省政府的决策部署上来，充分认识“三医联动”改革的重要性、艰巨性和复杂性，坚持正确的改革方向，坚定信念和决心，持续深化医改，促进“健康福建”建设，为我省全面建成小康社会提供坚实的医疗卫生保障。

二、深化“三医联动”改革的指导思想、基本原则和主要目标

（一）指导思想

以习近平新时代中国特色社会主义思想为指导，认真贯彻落实党的十九大提出的“健康中国”战略决策，按照省委和省政府关于深化医药卫生体制机制改革为抓手，充分发挥医疗、医保、医药职能部门作用，增强改革的整体性、系统性和协同性，维护人民群众健康，增强人民群众获得感和幸福感。

（二）基本原则

1. 坚持以政府为主导。破除“三医”之间各自为政、互相分割的问题，建立在党委领导下，政府主导协调，各相关部门同心协力、共同推进的工作格局。

2. 坚持以医保为引擎。发挥医保降低药品虚高价格、激励约束医疗服务行为以及主导医疗服务价格的作用，推动“三医联动”改革持续有序发展。

3. 坚持以医疗机构为载体。推进政事分开、管办分开，明晰医疗机构的办医主体责任，充分发挥医院及医务人员参与改革的积极性，让“三医”真正联而能动、动而有效。

4. 坚持多方利益最大公约数。最大限度发挥改革“红利”效益，科学调配医保结余基金，促进医保基金安全可持续、医务人员薪酬待遇逐步提高、医院健康良性发展、群众就医负担有所减轻的多方共 I 局面形成。

5. 坚持以改革促发展的目标导向。以公立医院“破除逐利性、回归公益性”为抓手，围绕公立医院健康发展，建立健全管理体制和运行机制，提高医疗技术水平，为群众提供优质医疗服务，增进群众健康福祉。

（三）主要目标

加强“三医联动”改革的制度设计，合理规划“三医联动”的政策体系、目标要求和量化指标，建立科学、规范、可持续的“三医联动”机制，推动公立医院发展上新台阶，满足群众就医需求，解决“看病难、看病贵”问题。

到 2020 年，在医保基金安全可持续的基础上，全省公立医院医药费用增幅控制在 10% 以下；优化公立医院医药收入结构，医疗服务、药品、检查化验的收入占比基本达到 5∶3∶2 的合理结构比例；医务人员薪酬明显高于当地社会平均工资；群众就医负担有所减轻；公立医院医疗技术水平有新的突破。

三、加大力度降低购销领域药品虚高价格

从药品流通领域和使用环节两个途径入手，统筹发挥卫健部门和医保部门职能作用，相互配合，形成合力，共同治理药价虚高问题。

（一）建立以医保支付为基础的药品采购机制

发挥医保整合优势，以医保支付作为药品采购谈判的基础手段，进一步促进有效竞争和保障临床用药。充分发挥市场竞争机制。属于竞争性的药品，采取确定医保支付结算价，明确“结余留用，超支不补”的原则，激励医院作为主体参与采购，挤压药价水分，促进药品价格回归合理。规范医保支付结算价标准。采用“四通用”（即通用名称、通用剂型、通用规格、通用包装）竞价原则，将药品分为治疗性、辅助性和营养性等不同属性，分类制定药品医保支付结算价。建立药价谈判机制。将竞争不够充分的药品以及大宗销售药品等纳入谈判范围，开展以量换价谈判，降低药品采购价格。

（二）建立药品流通领域和使用环节的监管机制

把药品流通领域和使用环节作为治理药价虚高的重点，加大规范管理的力度。建立全省药品统一结算平台。各级医保经办部门通过省医保结算平台为各级公立医疗机构代为结算，确保药品货款及时支付，解决医保、医院、供应企业之间拖欠药品货款的“三角债”问题，并通过平台监管规范流通领域秩序。建立药品采购“两票制”追溯制度。按照国家有关规定要求，落实各级公立医疗机构购药入库时核实两票内容一致性的规定。整合药品经营企业仓储资源和运输资源，加快发展药品现代物流，鼓励采取统一配送等方式，促进区域药品配送城乡一体化，保障药品供应安全及时。建立统一的“黑名单”制度。将违法违规的生产企业、配送企业、医保定点单位列入“黑名单”，并予以公布和依法处罚。在建立医保医师代码库的基础上，对医师的违法违规行为，依法予以处理。建立信息化监管制度。通过各级医保信息系统的互联互通，公开各类医保信息，接受社会监督。加强和完善医保智能监管平台建设，实现医疗服务智能监管。

（三）建立公立医院激励约束机制

1. 推进按病种收付费改革。发挥医保与医疗服务价格结合的优势，明确按病种确定医院向患者收费和医保支付的标准，让患者在医院明明白白就医，引导医院合理控制医疗成

本。建立医保支付与医疗质量挂钩机制，明确病种临床路径标准，促进医院提高医疗服务质量，加强对医疗行为的有效监管，保障群众就医安全；加快推进按疾病诊断相关分组收付费（C-DRG）改革，覆盖范围逐步扩大至全省所有三级公立医院。

2. 鼓励和规范医疗机构联合带量采购药品。鼓励医疗机构以医联体、医疗集团、采购联合体的形式或以片区为单位，在省级集中采购的基础上，通过带量议价等方式，降低药品采购价格。联合带量采购产生的价差归医疗机构，约束和激励医疗机构在采购药品中"买对不买贵"。

3. 发挥医保作为紧密型医联体的利益纽带作用。推广紧密型医联体医保按人头、按区域打包支付，完善"结余留用，超支不补"的激励机制，激发医疗机构控制医疗成本的内生动力；建立与医疗质量挂钩的稽查监管机制，推动医疗机构精细化、科学化管理，促进分级诊疗。

（四）建立公立医院成本控制和绩效考核机制

1. 建立现代医院管理制度。加快推进政事分开、管办分开，建立权责明晰、管理科学、治理完善、运行高效、监督有力的现代医院管理制度。在明晰办医责任主体的基础上，更加有效控制公立医院医药费用不合理增长。到 2020 年，全省县域紧密型医共体建设取得明显成效，省级和部分设区市建立城市公立医院集团。

2. 建立医疗成本管控机制。公立医院要开展全成本核算，加强成本管控，定期进行成本分析。建立"大处方""大检查"督查监管制度，落实药品必须在省药械联合限价阳光采购网进行采购的规定，鼓励使用国产医用耗材和国产设备，降低医疗服务成本。

3. 完善公立医院绩效考核机制。实行院长目标年薪制，将合理控费作为院长绩效考核重要内容，建立健全院长年度绩效考核评价体系，考核结果与医院人员工资总额核定挂钩，调动全体医务人员的积极性。深化公立医院内部绩效分配制度改革，推进全员目标年薪制，年薪计算由工作量和奖惩工分组成，建立以技术劳务价值为导向的分配机制，破除医院人员工资与科室创收挂钩的逐利机制。

四、把握多方利益的最佳平衡点

（一）明确医保部门牵头"三医联动"改革的责任

医保部门要发挥好"三医联动"牵头作用，坚持只要医药费用增幅下降有空间、就要积极主动作为，充分协商医院管理部门，在科学测算"价格空间"的基础上，合理调整医疗服务价格，把握好医保基金、患者和医院三方利益的最佳平衡点，实质性推动"三医联动"改革。

（二）建立公立医院价格合理补偿机制

利用医保基金结余，动态调整医疗服务价格。明确价格补偿原则。重点提高医务人员技术劳动服务项目价格，降低检查化验项目价格，提高医疗服务性收入，促进医药收入结构趋于合理。到 2020 年，逐步建立以成本和收入结构变化为基础的医疗服务价格动态调整和监测机制。明确价格调整的部门责任。医院管理部门每年初要向医保部门提出年度调整医疗服务项目的需求。医保部门测算可用于调整医疗服务价格的资金，并根据医院管理部门的调价项目需求，确定年度调价额度和次数。医保与医院管理部门要相互配合，不断总结经验，固化制度和程序，建立健全药品、医疗服务、医保相互协调的价格调整机制。

（三）强化医保结余基金使用监管

用好用活用足医保结余基金，防止医保基金不合理滞留。医保部门要在合理留用医保风险基金基础上，最大限度发挥结余基金调整医疗服务价格和医保待遇的作用，科学规划医保结余基金使用计划，建立医保基金不合理滞留责任追究制，真正为群众当好医保的“总管家”。坚持保障群众利益，区分改革期间实施医疗价格补偿，与一般意义上的医疗服务价格调整的区别，实施价格补偿必须以医保跟进报销作为前提条件，不增加群众负担。

五、促进多方共赢局面形成

（一）确保医保基金安全可持续

坚持合理控费，降低医保基金运行风险。继续推进个人账户管理制度、医保支付范围和标准改革，促进医保基金精细化管理。加大基金统筹力度，落实城乡居民基本医保人均财政补助政策、医保基金市级统筹及各类基金预算和支付管理，建立健全基金管理内控机制，确保基金安全运行。

（二）促进医务人员薪酬待遇逐步提高

通过对医院实施合理价格补偿、提高医院医疗服务性收入，提高医务人员薪酬待遇。建立以医疗服务性收入为主要来源的医务人员薪酬制度。改革医院工资总额核定办法，明确将医院医药总收入结构分为三部分，即：医疗服务、药品、检查化验收入。医院人员工资总额的测算与医疗服务性收入挂钩，不与药品收入挂钩，不直接与检查化验收入挂钩。工资总额分配向医技人员倾斜，体现医疗技术劳务价值，并建立动态调整机制，逐步提高其薪酬待遇水平。

（三）推动医院健康良性发展

优化医院收入结构，通过“腾空间”对医院实施价格补偿，不断做大医疗服务性收入增量。加快公立医院财政投入机制改革，建立财政投入与公立医院发展相适应的机制。通过建立内部人事分配绩效考核新机制，引导和激励医务人员从事医疗技术服务、努力钻研业务、增强治病救人的本领，不断提高医疗服务性收入的含金量。通过医院收入结构的不断改善，促进收入结构从以药品收入为主向以医疗服务性收入为主转变，使医院逐步回归公益性，实现健康可持续发展。

（四）切实减轻群众就医负担

通过“三医联动”改革，不断挤压药品价格水分，促进医药费用增幅回归合理，减轻群众就医负担，让群众成为改革的直接受益者。深化公立医院综合改革，消除“大处方”“大检查”“开发病人”等逐利行为，维护公立医院的公益性，让群众放心就医，不断增强群众的获得感。

六、为持续深化“三医联动”改革提供保障

（一）建立强有力的改革推动机制

各级党委和政府要高度重视深化“三医联动”改革工作，切实加强领导，为改革铺路架桥、保驾护航。充分发挥各级医改领导小组的作用，建立统筹协调推动“三医联动”改革的工作机制，确保各项改革措施落地生效。

（二）鼓励创新和强化担当

鼓励各地结合实际大胆创新，在实践中不断探索完善深化“三医联动”改革的具体路径和方法，宽容干部在改革创新中的失误错误，旗帜鲜明地为敢于担当的干部撑腰鼓劲。激发基层活力，对率先突破、取得经验的，要及时研究论证，条件成熟的要加快推广，为持续深化“三医联动”改革提供更多可复制的经验。

（三）建立科学评价机制

省医保、卫健等部门要量化“三医联动”改革效果测评指标，合理设定公立医院控费、医疗服务价格调整、医保基金运行、群众就医负担、医务人员薪酬待遇等指标任务，建立科学、可操作的评价体系和定期督促检查的工作机制，指导、推动各地持续深化“三医联动”改革，促进医改向纵深发展。

（四）营造改革的良好氛围

加大宣传力度，借助各类媒体平台，做好思想引导，全面准确宣传“三医联动”改革的主要目标、路径、方法和所取得成效，提高改革举措的知晓率，积极引导社会预期，让广大群众理解和支持改革，为加快推动“三医联动”改革凝聚起更多力量，形成强大合力。

中共福建省委办公厅
福建省人民政府办公厅
2018 年 11 月 7 日

中共福建省委 福建省人民政府关于全面推广“三明经验”深化医药卫生体制改革的意见

闽委发〔2019〕19 号

为深入贯彻习近平新时代中国特色社会主义思想和党的十九大精神，全面落实习近平总书记关于卫生健康和深化医改工作的重要论述以及对福建工作的重要指示批示精神，贯彻党中央、国务院的决策部署，落实《国务院深化医药卫生体制改革领导小组关于进一步推广福建省和三明市深化医药卫生体制改革经验的通知》（国医改发〔2019〕2 号）要求，进一步总结提升和推广“三明经验”，全力推进医疗、医保、医药“三医”联动改革的“全联”与“深动”，推动医药卫生治理体系和治理能力现代化，不断增加优质医疗资源供给，提升医疗水平，更好满足人民群众多层次、多元化、“治好病”的健康需求，增强人民群众就医获得感，现提出如下意见。

一、进一步总结和推广三明医改经验

（一）强化医改领导推进机制

坚持各级党政“一把手”分别任医改领导小组组长、第一副组长，对医改工作负总责，由一位政府负责同志统一分管医疗、医保、医药工作；发挥公立医疗机构管理委员会职能作用，统筹落实领导、保障、管理和监督责任；建立一支精通业务、勇于创新的医改队伍。

（二）深化“三医”联动改革

坚持以人民健康为中心，以医药为切入口、医保为引擎、医疗机构为载体，以精准化、项目化方式破解痛点堵点问题，努力使“三医”联动改革进一步向“全联”“深动”推进。重点改革完善药品耗材采购和合理使用机制，推行“两票制”“区域联盟”“带量采购”等做法，“量价齐抓”降低流通环节药品虚高价格，破除以药养医机制；持续规范诊疗行为，遏制“大处方”“大检查”等过度医疗现象，规范医疗服务行为，有效减轻群众医药费用负担和医保基金支出压力；坚持“腾空间、调结构、保衔接”路径，调整理顺医疗服务价格，优化医院收入结构，推进医保支付方式改革，建立完善公立医疗机构补偿机制，努力实现多方共赢。

（三）改革公立医疗卫生机构薪酬分配制度

立足医疗卫生行业特点，按照“两个允许”要求，突破现行事业单位工资调控水平，实行公立医院党委书记、院长及总会计师目标年薪制，年薪由同级财政负担，依据考核结果兑现；完善公立医院薪酬总量核定办法，以医疗服务收入为基数合理核定薪酬总量，实行“全员目标年薪制、年薪计算工分制”，薪酬总量不与药品、耗材挂钩，不直接与检查、化验挂钩，破除以科室为单位、以创收为导向的逐利机制。建立健全基层医疗卫生机构有效保障机制和灵活的绩效激励办法，提高基层医务人员薪酬待遇。

（四）加强医疗卫生全行业综合监管

建立健全公立医疗机构监管考核体系，理顺卫健、医保、财政等职能部门监管职责，全程规范医药行为，落实总会计师制度，强化审计监督；向各级卫健部门综合派驻纪检监察组，为各总医院配备纪委书记，营造风清气正医疗行业环境。创新监管方式，推进医保基金监管方式创新试点，建立医保基金监管信用体系和智能监控体系，加强对包括民营医院在内的医疗机构的实时监管；积极开展打击骗取医保基金行为专项行动。建立“三医”信息公开制度和网上监督平台，主动公开公立医院运行情况，包括医保基金运行、药品耗材价格、次均费用及用药排行等信息，自觉接受社会监督。

（五）创新卫生健康服务模式

按照新时代卫生健康工作方针，树立“大卫生、大健康”理念，在巩固“治混乱、堵浪费”改革成效基础上，注重“建规章、立制度”，并逐步向“治未病、大健康”的改革新阶段迈进。以总医院形式组建紧密型医共体，推进区域资源共享和医疗机构上下联动，积极构建优质高效的整合型医疗卫生服务体系。发挥医保资金总额包干的激励约束作用，加强慢性病一体化管理与健康促进工作，突出预防为主、防治结合，引导医疗服务从“治已病为主”转为“治已病与治未病相结合”，促进医防康护养融合发展。

二、进一步巩固和深化重点领域改革

（一）持续实施药品和医用耗材集中带量采购

进一步完善全省全面落实跟进国家组织药品集中采购和使用机制，扩大药品带量采购范围，将采购金额较大、竞争充分、临床使用成熟、同一通用名尚未有仿制药通过质量和疗效一致性评价的药品纳入带量采购，探索开展跨区域联合带量采购，动态调整药品最高销售限价，完善以市场为主导的药品价格形成机制。认真贯彻落实国务院办公厅印发的《治理高值医用耗材改革方案》，发挥我省医用耗材采购机制综合改革优势，加大耗材使用治理力度，巩固医用耗材“零差率”销售、数据标准化、平台阳光采购、集中配送和“两票制”、采购价格信息全省共享等改革成果，推进医用耗材带量采购，在全省三级公立医疗机构试点，按照分批分类原则，遴选部分临床用量较大、采购金额较高、临床使用较成熟、多家企业生产的医用耗材，开展集中带量采购。2020年，全面建立重点药品监控机制，加强医疗机构用药目录管理和规范，指导推动各级各类医疗机构及时调整优化用药目录，促进合理用药。

（二）完善医疗服务价格动态调整机制

按照设置启动条件、评估触发实施、确定调价空间、遴选调价项目、合理调整价格、医保支付衔接、跟踪监测考核的原则要求，建立医疗服务价格动态调整机制并组织实施，持续优化医疗服务比价关系，体现技术劳务价值。2020—2022 年，各地要每年进行调价评估，达到启动条件的要及时调整医疗服务价格，加大动态调整力度，与“三医”联动改革紧密衔接。公立医疗机构提供的特需医疗服务项目及其他市场竞争比较充分、个性化需求特征明显的医疗服务项目，实行市场调节价管理。适时调整中医类医疗服务项目价格。对药师开展的处方审核与调剂、临床用药指导、规范用药等工作，探索合理补偿途径，并完善内部绩效考核机制，以体现药学服务价值。优化公立医院收入结构，合理提高医疗服务收入占医疗收入的比例。

（三）深化医保支付制度改革

全面推行按病种收付费为主的多元复合式医保收付费方式改革，进一步扩大按病种收付费和按疾病诊断相关分组（DRG）收付费改革范围，2019 年福建医科大学附属协和医院等 3 所医院实施 DRG 收付费改革试点，并视情况将试点范围扩大至省属、福州市、厦门市的三级综合公立医院，推进南平市国家 DRG 付费方式改革试点。2020 年，建立医保经办机构与医疗机构之间的集体协商机制，合理确定、动态调整医保基金总额预算指标、按病种收付费标准等。总结完善紧密型医共体医保按人头、按区域打包付费机制，建立完善“结余留用、合理超支分担”激励约束机制。积极探索更好发挥中医药特色优势的医保支付方式。

（四）进一步优化医疗保障制度

坚持“保基本、可持续”原则，总结完善职工基本医疗保险基金省级统筹机制，合理均衡地区间基金负担，促进各地持续深化医改，加快实现职工基本医疗保险基金全省统收统支。推进生育保险与职工基本医疗保险合并实施，适当延长生育津贴发放天数。改革职工基本医疗保险个人账户管理，进一步拓展个人账户用于家庭共济、购买境内商业健康保险等功能，提高个人账户使用效率，优化个人账户计息办法。加快医保信息化试点省建设，建设完善全省统一的医疗保障信息系统，推动医疗、医保、医药信息共享。

（五）深化公立医院运行机制改革

加强公立医院党的建设，落实党委领导下的院长负责制，发挥党委等院级党组织把方向、管大局、作决策、促改革、保落实的领导作用；完善医院议事决策制度，明确党委会、院长办公会决策清单，2020年，全省所有公立医院完成章程制定工作。探索公立医院人事编制制度改革，允许公立医院在有空余编制的前提下，经机构编制管理部门审核，对新聘紧缺急需的人才用编实行备案管理。简化临床医学类、医学技术类、中医学和中西医结合类专业招聘程序，公立医院招聘上述专业的硕士及以上学位研究生（省属三甲医院限于博士毕业生、县级放宽到本科学历），由各地结合实际采取专项公开招聘、直接面试等方式予以补充。制定和发布全省各级公立医院紧缺急需人才招聘指导目录，采取直接考核或专项公开招聘等更为简捷有效的方式补充。深化薪酬分配制度改革，完善薪酬总量核定办法和人员薪酬水平合理增长机制；推广三明市医务人员目标年薪制，实化、量化薪酬计算办法，建立科学合理的内部考核分配体系，充分体现知识、技术、劳务、管理等要素价值。提升医院精细化管理水平，在实施三级公立医院绩效考核基础上，组织开展二级及以下公立医疗机构绩效考核，并与院长目标年薪制考核相衔接。落实中西医并重，促进中医药传承创新发展。加强医疗服务行为综合监管，进一步落实合理用药、不良反应监测和处方点评工作，强化医院外购药品耗材跟踪监管，保障医疗质量安全。在巩固综合改革成果基础上，推进建立健全现代医院管理制度试点，加快形成权责清晰、管理科学、治理完善、运行高效、监督有力的现代医院管理制度。

（六）推进紧密型医共体建设扩面提质

在前期试点基础上，鼓励各地因地制宜建设以紧密型医共体为重点的多种形式医联体。到2020年底，医共体建设覆盖全省所有县域，各地可根据地理位置、服务人口及现有医疗卫生机构设置、布局和能力情况，建设若干个（1～3个）医共体；每个设区市、每个县（市）至少建成1个有明显成效的紧密型医疗集团或县域医共体。医共体内成员单位法人资格保持不变，法定代表人可由牵头机构负责人担任，也可保留各成员单位法定代表人不变，医共体要明确议事规程、各成员单位功能定位、权责清单等，完善激励措施，推动优质医疗资源优化配置、下沉共享。将县域参保人员医保资金整体打包给医共体，取消对基层医疗卫生机构医保限额封顶政策，加强打包医保基金使用绩效考核，结余留用的医保资金纳入医疗机构的医疗服务收入；建立基本公共卫生服务经费按人头对医共体打包支付机制。加强对医疗资源可及性及服务质量的考核评估，有效防范医疗不足。到2020年底，医保部门对实行一体化管理的村卫生所开通医保服务，有条件的县（市、区）实现村卫生所“医保村村通”。落实有关基层医疗卫生机构负责人选拔任用管理的政策规定。加强乡村医生队伍建设，进一步完善乡村医生养老保障政策，落实乡村医生各项补助政策，不得截留、挪用、挤占乡村医生相关经费。

（七）合理增加优质医疗卫生资源供给

按照加快推进闽东北、闽西南两大协同发展区建设的部署要求，积极争取国家支持，在医疗“创双高”基础上，加快区域医疗中心建设，提升疑难危重症诊治、医学人才培养、临床研究、疾病防控和医院管理等水平，增加优质医疗资源服务供给。加大高层次卫生人才培养和引进力度，加强基层医疗卫生队伍建设，完善卫生技术人员“县管乡用”管理机制，继续实施定向培养本土化大专学历医学人才，加强全科医生培养。积极创建“互联网 + 医疗健康”示范省，推进省统筹区域全民健康信息平台、世行贷款医改促进项目福建省县域医疗卫生信息化、省级健康医疗数据汇聚平台等省级医疗健康信息化重点项目建设，创新推动互联网医院发展政策措施，完善健康医疗信息化标准，扩大远程医疗服务覆盖面。

（八）鼓励社会办医疗机构和深化闽台合作

进一步拓展社会办医疗机构（以下简称社会办医）空间，鼓励重点发展特色专科、高端服务及个性化诊所。推广政府购买服务。对养老机构内部设置诊所、卫生所（室）、医务室、护理站，取消行政审批，实行备案管理。积极争取在福州市、厦门市先行开展诊所备案管理试点工作，促进诊所发展。将社会办医统一纳入医疗服务和医疗质量管理控制及评价体系，同时综合运用日常监督管理、医疗机构校验、不良执业行为记分管理、医师定期考核等手段，加强对医疗执业活动的评价和监督，促进社会办医健康规范发展和行业自律。支持社会办医与公立医院开展医疗业务、学科建设、人才培养等合作，拓展人才服务。深化闽台医疗卫生交流合作，鼓励和支持台湾医师来闽创业就业，进一步打通执业、职称互认通道；取得台湾护理专业学历的台胞，可在闽参加护士执业资格考试。鼓励台商在闽独资设立医院或合资（合作）设立其他医疗机构。

（九）开展公共卫生领域改革试点

落实省疾控中心综合改革试点任务，及时总结试点经验，加快在专业公共卫生机构中推广。探索专业公共卫生机构在完成本职业务工作的前提下，通过增加技术服务等方式取得的收入，可按一定比例用于绩效工资发放；在完成年度计划外的重大或临时性专项工作任务并经考核确认后，按有关规定增加相应绩效工资总量。完善慢性病防治结合工作机制，推广厦门“三师共管”、三明慢性病管理经验，完善家庭医生签约工作机制，做细做实家庭医生签约服务，强化基层医防融合，以高血压、糖尿病等慢性病管理为重点，推行分级分类分标管理。

（十）健全完善医疗卫生长效投入机制

坚持把基本医疗卫生制度作为公共产品向全民提供的核心理念，进一步明确政府、社会与个人的健康投入责任，建立公平、合理、可持续的分担机制，坚持政府在公共卫生和基本医疗服务的主导地位。各级政府要按照财政事权与支出责任划分原则，制定出台政府对符合区域卫生健康发展规划的投入政策，并根据当地疾病负担趋势和健康需求升级实际，建立逐步增加、稳定长效的医疗卫生投入机制，向基层、原中央苏区、革命老区和贫困地区倾斜。市、县（区）两级政府要承担基层医疗卫生服务能力建设主体责任，省级财政给予适当补助；对基层医疗卫生机构实行“公益一类事业单位保障、公益二类事业单位管理”，激发基层医疗卫生机构运行活力，调动医务人员积极性。各级政府要加大财政投入力度，落实政府对公立医院的六项投入政策，建立对区域内不同等级、不同类别医院的长效投入机制，维护公立医疗机构公益性；按照有关规定，逐步偿还和化解符合规定的公立医院长期债务。探索建立政府购买卫生健康服务的机制，提高财政资金使用效益。加强中医医疗服务体系建设，到2022年，基本实现县办中医医疗机构全覆盖，力争实现全部社区卫生服务中心和乡镇卫生院设置中医馆、配备中医医师。

三、进一步强化和落实改革保障措施

（一）深入实施健康中国行动计划

2019年12月底前，制定出台我省实施健康中国行动的具体落实措施，统筹推进实施健康中国行动和深化医改工作。各地要牢固树立“大卫生、大健康”理念，从健康影响因素的广泛性、社会性、整体性出发，加强党的领导，强化政府、社会和个人的健康责任，从体制机制、行为习惯等方面协同发力，加快推动卫生健康工作从“以治病为中心”向“以人民健康为中心”转变；推进跨部门协作联动，实施防治结合、医养结合、卫体结合、健保结合，努力实现人民群众少得病、更健康，强化提高人民健康水平的制度保障。

（二）制定完善医改配套政策

各地各有关部门要参照“三医”联动改革路径，完善配套政策、强化组织实施。省医改领导小组秘书处要会同相关部门加大督促指导力度，进一步总结推广各地经验做法，及时协调解决出现的问题。

（三）健全医改绩效考评机制

将落实政府办医责任、医改重点任务完成情况等纳入政府年度目标管理绩效考核，统一标准、统一考核，发挥公立医院综合改革补助等专项资金的正向激励作用，实现改革“不跑偏”。完善通报约谈机制，对工作进度严重滞后、未实现任务目标的地区，按程序予以通报，必要时对市、县（区）党政负责同志进行约谈；按照有关规定，表彰奖励积极创新、成效显著的地区和个人。

福建省人民政府

2019年12月24日

附录 C　三明市医改相关政策文件

关于努力降低医疗成本提高“三险”资金运行使用效益的专题会议纪要

明政办〔2012〕11 号

2 月 26 日上午，市政府詹积富副市长主持召开专题会议，研究努力降低医疗成本，提高城镇职工医疗保险、城镇居民医疗保险、新型农村合作医疗保险（以下简称“三险”）资金运行使用效益问题。市发改委、监察局、财政局、人力资源和社会保障局、卫生局、物价局、老龄办、效能办、生物医药办和食品药品监督管理局等相关单位和科室负责人参加会议。现纪要如下：

会议认为，要降低医疗成本、提高三险资金运行使用效益，就要调动各级各有关管理部门和医疗机构的积极性，向管理体制、机制的创新要效益，加大政府对公立医疗机构的投入，提高医疗机构医务人员待遇，实现“三回归”（让公立医疗机构回归到公益性质、让医生回归到看病角色、让药品回归到治病功能），积极营造理解卫生事业、支持卫生事业和发展卫生事业的良好氛围，确保百姓看得起病、看得好病。会议研究明确了当前急需解决的问题。

一、制定实施方案

围绕“努力降低医疗成本、提高三险资金运行使用效益”主题，市卫生局、人力资源和社会保障局、发改委、财政局、物价局、食品药品监督管理局等部门要从本单位职能出发，尽快制定本部门的具体实施方案，分别报送市政府和市监察局。

二、探索“三险合一”的管理模式

目前全市已经有 7 个县（市）新农合的结算中心在人力资源和社会保障部门的医保中心统一管理，另有 3 个县在卫生部门新农合结算中心统一管理，2 个区在商业保险机构代管，如何探索“三险合一”管理模式，降低运行成本、提高效率，这项工作由市卫生局、人力资源和社会保障局牵头提出具体方案，报市政府研究后实施。

三、建立医疗机构考核机制

按照“合理检查、合理用药、合理收费，防止过度治疗，努力降低医疗费用、提高服务质量”的原则，制定定点医疗机构的激励、惩戒机制和考核办法；要采用引入第三方对医疗机构进行考核评价的办法，对医疗机构实行年度考评。市政府将对管理水平高、服务质量好，被考评“优”的医疗机构院长或负责人进行奖励；将对管理问题多、服务质量不好，被考评“差”的医疗机构院长或负责人进行通报批评。以上工作由市监察局、效能办牵头，市卫生局、人力资源和社会保障局、财政局、物价局、食品药品监督管理局共同参与，尽快拟订具体实施办法。

四、建立基本医疗保险周转金制度

探索社保资金预付医疗费用的管理方式，解决过去结款滞后问题，缓解医疗机构资金压力。同时，各级医保基金管理单位要以去年为基数，原则上预付一个季度医保费用给同级医保定点医疗机构。这项工作由市人力资源和社会保障局、卫生局牵头，市财政局配合。同时，对于 2011 年之前的医保基金尚未支付给医疗机构的费用，由各级医保中心、财政部门负责尽快支付到位。

五、引入竞争机制

打破县域壁垒，鼓励本市各级医院开展竞争，允许患者在全市范围内自愿选择医疗机构就医，按同等级医院执行同等报销补偿政策。同时，鼓励引导社会资金办医，支持民营医疗机构发展；探索与区域外医疗机构合作，选择人均住院费用低、门诊费用低、服务质量好的辖区外医疗机构作为三明市定点医疗机构。这项工作由市人力资源和社会保障局负责。

六、成立领导机构

在原来药品采购领导小组组成单位的基础上，增加市医保中心为成员单位，成立全市药品集中采购、监管和使用工作领导小组，由詹积富副市长任组长，下设办公室，挂靠市卫生局，承担药品集中采购、管理、监控职能。这项工作由市卫生局负责落实。

七、制定普通门诊统筹方案

打破门诊与住院的界限，扩大门诊报销范围和比例，合理确定定点医疗机构的住院比例，解决因门诊费用不能报销而采用住院方式的问题，降低住院率。这项工作由市卫生局牵头，市人力资源和社会保障局、物价局配合，在 2 周之内完成。

八、改革患者预缴金制度

改革患者住院预缴押金制度，医院收取住院预缴金额不得高于患者医药费用自付部分，其余部分由医疗机构直接向“三险”管理机构结算，方便群众就医。这项工作由市人力资源和社会保障局牵头，市卫生局配合。

九、加快推进信息化建设

市人力资源和社会保障局要抓紧社会保障卡的制作与发放工作；市卫生局要积极推进医疗信息化建设，制定医疗机构对患者的信息公开内容和办法，维护患者合法权益（知情权和选择权）。

十、适当增加基本药物品种目录

适当增加基层医疗机构基本药物目录品种，除国家列入目录的 307 种、省上增加的 209 种外，市里可根据实际需要，在全省第八标药品入围目录内，适当追加列入我市目录的品种数，使我市列入基层医疗机构用药目录的药品达到 600 种左右。

为了防止招标过程中个别药品高价中标入围、高价确标，对于在省里已经中标入围，符合省里药品配送管理规定，且价格低于确标厂家 30% 以上的同品种、同剂型、同规格、同层次（分原研进口、国产仿制，但不分包装）药品，允许医疗机构另行采购，降低医药价格和医疗费用。同时，报同级药品采购、监管和使用工作领导小组办公室备案。

以上工作由市卫生局牵头，市发改委、人力资源和社会保障局、财政局、物价局、监察局、食品药品监督管理局、医改办配合。

十一、加强对医疗机构药品、耗材和试剂等采购管理

医疗机构药品、医疗耗材和试剂的计划、采购、配送实行分人负责。采购负责人由各级卫生主管部门实行下管一级。这项工作由市卫生局负责落实。

十二、积极推进按单病种付费、临床路径管理等工作

1. 市物价局负责按照上级的要求抓紧开展单病种付费工作，市卫生局、人力资源和社会保障局配合；2. 市卫生局负责推进临床路径管理工作，市物价局、人力资源和社会保障局配合；3. 市人力资源和社会保障局（医改办）要科学合理地设定医疗成本和价格，实行与医疗机构限价结算制度，市卫生局、物价局配合。

十三、开展“努力降低医疗成本、全心全意服务百姓”活动

根据医疗机构服务特点，抓紧制定“努力降低医疗成本、全心全意服务百姓”实施方案，尽快在全市医疗机构掀起开展“努力降低医疗成本、全心全意服务百姓”大比拼活动。这项工作由市卫生局负责落实。

三明市人民政府办公室

2012 年 3 月 1 日

关于三明市医疗保障基金管理机构编制和管理体制的批复

明委编〔2013〕2 号

市财政局：

明财人〔2013〕22 号文悉。经研究，同意将三明市、县（市、区）两级城镇职工医疗保险、城镇居民医疗保险、新农合医疗保险经办机构进行整合，组建三明市医疗保障基金管理中心。现就三明市医疗保障基金管理中心的机构编制和管理体制批复如下：

一、机构设置

（一）将三明市医疗保险管理中心、三明市新农合管理中心、梅列区医疗保险管理中心、三元区医疗保险管理中心、三元区新型农村合作医疗管理中心整合并入新组建的三明市医疗保障基金管理中心，三明市医疗保障基金管理中心为市政府直属事业单位，暂由市财政局代管，机构规格不定，经费财政核拨；内设机构 8 个：基金征缴科、待遇审核科、医疗稽核科、计划财务科、信息管理科、政策法规科、办公室、工伤生育科，机构规格均为相当副科级。

（二）将各县（市）城镇职工医疗保险、城镇居民医疗保险、新农合医疗保险（以下简称“三保”）经办机构整合为各县（市）医疗保障基金管理机构，机构名称为“三明市医疗保障基金管理中心 ×× 管理部”，为三明市医疗保障基金管理中心的分支机构，机构规格均为相当副科级。

二、三明市医疗保障基金管理中心的主要职责

（一）贯彻执行国家基本医疗保险法律、法规、规章和方针政策，协助制定全市基本医疗保险发展规划、方案和政策，并组织实施和监督检查。

（二）负责办理市本级及梅列区、三元区的医疗保险的参保登记、异地住院费用核销、相关待遇核定等业务；协助承办工伤鉴定、公务员医疗补助、机关事业单位女工生育补助及离休干部医疗费用核销等业务。

（三）负责全市医疗保险基金预决算、支付和管理工作，上报会计和统计报表。

（四）负责全市定点医疗机构、定点零售药店服务质量的监督、考核、管理及费用的审核、结算。

（五）负责全市医疗保险网络系统数据库与定点医疗机构、县级经办机构联网运行的数据备份，系统升级、维护和综合管理。

（六）负责全市城镇职工基本医疗保险大额医疗费用补充保险、城乡居民基本医疗保险大额医疗费用补充保险的招、投标工作及日常监督管理。

（七）统筹全市医疗保险经办机构业务及相关工作。

（八）完成上级交办的其他工作。

三、人员编制和领导职数

（一）人员编制

三明市医疗保障基金管理中心共核定事业编制223名（行政管理人员39名，专业技术人员162名，工勤人员22名），所需编制仍使用市属和各县（市、区）原“三保”经办机构的事业编制，并实行专编专用。具体如下：

1. 三明市医疗保障基金管理中心本部事业编制47名［其中使用市级事业编制27名（行政管理人员22名，专业技术人员5名）；使用梅列区原“三保”经办机构事业编制9名，三元区原“三保”经办机构事业编制11名］。

2. 各县（市）管理部事业编制176名：其中明溪县管理部21名、清流县管理部16名、宁化县管理部18名、大田县管理部19名、尤溪县管理部19名、沙县管理部16名、将乐县管理部17名、泰宁县管理部13名、建宁县管理部16名、永安市管理部21名。

（二）领导职数

核定三明市医疗保障基金管理中心主任1名（暂由市财政局领导兼任），副主任（正科级）4名，内设机构副科级领导职数8名，各县（市）管理部副科级领导职数各1名，共计10名副科级领导职数，用于配备各县（市）管理部主任。

四、管理体制

三明市医疗保障基金管理中心成立后，市属及各县（市、区）原有“三保”经办机构不再保留。各县（市、区）原“三保”经办机构的人、财、物上收三明市医疗保障基金管理中心，对各县（市、区）管理部实行垂直管理。原有人员身份保留不变，有关人员调配、工资体制、人事任免、财政预算等有关事项由市委组织部、市公务员局、市财政局等部门另行下文明确。

中共三明市委机构编制委员会

2013年6月21日

三明市人民政府关于县级以上医院实施药品零差率销售改革的通知

明政文〔2013〕22 号

各县（市、区）人民政府，市直有关单位：

为进一步推进公立医院综合改革，取消以药补医机制，理顺医疗服务价格体系，节约医疗成本，提高运行效率，维护公立医院的公益性，减轻群众看病负担，切实缓解群众“看病难、看病贵”问题，决定自 2013 年 2 月 1 日起，在县级以上医院实施药品零差率销售改革。现将有关事项通知如下：

一、要切实加强组织领导

实施药品零差率销售是推进医药卫生体制综合改革的关键环节。各级各有关单位务必高度重视，充分认识实施药品零差率销售改革的重大意义，齐心协力，密切配合，切实加强本地区本单位药品零差率销售改革的管理，及时掌握动态变化，发现并研究解决问题。各级卫生、人力资源和社会保障、物价等部门，特别是县级以上医疗机构“一把手”要负总责，明确专人具体负责，确保药品零差率销售改革顺利实施。

二、要严格执行药品零差率

从 2 月 1 日零时起，我市将全面实施药品零差率销售，各医疗机构特别是县级以上医院务必按照要求取消药品加成，绝不允许变相或片面解读政策，造成不良影响，阻碍医药卫生体制改革。为保证医院正常运转，确保药品零差率销售改革顺利实施，省物价局、卫生厅专门批复同意我市对县级以上公立医院就诊项目、护理项目、治疗项目、手术项目等 80 项医疗服务价格进行调整（调整的项目详见附件 1～附件 4）。从 2 月 1 日零时起，各医疗机构的医疗服务价格按照调整后的价格执行。

三、要迅速做好衔接

各级卫生、人力资源和社会保障、物价等部门，特别是医保中心、新农合办以及县级以上医疗服务机构，要在 1 月 31 日 24 时前完成药品零差率销售改革后药品价格调整和有关系统更新，确保 2 月 1 日零时起执行药品零差率销售改革顺利实施。同时，根据调整后的医疗服务价格，尽快做好数据对接、系统更新，确保医院正常运行。

四、要做好宣传教育

各级各有关部门各医疗机构要加强实施药品零差率销售改革的政策解读、宣传教育，特别是多宣传改革后有利于遏制“大处方”“大检查”问题，有效缓解群众“看病难、看病贵”，营造改革良好社会氛围。各医疗机构要制定宣传方案，将取消药品加成、实施零差率销售等改革政策张贴在医院醒目位置。要加强医院医务人员培训教育，统一思想认识，充分调动医务人员支持改革的积极性，进一步规范用药行为，减轻群众看病用药负担，确保社会和谐稳定。各县（市、区）人民政府、市卫生局要立即将本通知分别转发到县（市、区）直有关部门、县级医疗服务机构和市属医院。各级纪检监察部门要牵头做好药品零差率销售改革督促检查，严厉查处政策执行不到位等阻碍改革行为。

三明市人民政府办公室

2013 年 1 月 30 日

三明市人民政府批转市卫生局等部门关于实行公立医院院长年薪制和试行医生（技师、临床药师）年薪制的通知

明政文〔2013〕23 号

各县（市、区）人民政府，市直有关单位：

现将市卫生局、监察局、财政局、公务员局、人力资源和社会保障局联合制定的《关于实行公立医院院长年薪制的通知》和《关于试行医生（技师、临床药师）年薪制的若干意见》批转给你们，请你们认真组织实施。

三明市人民政府

2013 年 1 月 31 日

关于实行公立医院院长年薪制的通知

市卫生局　市监察局　市财政局
市公务员局　市人力资源和社会保障局

（2013 年 1 月 30 日）

为强化公立医院的公益性及院长代表政府对医院的管理职责，坚持正确的办院宗旨，节约医疗成本（管理成本），提高运行效率，推动我市公立医院综合改革，更好地为群众提供优质的医疗保障服务，决定建立公立医院院长激励考核机制，实行公立医院院长年薪制。现将有关事项通知如下：

一、实行年薪制的院长

全市二级以上公立综合医院、中医医院院长。

二、院长年薪制的分类

院长年薪的类别按照医院诊疗量、类别（综合类、中医类）、等级来综合设定若干类（待进行考评时确定）。

三、院长年薪的组成

院长年薪由基本年薪（即档案工资，包括岗位工资、薪级工资、基础性绩效工资）和年度绩效薪构成。

四、年薪的发放

全市二级以上公立医院院长的年薪统一由市卫生局、财政局、公务员局、人力资源和社会保障局考核确定，并按隶属关系由市、县两级财政支付。

（一）年薪的核定

院长年薪是院长年度工作业绩的报酬，实际发放依据《三明市公立医院院长年薪制考核办法》，根据医院院长履职情况和综合考核结果确定。

按照综合得分、考核结果分优秀（90 分以上）、良好（85—89 分）、合格（70—84 分）、不合格（70 以下）四个级别。考核优秀的全额发放年薪，考核得分在 70—89 分的按得分率来计算发放年薪，考核不合格的仅发给基本年薪。

考核结果还将作为医院院长选拔任用、培养教育、管理监督、激励约束的重要依据。年度绩效考核不合格的，卫生局将对其进行诫勉谈话，连续两年不合格的，将其予以免职。

（二）薪酬的发放

院长年薪按隶属关系由同级财政部门核拨给同级卫生局，再由同级卫生局直接支付给医院院长。每月由卫生局预发基本年薪，待年度考核后兑现年薪。“五险一金”仍按原资金渠道和缴交程序办理，个人承担部分由医院向个人收取。

五、实行年薪制医院的院长不实行职称年薪及其他分配形式

不得再从单位领取年薪制以外的职务津贴、福利费、兼职薪酬等。个人及单位缴纳的“五险一金”、工会经费仍按档案工资为基数缴纳，法定的晋升工资进入个人档案。

六、实行“一票否决”制度

经核查出现以下情形的，实行“一票否决”，直接评定为不合格：

（一）虚增或变相虚增门诊人数、住院人数及分解住院天数的；

（二）拒收病人被举报查实的；

（三）发生重大及以上安全责任事故的；

（四）院长个人发生违法违纪行为的；

（五）单位发生违法违纪行为应追究主要领导责任的。

本通知自 2013 年 1 月 1 日起实施。

附件：1. 三明市公立医院院长年薪制考核办法（试行）

2. 2013 年三明市公立医院院长绩效考核指标

3. 2013 年三明市公立医院主要考核指标

附件 1

三明市公立医院院长年薪制考核办法（试行）

为进一步深化我市医药卫生体制改革，加快推进公立医院改革试点，加强政府对公立医院的管理，树立正确的办院宗旨，努力降低运行成本，提高运行效率，科学、准确、客观评价医院院长的工作绩效，促进我市公立医院健康发展，为群众提供优质的医疗服务，结合我市实际，特制定本考核办法。

一、考核原则

采取年度考核与日常考核相结合的办法，注重实效，坚持公开、公正、客观的原则。

二、考核对象

全市公立医院实行年薪制的院长。

三、考核范围

医院服务评价、办医方向、平安建设、医院管理、医院持续发展、党风廉政建设、精神文明建设和绩效考核等。

四、考核方法

由市卫生局、财政局、监察局、公务员局、人力资源和社会保障局成立专门考核领导小组，考核采取年度考核与不定期考核、日常考核相结合的办法，具体采取以下几种方式：

（一）查阅资料

查阅院长的年度工作总结、院长办公会议记录、中心组学习记录、院周会记录、培训记录、主持制定的文件、重要会议上的讲话稿、综合目标责任状完成情况。

（二）采集核实有关数据

从统计部门和有关业务部门采集、核实反映院长工作实绩的有关数据，对采集的数据进行对比、分析、汇总。

（三）实地考察

结合医院管理评价工作，通过现场察看、访问患者和医务人员、召开座谈会、暗访等形式，了解、核实院长工作情况和群众反映。

（四）征求意见

由考核组以发放问卷调查表、面谈等多种方式征求相关部门、纪检部门、其他医疗卫生单位、本院干部职工的意见。

（五）考核内容

1. 医院服务评价

目标：坚持以科学发展观为指导，深入贯彻落实党的十八大会议精神，紧紧围绕医疗卫生系统改革与发展的任务，紧密结合“三好一满意”“三改两推一评议”活动，纠正医疗卫生系统存在的不正之风，加强医德医风建设，树立良好的医疗队伍形象，促进社会和谐。

考核指标：

(1) 建立并落实医患沟通制度，及时妥善处理和反馈患者的投诉，公布投诉电话、信箱，采取多种形式收集患者意见，及时改进工作。

(2) 不断提高病人满意度（门诊、住院、出院患者满意度调查）。

(3) 加强思想道德教育、法律法规教育、警示教育，牢固树立全心全意为人民服务意识。

2. 办医方向

目标：坚持“以人为本”的科学发展观，促进医院端正办医方向，牢固树立“以病人为中心”的服务理念和为人民服务的宗旨，坚持把追求社会效益，维护群众利益，构建和谐医患关系放在第一位，合理控制医药费用增长。

考核指标：

(1) 坚持政府领导下的公益性质，按时完成卫生行政部门各项任务。

(2) 医院领导了解和掌握国家有关卫生管理法律法规和规章制度，医疗机构依法执业，落实医疗核心制度，学习贯彻新的医疗法律法规、规章制度、操作规范。

(3) 控制医疗费用增长，门急诊与出院均次费用、住院率、住院天数、检查化验收入占医药总收入比例、药品收入占医药总收入比例控制在规定的指标之内。

(4) 严格执行基本药物制度。

(5) 严禁为商业目的的统方。

(6) 药品集中采购按要求及时回款。

(7) 加强抗菌药物的管理。

3. 平安建设

目标：加强医疗服务全程安全监督管理，完善安全制度，消除安全隐患，保障人民安全，有效预防医疗事故及其他意外事故造成的人身损害。加强职工遵纪守法教育。建立院长质量评价、持续改进体系，确保医疗质量与安全，保证医疗服务的及时性、安全性和有效性。

考核指标：

(1) 医疗服务安全管理，并将其纳入医院的重要议事日程，开展安全教育工作，建立医疗事故、重大医疗过失行为上报制度，建立健全应急预案，定期不定期开展安全检查，召开安全生产会议，解决安全问题，杜绝事故发生。

(2) 制定医疗服务质量管理和持续改进方案，签订院科级医疗质量管理目标责任书，并组织实施。

(3) 履行医院医疗质量管理第一责任人的职责，领导医疗质量管理工作，深入开展医院管理年活动。

(4) 深化治理医药购销领域商业贿赂工作，着力构建防控商业贿赂长效机制。

4. 医院管理有效

目标：开展“三改两推一评议”活动，开展预约诊疗，开展先诊疗、后结算；开展临床路径管理；大力推广优质护理服务。为患者提供清洁、舒适、温馨的就医环境，提供热心、耐心、细心的人文关怀，构建和谐医患关系。实行手术分级、准入、授权制度，加强手术安全核查，确保医疗安全；加强医疗服务收费管理；推进医院信息化建设。

考核指标：

(1) 开展门诊流程再造，改善患者就诊过程，提高医院效益和形象。

(2) 实行手术分级、准入、授权制度，建立手术医师资格和能力评价与再授权机制，加强手术安全核查，确保医疗安全。

(3) 开展临床路径管理。三级综合医院实施病种数不少于 50 个，二级甲等综合医院实施病种数不少于 20 个。

(4) 推广优质护理服务。三级甲等综合医院优质护理服务覆盖 80% 的病房，其他三级医院优质护理服务覆盖 60% 的病房，二级甲等医院优质护理服务覆盖 40% 的病房。

(5) 认真执行政府医疗服务收费政策，建立完善价格公示制、查询制、费用清单制，提高收费透明度，杜绝自定项目收费、超标准收费、重复收费、分解收费等现象。

(6) 加强固定资产的管理，按计划定期偿还各项债务，不增加新债务。

(7) 加快推进卫生信息化建设，完善信息系统安全体系建设，确保信息技术安全。

5. 医院持续发展

目标：坚持“以人为本”的科学发展观，完善医院发展规划；加强重点专科建设和高级人才引进，积极开展新技术、新项目，鼓励承担科研项目。

考核指标：

(1) 结合我市卫生事业发展规划，制定年度工作计划和中、长期发展规划、院长任期规划、人才队伍建设计划并组织实施，按期推进各项重点工作的开展。

(2) 加强重点专科建设。

(3) 积极开展新技术、新项目，鼓励承担科研项目。

五、考核结果的评定和运用

根据《医疗机构管理条例》《执业医师法》《医院管理评价指南》等医疗卫生管理法律、法规、规章、诊疗护理规范、指南，按照以定量考核指标为主，兼顾定性考核指标的原则，制定《三明市公立医院院长绩效考核指标》，基础分值指标为 5 大类 34 项，满分为 100 分。

医院院长考核结果为优秀、良好、合格、不合格四个等级，90 分以上为优秀，85—89 分为良好，70—84 分为合格，70 分以下为不合格，考核结果作为院长评定年薪的依据。

附件 2

2013 年三明市公立医院院长绩效考核指标

考核项目	考核指标	考核标准和计分	考核方法和指标说明	分值
一、服务评价（5 分）	1. 病人满意度（%）	患者对医院满意度≥95% 得 2 分，≥90% 得 1.5 分，≥85% 得 1 分，≥80% 得 0.5 分，≥70% 得 0.4 分。低于 70% 得 0 分，院长绩效降级处理	采取门（急）诊患者问卷调查、住院患者问卷调查和出院患者电话回访调查等方式，按照 3 ∶ 3 ∶ 4 的比例，综合评价确定病人满意度	2 分
	2. 职工满意度（%）	职工对院长满意度≥90% 得 1 分，≥80% 得 0.8 分，≥70% 得 0.5 分，低于 70% 得 0 分	按照 1 ∶ 3 ∶ 6 的比例，抽取院班子成员、中层干部和普通职工进行满意度测评	1 分
二、办院方向（60 分）	3. 信访投诉（件）	年度内投诉或被曝光，经查实违规或有缺陷，向局办信访投诉的，每起扣 0.5 分；向市信访局及省卫生厅以上有关部门投诉的，每起扣 1 分。扣完为止。情节严重，造成较大影响或院方不积极处理的，院长绩效降级处理	市卫生局掌握的投诉或曝光信访案件受理情况，现场核实案件处理材料	2 分
	4. 政府指令性任务和预防保健工作完成情况（项）	承担的政府指令性任务和预防保健工作全部圆满完成，对口支援任务完成率 100%，得 2 分。一项不符合要求扣 1 分。拒绝承担的，院长绩效降级处理。结果受上级部门通报表扬的，每项加 0.5 分，向上逐级通报表扬，每级再加 0.5 分。最多加 2 分	包括城市医院支援农村和社区、重大突发事件紧急医疗救援、征兵和招生体检、重大活动医疗保障、宣传义诊、支援边疆卫生工作、援外医疗等 开展健康教育、科普宣传，普及防病知识，开展重大疾病、传染病以及慢病的防治工作等	2 分（+2）
	5. 依法执业情况（项）	依法执业得 2 分。发生不良执业行为，一项扣 1 分。向上级投诉或被媒体曝光，扣 2 分。未及时纠正的，院长绩效降级处理。造成严重社会影响的，绩效考核为不合格	不良执业行为指医疗机构出租、承包科室，使用非卫生技术人员行医，超诊疗科目、技术范围执业，发布虚假、违法医疗广告行为等	2 分
	6. 门急诊病人均次费用	门急诊病人均次费用增长控制在规定的指标内，得 4 分，每增加 1 个百分点，扣 0.2 分，扣完为止	查阅相关统计报表及佐证材料	4 分
	7. 出院病人均次费用	出院病人均次住院费用控制在规定的指标内，得 7 分，每增加 1%，扣 0.5 分，扣完为止	查阅相关报表及佐证材料	7 分

（续表）

考核项目	考核指标	考核标准和计分	考核方法和指标说明	分值
	8. 药品收入占医药总收入比例（%）	药品收入占医药总收入比例控制在规定的指标内得7分，每高于1%，扣2分，扣完为止	• 查阅相关报表及佐证材料 • 药品收入占医药总收入比例＝药品收入/医药总收入×100%	7分
	9. 住院率（%）	每增加0.1%，扣0.7分，扣完为止	• 查阅相关报表及佐证材料 • 住院率＝住院病人数/门诊就诊病人数×100%	7分
	10. 目录外药品比例	控制住院病人目录内药品外购比例。每超过1%扣1分，扣完为止	查阅相关报表及佐证材料	5分
	11. 严格执行基本药物制度	三级医院基本药物占年药品总收入的30%，二级医院基本药物占年药品总收入的40%，增加1%，扣2.5分，扣完为止	查阅相关报表及佐证材料	5分
	12. 出院者平均住院日（日）	每延长0.5天，扣2分，扣完为止	平均住院日＝出院者占用总床日数/出院人数	7分
	13. 检查、化验收入占医药总收入比例（%）	检查、化验收入占医药总收入比例控制在规定的指标以内得5分，每高1%，扣2分，扣完为止	查阅相关报表及佐证材料	5分
	14. 药品集中采购回款时间	按规定时间回款得2分	查阅相关报表及佐证材料，配送企业报表	2分
	15. 抗菌药物合理应用（项）	制定抗菌药物分级目录和各级医师使用抗菌药物的处方权限。住院患者抗菌药物使用率不超过60%。门诊患者抗菌药物处方比例不超过20%。Ⅰ类切口手术患者预防使用抗菌药物比例不超过30%。住院患者外科手术预防使用抗菌药物时间控制在术前30分钟至2小时。Ⅰ类切口手术患者预防使用抗菌药物时间不超过24小时。每项得0.5分。被卫生行政部门通报，此项不得分	查阅相关制度及佐证材料	3分
	16. 临床药师职责到位	临床药师参加查房、会诊、审核点评处方	查阅相关制度及佐证材料	2分
	17. 医生处方保密工作	有对医药代表提供处方信息的不得分	查阅相关报表及佐证材料	2分

（续表）

考核项目	考核指标	考核标准和计分	考核方法和指标说明	分值
三、平安建设（13 分）	18. 无重大安全生产（保卫、消防）事故发生（件）	安全生产（保卫、消防）防范整改措施到位，未发生事故得 2 分；一项措施不达标扣 1 分。发生一般事故，院长绩效降级处理。发生重大事故，院长绩效考核为不合格	由市卫生局提供相关考核依据，现场考核检查，查阅相关材料	2 分
	19. 无违法违纪案件发生（件）	执行卫生部《关于加强卫生行业作风建设的意见》和市卫生局等部门《关于治理医药领域商业贿赂的通知》（明卫〔2012〕220 号）文件，有违法违纪被有关部门立案查处扣 2 分。班子成员发生违法违纪案件的加扣 2 分。院长绩效降级处理	由市卫生局提供相关参考考核依据，现场考核检查，查阅相关材料	4 分
	20. 无重大医疗纠纷、医疗事故发生（件）	无重大医疗纠纷得 1 分。每发生一起扣 0.5 分，扣完为止。造成恶劣影响的，院长绩效降级处理 医疗事故争议补赔偿费用不超过业务收入的 4‰，得 1 分。每超过 1 万元扣 0.2 分，扣完为止 医疗事故争议责任追究制度落实得 1 分。医院未建立责任追究制度或未实行责任追究各扣 0.5 分 发生医疗事故按性质和等级判定。无医疗事故得 2 分。负完全、主要责任：一级医疗事故每起扣 2 分、二级医疗事故每起扣 1.5 分、三级医疗事故每起扣 1 分、四级医疗事故每起扣 0.5 分；负次要、轻微责任：一级医疗事故每起扣 1 分、二级医疗事故每起扣 0.5 分、三级医疗事故每起扣 0.3 分、四级医疗事故每起扣 0.1 分	由市卫生局和省、市医学会提供相关参考考核依据（含法院委托），现场查阅相关佐证材料 重大医疗纠纷指：社会影响大或处理不及时事态扩大的；影响正常秩序或造成不良影响，市领导或市直相关部门领导批示或参与处理的医疗事故争议补赔偿费用包括：医疗事故争议三种解决途径赔偿费用及减免费用。医疗事故（历年发生以当年确定为准）按不同性质、等级和数量，扣分累加计算	5 分
	21. 医疗质量安全管理与持续改进	建立健全院、科二级医疗质量与安全管理责任体系。院长为医院医疗质量安全管理的第一责任人，每季度举行 1 次专题研究医疗质量安全工作，制定持续改进方案，得 0.5 分；职能部门每月开展 1 次执行医疗质量安全管理制度、操作规范等专项检查，得 0.5 分；科主任是科室医疗质量安全管理的第一责任人，建立科室医疗、护理质控小组，每月开展 1 次质控自查，得 0.5 分	查院、科二级医疗质量安全质控记录，整改措施落实情况。查院长定期专题研究医疗质量安全会议记录，整改措施落实情况 医疗、护理、感染、医技等管理职能部门承担指导、检查、考核和评价医疗质量安全管理工作，严格记录，定期分析，及时反馈，落实整改	2 分

（续表）

考核项目	考核指标	考核标准和计分	考核方法和指标说明	分值
四、管理有效（14）	22. 医疗服务管理（项）	开展门诊就诊流程再造、预约诊疗服务、电子病历得2分。其中，门诊就诊流程再造15项以上得1分；城市社区转诊预约占门诊就诊量的比例达到20%，得0.5分；开展电子病历得0.5分	按照卫生部、省卫生厅、市卫生局相关要求，结合本单位实际考核	2分
	23. Ⅲ、Ⅳ类手术比例（%）	实行手术医师资格准入制度和手术分级授权管理制度，有定期手术医师资格和能力评价与再授权的机制，得0.5分。Ⅲ、Ⅳ类手术比例与上年相比每增加2个百分点得0.5分，满分1分（当年Ⅲ、Ⅳ类手术例数低于上年的不得分）。手术安全核查率100%，得0.5分	按照《福建省医疗机构手术分级与分类管理规范》等要求，由医疗机构自行统计，考核组现场复核	2分
	24. 临床路径管理病种数（种）	三级综合医院实施不少于50个病种，二级综合医院实施不少于20个病种，符合入径标准的患者入组率不低于60%，入组后完成率不低于75%。得1分。不达标的按比例折算扣分	按卫生部已发布的病种临床路径，制定本单位病种临床路径标准流程和表单。或参照卫生部及相关医院模式自行制定	1分
	25. 推广优质护理服务	三级医院优质护理服务覆盖80%的病房（三乙医院60%），二级医院优质护理服务覆盖40%以上的病房，得0.4分。病房（病区）实际护床比≥0.4∶1，得0.2分。病房实施责任制整体护理工作模式和护士分层管理，每名责任护士平均负责患者数量不超过8个，得0.2分。临床一线护士占全院护士比例不低于95%，得0.2分	现场核实并查阅佐证材料	1分
	26. 信息化建设（项）	建立以院长为核心的医院信息化建设领导小组，有专职机构、发展规划和管理制度，得0.2分；医院管理信息系统功能符合要求，得0.5分；临床信息系统功能符合要求，得0.5分；实施国家信息安全等级保护制度，有落实的具体措施和突发事件响应机制，得0.2分；新建项目经市卫生信息化领导小组办公室备案，得0.2分，近两年无新建项目不得分；本年度信息化资金投入占业务收入比例≥1%，得0.2分；有医学文献数据库检索系统建设的，得0.2分	调阅相关佐证材料；实地查看信息化建设工作情况 医院管理信息系统、临床信息系统功能符合要求 医学文献数据库检索系统、网站，依照各家医疗机构建设、使用情况，综合打分	2分

（续表）

考核项目	考核指标	考核标准和计分	考核方法和指标说明	分值
	27. 科学管理	医务人员绩效分配与科室收入直接挂钩扣 2 分	查阅相关报表及佐证材料	2 分
	28. 开展预约诊疗	开展预约诊疗工作得 2 分	现场核实并查阅佐证材料	2 分
	29. 医疗服务收费管理（项）	执行政府医疗服务收费政策得 2 分，每发生一起违价事件扣 0.5 分，扣完为止	查阅相关报表及佐证材料；按实际发现查实违规收费事件计算	2 分
	30. 医院发展规划完成率（%）	制定五年发展规划得 0.5 分，年度执行计划达标≥90%，得 0.3 分；≥80%，得 0.2 分；70% 以下不得分	按照医疗机构五年发展规划和年度执行计划完成情况考核 查《医疗机构执业许可证》，实地察看设置情况	1 分
五、发展持续（8 分）	31. 市级以上经费资助科研项目、科研奖励，SCI 论文（数量）	获得当年市级以上并独立承担的科研项目，每获得一项，市级得 0.3 分，向上逐级增加 0.3 分，获得当年市级以上的协作科研项目，每获得一项，市级得 0.2 分，向上逐级增加 0.2 分，最多得 1 分；获得当年市级科技进步奖每获得一项一等奖 1 分，二等奖 0.8 分，三等奖 0.5 分，向上逐级增加 0.2 分，最多得 1 分。国内论文数 ISSN 发表一篇论文加 0.1 分，最多加 1 分；每发表一篇 SCI 论文加 0.5 分，最多加 2 分	现场查阅佐证材料	2 分（+3）
	32. 重点专科建设及高级人才引进（数量）	获得市级以上的重点学（专）科，每获得 1 个，市级得 0.2 分，向上逐级增加 0.2 分，最多得 0.5 分；有重点专科建设计划、措施并取得实效得 0.5 分。每引进 1 名学科带头人，得 0.3 分；每引进 1 名博士得 0.2 分，每引进 1 名高职得 0.1 分，最多得 1 分	现场查阅佐证材料 学科带头人引进包括正式调入和签定中长期聘用合同的柔性引进高级人才	2 分
	33. 开展新技术、新项目（项）	获省医疗卫生新技术一等奖每项得 0.3 分，二等奖每项得 0.2 分，三等奖每项得 0.1 分；获市医疗卫生新技术一等奖每项 0.2 分，二等奖每项得 0.1 分，最多得 2 分	现场查阅佐证材料	2 分
	34. 医疗资源整合（数量）	推进市级重点专科与国家优质医院相应重点专科建立协作关系，得 1 分。实行医疗资源整合，效果显著得 1 分（兼并、合作、医疗联合体）	现场查阅佐证材料（批文、合同）	1 分

附件3

2013年三明市公立医院主要考核指标

序号	单位	住院率（%）		出院者平均住院天数（天）		门诊次均费用（元）	出院者次均费用（元）		药占比（%）	基药收入占比（%）	检查、化验收入占比（%）	目录外用药比例（%）
		全社会病人	其中城镇职工	全社会病人	其中城镇职工		全社会病人	其中城镇职工				
1	三明市第一医院	5.3	5.0	9	11	140	6500	8300	29	30	28	≤10
2	三明市第二医院	4.6	4.8	9	11	140	6300	8100	29	30	27	≤10
3	三明市中西医结合医院	4.2	4.6	9.5	11	130	6000	7200	33	30	25	≤10
4	三明市第五医院	3.6	3.6	8	10	100	4000	5300	32	40	24	≤8
5	永安市立医院	4.0	4.2	8.5	10.5	100	4200	5800	32	40	25	≤8
6	大田县医院	3.6	3.6	8	10	100	3800	5000	32	40	24	≤8
7	尤溪县医院	3.6	3.6	8	10	100	3800	5000	32	40	24	≤8
8	沙县医院	3.6	3.6	8	10	100	3800	5500	32	40	24	≤8
9	明溪县医院	3.6	3.6	8	10	100	3800	5000	32	40	24	≤8
10	清流县医院	3.6	3.6	8	10	100	3800	5000	32	40	24	≤8

（续表）

序号	单位	住院率（%）		出院者平均住院天数（天）		门诊次均费用（元）	出院者次均费用（元）		药占比（%）	基药收入占比（%）	检查、化验收入占比（%）	目录外用药比例（%）
		全社会病人	其中城镇职工	全社会病人	其中城镇职工		全社会病人	其中城镇职工				
11	宁化县医院	3.6	3.6	8	10	100	3800	5500	32	40	24	≤8
12	建宁县医院	3.6	3.6	8	10	100	3800	5000	32	40	24	≤8
13	泰宁县医院	3.6	3.6	8	10	100	3800	5000	32	40	24	≤8
14	将乐县医院	3.6	3.6	8	10	100	3800	5000	32	40	24	≤8
15	大田县中医院	3.6	3.6	8	10	90	2500	3800	35	40	22	≤8
16	尤溪县中医院	3.6	3.6	8	10	90	2800	4000	32	40	23	≤8
17	沙县中医院	3.6	3.6	8	10	90	2500	3800	35	40	22	≤8
18	明溪县中医院	3.6	3.6	8	10	90	2500	3800	35	40	22	≤8
19	清流县中医院	3.6	3.6	8	10	90	2500	3800	35	40	22	≤8
20	宁化县中医院	3.6	3.6	8	10	90	2500	3800	35	40	23	≤8
21	泰宁县中医院	3.6	3.6	8	10	90	2500	3800	35	40	22	≤8
22	将乐县中医院	3.6	3.6	8	10	90	2500	3800	35	40	22	≤8

关于试行医生（技师、临床药师）年薪制的若干意见

市卫生局 市监察局 市财政局
市公务员局 市人力资源和社会保障局

（2013年1月30日）

为切实维护公立医院公益性，实现公立医院的三个转变（发展模式、管理模式、投资方向），节约医疗成本，提高运行效率、服务质量、学科水平和群众满意度，提高医生待遇，稳定医生骨干队伍，进一步规范医疗机构和医务人员廉洁从医行为，保护医务人员，充分调动医务人员工作积极性。现就试行医生（技师、临床药师）年薪薪酬制提出如下意见：

一、试行年薪制的范围：三明市辖区内二级以上（含二级）公立综合医院、中医医院。

二、实行年薪制的对象：二级以上（含二级）公立综合、中医医院在职聘用的临床医师类和技师类（包括临床药师）医务人员（无职称或低职称的特殊人才，可由院长提名、院务会通过，享受相应职称级别年薪待遇）；院长不享受医生（技师、临床药师）年薪制。

三、年薪制的档级：分初级、中级、副高和正高四级，每一级别内再设若干档次（具体由医院自行确定）。

四、年薪制的薪酬构成：由基本年薪和绩效年薪两部分组成（基本年薪即档案工资包括岗位工资、薪级工资、基础性绩效工资）。年薪制的薪酬标准：住院医师年薪（基本年薪——7万元）、主治医师年薪（基本年薪——12万元）、副主任医师年薪（基本年薪——18万元）、主任医师年薪（基本年薪——25万元）。

五、各医院年薪薪酬总额，按隶属关系由同级卫生行政主管部门提出方案送公务员局、财政局审核批准。年薪薪酬总额原则上一年调整一次。

六、绩效年薪考核必须与岗位工作量、医德医风和社会评议相挂钩，科室业务收入不得列入绩效年薪考评内容。

七、年薪的发放：基本年薪按月发放；绩效年薪根据考核结果按年发放（每月预发部分由各医院自定）。

八、对于严重违规违纪、出现医疗差错和事故或不能胜任本职工作者，在考核时要降低1—3个年薪档次。享受年薪制的医务人员，如违反卫生部《关于加强卫生行业作风建设的意见》（卫办发〔2004〕130号）规定，收回当年年薪，并按相关规定处理。

九、享受年薪制的医务人员，不再执行绩效工资制度，法定的晋升工资进入职工个人档案。个人及单位缴纳的五险一金、工会经费，仍按档案工资为基数缴纳。

十、年薪从医院的医疗收入中支付，当医疗收入不足以支付基本年薪时，不足部分由各级财政予以保障。

十一、各医院要制定具体的实施方案，并报同级人民政府有关部门核准，具体考核工作由各医院组织实施。各医院实施方案、考核流程和考核结果必须在院务公开栏公示 15 日。不执行年薪制的医院只能按档案工资兑现薪酬。

十二、享受年薪制的医务人员，各医院不得再以任何形式发放与职工个人有关的津补贴及奖金等，一旦发现将收回有关的津补贴及奖金，并扣除院长年薪 10% 作为处罚。

十三、医生（技师、临床药师）年薪制自 2013 年 1 月 1 日起执行。

本意见由市卫生局、监察局、财政局、公务员局、人力资源和社会保障局负责解释。

三明市人民政府办公室

2013 年 1 月 31 日

中共三明市委 三明市人民政府关于进一步深化医药卫生体制改革工作的意见

明委发〔2015〕3 号

各县（市、区）党委和人民政府，市直各单位：

根据《中共福建省委、福建省人民政府关于印发〈福建省深化医药卫生体制改革综合试点方案〉的通知》（闽委发〔2015〕3 号）和全省深化医药卫生体制改革试点工作会议精神，为进一步深化我市医药卫生体制改革，加快建立基本医疗卫生制度，不断提高人民群众的健康水平，制定工作意见如下：

一、进一步强化政府的责任

一是落实政府的办医责任。各级政府要落实公立医院的基本建设和设备购置、重点学科发展、公共卫生服务的投入，形成“公立医疗机构硬件投入依靠政府、软件和日常管理依靠医院自身、降低医疗成本和提高运行效率依靠体制机制创新”的公立医院良性发展机制。同时，各级卫生、财政、审计部门要联合对 2012 年医改前的二级以上公立医院进行调查、核实并锁定债务，对符合规划要求、经同级政府确认的债务纳入政府性债务统一管理。二是落实政府的监管责任。把深化医改实施情况纳入各级政府政绩考核，建立奖惩机制，拓宽监督渠道，严肃工作纪律，确保改革措施落到实处。各级卫生行政部门要规范医务人员的诊疗行为，加强医疗质量和医疗安全管理，定期开展处方点评分析、用药量排名分析等，做到合理检查、合理用药、合理治疗；建立监管平台，优化信息化监控手段，推广使用医保智能审核系统。同时，要进一步完善以公益性为导向的考评机制，探索建立第三方考核机制，定期将评价结果向社会公布，发挥社会舆论监督作用，促进医院改进工作。三是落实政府的改革责任。各级党政主要领导要切实承担深化医改第一责任人的职责，成为推进全面深化医改的组织者、推动者和实践者。分管领导要具体抓，确保深化医改各项政策措施的落实。各级医疗机构的主要负责人要当好改革的执行者和操作者，牢牢把握改革的主动权。各级医改领导小组要全面承担医改工作，相关成员单位要主动作为，密切配合，努力形成齐抓共管的强大合力。

二、探索医养结合发展的新路子

积极探索医养结合，“以医带养、以医助养、以医促养”，推动养老事业健康发展，努力满足老年人的健康养老服务需求。一是医疗机构与养老机构、社区、家庭签订服务协议。鼓励各级医疗卫生机构与养老院等养老机构、社区和家庭签订健康服务协定，定期上门为老年人提供包括健康咨询、检查、诊治、护理、康复及临终关怀等一系列服务，使老年人不出养老机构、不出社区、不出家门就能够享受到专业的照料、护理、保健等服务。二是帮助提高养老机构的医疗护理服务能力。各级医疗机构应积极支持和发展养老医疗服务，定期为养老机构开展专业培训，提高养老机构服务人员医疗、护理等专业常识。同时，养老机构要与周边医院、基层医疗卫生机构建立急救、转诊等合作机制，开通预约就诊绿色通道，并协同医疗机构做好老年人慢性病管理和康复护理。积极探索建立护理转移机制，鼓励有条件的养老机构承接医疗机构内需长期照护的失能老年人，逐步解决医疗机构中老年人的“压床”问题。三是鼓励社会力量兴建康复养老医疗机构。对社会资本举办的康复养老医疗机构，并经民政部门审查符合养老机构设立条件的新增养老床位，可享受社会资本办医的优惠扶持政策。对具有执业资格的医护人员，在职称评聘、专业技术培训和继续医学教育等方面，享有与医疗机构医护人员同等待遇。

三、进一步落实分级诊疗制度

一是建立巡诊培训制度。市、县医院的医生要定期到基层医疗卫生机构，对基层医务人员开展业务知识培训，帮助提升基层医疗卫生机构的服务能力。同时，要定期开展巡回医疗，为基层群众服务。二是组建医疗联合体。鼓励上级医疗机构与下级医疗机构对口帮扶，大手牵小手，形成上下联动、以大带小、以强扶弱的格局，不断提高基层的医疗服务质量和水平，推动优质医疗卫生资源向下流动、下沉基层，引导患者在基层首诊、康复治疗。三是推进医师多点执业。实行执业医师多点执业备案管理和区域注册，鼓励上级医生到基层医疗卫生机构和非公立医疗机构多点执业，放宽多点执业职称限制，促进区域医疗卫生人才有序流动。四是推行家庭医生基层签约服务。以社区医生和乡村医生为主体，以家庭为单位，以健康管理为目标，完善城乡家庭与社区医生、村医签订服务制度，为签约居民提供一般诊疗、基本公共卫生、健康评估与咨询等服务，努力使城乡居民少得病，做到小病、常见病在基层治疗的目标，从源头上缓解“看病难、看病贵”的问题。

四、进一步建立健全现代医院管理制度

一是加快建立一套适应医疗卫生事业发展的院长选聘机制。按现代医院管理制度的要求，淡化二级以上公立医院院长行政级别，实行医院院长聘任制，由同级医改领导小组聘任，聘期为每届 5 年，连聘不得超过 2 届，同时县级医院院长的聘任要按市委组织部、市卫生局《关于加强县级公立医院院长管理的通知》（明委组通〔2013〕16 号）规定程序办理，推进公立医院院长职业化、专业化建设。副院长由院长提名，经同级医改领导小组同意后，由各级卫生行政部门聘任。各级卫生行政部门领导一律不兼任公立医院院长职务。

医院中层干部由院长聘任。二是深化人事制度改革。弱化二级以上公立医院编制管理，打破现行公立医院编制管理限制，将现行公立医院编制使用审批制改为备案制，合理核定各级公立医院人员规模，由公立医院自主考录聘用人员。三是深化分配制度改革。严格执行工资总额政策，做到既不与药品、耗材相挂钩，也不与医学检查、化验相挂钩。各级医院要细化院长考评体系，落实好“三个严禁”：严禁给医务人员设定创收指标，严禁将医务人员收入与药品、耗材和医学检查等业务收入挂钩，并通过科学的绩效考核，由院长在核定的工资总额范围内进行自主分配，做到多劳多得、优绩优酬、编内编外同工同酬，重点向临床一线、关键岗位、业务骨干和做出突出贡献的人员倾斜，原则上医生、护理和行政后勤管理团队的分配分别占工资总额的 50%、40% 和 10%，充分调动医务人员积极性，努力实现“三个回归”（公立医院回归公益性质、医生回归看病角色、药品回归治病功能）。

五、进一步完善公立医院考核评价体系

完善公立医院院长年薪制和医生（技师、临床药师）年薪制，逐步建立与市、县公立医院功能定位相适应的公立医院考评体系，院长考核结果与任免等相挂钩。完善对医院的服务评价、办医方向、平安建设、医院管理、医院发展等方面的考核，促进医院的科学化、精细化管理，提高医疗服务质量，确保医疗安全，保证医院持续健康发展，实现百姓可以接受、财政可以承担、基金可以运行、医院可以持续“四个可以”的目标。

六、进一步完善基层医疗卫生机构综合改革

一是落实基层医疗卫生机构院长（主任）和医务人员年薪制。各县（市、区）要参照县级公立医院综合改革模式，制定院长（主任）年薪制考核方案，并按照方案经严格考核后，兑现院长（主任）绩效年薪。基层医疗卫生机构工作人员年薪在核定的工资总额内实行 100% 的全额绩效分配和每月预分配、年终总分配制度，除院长（主任）的年薪外，其他人员的薪酬在工资总额范围内由院长（主任）自主分配。在编与非在编所有人员实行同工同酬制度。二是加强基层医疗卫生机构编制与岗位管理。各级编制部门要会同卫生、人社、财政部门根据服务人口、工作项目等要素，重新科学合理核定辖区内基层医疗卫生机构人员编制并报上级有关部门备案，实行编制总量控制，定编定岗不定人。人员招聘、使用、考核和调配由县级卫生行政部门自主统一安排，同时报人社部门备案。三是全面推行财政经费定向补偿管理。在完成编制核定的基础上，要按编制数准确核定和全额落实人员经费（含“五险一金”）。四是建立完善责权对应的基层医疗卫生机构管理新体制。全市基层医疗卫生机构的人事、业务、经费和干部任免等由县级卫生行政部门管理，并将人事权、经营权、分配权下放到基层医疗卫生机构，落实院长（主任）管理自主权，进一步调动基层医务人员积极性，努力提升基层医疗卫生服务水平。

七、进一步改革完善药品、医用耗材（检验试剂）集中采购

在继续做好药品限价采购的基础上，坚持“为用而采、去除灰色、价格真实”的采购原则，对全市医疗卫生机构临床使用的医用耗材（检验试剂）全部实行集中招标采购，进一步规范医用耗材（检验试剂）采购行为，切实降低医疗成本。医疗卫生机构如果能采购低于本市采购同一类型价格 10% 以上的医用耗材（检验试剂），允许自行采购，并按照医保同等报销比例予以报销。医用耗材（检验试剂）价格将随市场行情变化不定期进行调整，如果还有价格更合理的企业，将适时对供货企业予以调整；如果省上中标医用耗材（检验试剂）比本市采购价格更低，则采用省上中标目录。

八、进一步发挥“三保合一”的功能作用

一是实行医保政策城乡一体化。从今年 4 月 1 日起，城镇职工基本医疗保险、城镇居民基本医疗保险和新型农村合作医疗执行统一的用药目录、诊疗目录、服务标准，实现“三统一”。二是实行差别化的报销补偿政策。拉开不同级别定点医疗机构之间的起付线、报销比例差距，进一步向基层医疗机构倾斜，引导参保职工和城乡居民合理就诊，促进分级诊疗，力争县域内就诊率不断提高。三是发挥医保的杠杆调节作用。发挥医保基金引导医疗资源配置的作用，强化对医疗服务供需双方的引导和医疗费用的制约。推进按次均费用、按病种付费等多种复合付费方式，逐步扩大单病种付费改革病种数，推进医保精细化管理。

九、进一步优化医疗资源合理配置

一是科学制定区域卫生资源配置标准。严格控制公立医院数量与规模，对千人均床位数已经达到 4 张的县（市、区），重点做好在建项目建设，调整床位结构和布局；对病床使用率低于 85% 的公立医院，不再进行扩建。严格控制医院外延式的盲目扩张，严禁公立医院举债建设和举债购置大型医用设备，引导医院内涵式发展。加大对办院规模小、服务人口少的县级中医院和综合性医院的整合力度，到 2015 年底前完成资源整合。二是加强重点专科建设。加强儿科、产科、精神卫生、传染病、口腔科、老年护理和康复等临床重点专科建设，进一步提升临床重点专科服务能力，打造专科品牌，力争到 2017 年，每个医院都有 1 至 2 个临床重点专科达到或超过全省先进水平。三是扶持中医药事业发展。落实政府对公立中医医院投入倾斜政策，重点支持开展中医药特色服务、公立中医医院基础设施建设、重点学科和重点专科专病建设以及中医药人才培养、适宜技术推广。鼓励医疗卫生机构为患者提供中医药适宜技术与服务。支持和引导社会资本捐助支持中医药事业。合理确定中医医疗服务项目和价格，设立中医辨证论治费、中药饮片药事服务费

等收费项目，并将中药饮片药事服务费、中医辨证论治费、中医诊疗技术和省食品药品监督管理部门批准的治疗性医院中药制剂纳入基本医疗保险支付范围，并适当提高报销比例。

十、进一步加强卫生人才队伍建设

一是设立卫生人才培养专项资金。各级卫生行政部门和医疗卫生单位要设立卫生人才建设专项资金，纳入部门和本单位预算管理，并根据财力的增长逐年增加，其中各级医院每年应在事业发展基金中提取5%的资金作为人才建设专项经费。各级财政部门要将卫生人才培养经费纳入预算，整合统筹各类人才培养培训资金，确保经费投入合理、有效。同时，要充分调动各方的积极性，建立以政府为主导，社会、用人单位和个人相互配合的多元投入机制。二是健全卫生人才培养、评价、流动机制。进一步完善卫生人才激励保障制度，全面推行人员聘用制度和岗位管理制度，完善卫生事业单位收入分配制度，统筹推进各类卫生人才队伍协调发展，逐步建立和完善符合卫生人才发展内在规律、充满生机与活力的人才工作机制，造就一支品质高尚、技术精湛、服务优良的卫生人才队伍。逐步提升医疗服务水平与质量，为实现让老百姓看得好病保驾护航。三是加强卫生人才引进与培养。完善住院医师、全科医生规范化培训制度，继续实施基层医疗卫生机构特岗医师计划，鼓励在乡镇卫生院工作的副高及以上职称和本科及以上学历的执业医师由县级公立医院统一管理，引导医学技术人才流向基层。完善乡村医生养老保障政策，促进乡村医生逐步向执业助理医师转化，建立乡村医生医疗责任保险制度。2017年力争实现每万人口拥有3名全科医生，2020年力争实现每万人口拥有4名全科医生的目标。

十一、进一步理顺医疗服务价格

继续理顺医疗服务价格，降低检查化验等物化性价格，提高诊察护理、手术治疗等医务性价格，使医院收入的结构更加科学合理，药品、耗材的直接费用比重降低到30%以下，医务性收入比重提高到70%以上（其中检查化验25%以下、床位诊察护理20%以上、手术治疗25%以上），提高医院医药收入的含金量，促进医院的可持续发展。

十二、进一步加大医改宣传力度

坚持正确的舆论导向，充分发挥新闻媒体和网络的作用，积极做好医改政策解读和卫生健康知识宣传，妥善回应社会关切的医改问题，引导群众合理预期。大力报道各地医改进展和成效、典型经验和做法，切实增强改革信心。大力宣传医疗战线先进典型、医务人员的高尚品格和在就诊患者中涌现的先进事迹，调动各方参与医改的积极性，为深化医改工作创造良好的舆论氛围和社会环境。

十三、进一步强化组织领导

医改工作是世界性难题，涉及面广，是一项复杂的系统工程，特别是涉及广大群众的切身利益。市医改领导小组要加强组织领导和加大协调推动力度，重大事项要及时向市委、市政府报告。各县（市、区）党委、政府要强化领导，健全医改领导小组和办事机构，加大医改工作的推进力度，要按照市里的统一部署，抓好贯彻落实，重大事项要及时向市医改领导小组报告。各级各有关部门要顾全大局，齐心协力，形成改革合力，把我市医改工作推上一个新的台阶。

中共三明市委

三明市人民政府

2015 年 3 月 19 日

三明市深化医药卫生体制改革领导小组关于进一步完善公立医院薪酬制度的通知

明医改组〔2015〕16号

各县（市）医改领导小组，县及县以上公立医院：

根据国务院办公厅《关于全面推开县级公立医院综合改革的实施意见》（国办发〔2015〕33号）、《关于城市公立医院综合改革试点的指导意见》（国办发〔2015〕38号）和省委、省政府《关于印发〈福建省深化医药卫生体制改革综合试点方案〉的通知》（闽委发〔2015〕3号）、市委市政府《关于进一步深化医疗卫生体制改革工作的意见》（明委发〔2015〕3号）等文件精神，为进一步完善公立医院薪酬制度，加快建立维护公益性、调动积极性、保障可持续的公立医院运行新机制，经研究决定，对全市县及县以上公立医院实行"全员目标年薪制、年薪计算工分制"。现将有关事项通知如下：

一、实行全员目标年薪制

实行目标年薪全员覆盖。在已实行医生（技师、临床药师）年薪制的基础上，对二级（含二级）以上公立综合、中医医院的护理、行政后勤人员参照市政府《批转市卫生局等部门关于实行公立医院院长年薪制和试行医生（技师、临床药师）年薪制的通知》（明政文〔2013〕23号），全部纳入目标年薪制管理。各医院在市医改领导小组核定的工资总额内进行分配。

二、实行目标年薪计算工分制

各医院内部实行目标年薪计算工分制。年薪计算工分由基础工分、工作量工分和奖惩工分三个部分组成。基础工分由职务工分、职称工分、工龄工分构成，基础工分比例不超过工分总额30%。工作量工分以门（急）诊人次数、出院人次数、疾病诊断相关分组（DRGs）、职能部门和岗位职责要求，计算各科室、各部门不同单元的工分数量；各科室、各部门负责内部工分计算，即根据具体的工作项目再细化计算到班组、个人，完成科室、部门的二次分配。奖惩工分包含医疗质量、帮扶基层、救援任务、患者满意度、医疗事故、药占比、每门（急）诊和住院次均费用、医疗纠纷等项目。严禁按医疗服务收费项目、药品耗材、检查化验等收入指标计算工作量工分。每员工的实际年薪＝工分数×工分值（工分值＝全院工资总额÷全院总工分数）。

三、完善工资总额及分配制度

（一）按照市医改领导小组每年初核定各家医院的次均住院费用定额标准，在剔除如突发批量重症病人等不可控因素后，市医管中心对各家医院低于定额标准费用的部分按60%奖励，奖励部分另外增加到工资总额；超过定额标准费用的部分医保基金不予支付，并相应扣减计算工资总额的医务性收入。

（二）各家医院工资总额的分配，原则上医生、护士和行政后勤团队比例分别占50%、40%和10%，同时各家医院在具体分配中要把握好医生、护士和行政后勤人员的最高年薪比例（护士应在医生的70%以内，行政后勤人员应在医生的50%以内），并从今年起，保安、保洁和转运岗位的外聘人员工资不再计入核定的工资总额，改由医院的运行经费列支，计入“医疗业务成本－劳务费”科目。

（三）继续执行“两条红线，一条底线”及其他相关规定。

四、严格落实“两个严禁”

严禁给科室和医务人员设定创收指标，严禁将医务人员年薪与药品、耗材和医学检查等业务收入挂钩，推进合理检查、合理用药、合理治疗，促进“三个回归”（公立医院回归公益性质、医生回归看病角色、药品回归治病功能）。

五、实行年薪发放阳光化

在发放上一年度年薪后，各家医院必须将全院人员的年薪发放结果以正式文件下发到各科室、各部门，同时在院内局域网、院务公开栏等公开，并在10个工作日内上报市医改领导小组。

六、配套单项奖励制度

学科建设、技术创新、优秀表彰、突出贡献等单项奖励，由医院在结余分配按规定提取的院长奖励基金中另行奖励，不列入工资考核计算。

七、其他事项

（一）年薪超出规定上限的，要说明超出部分资金出处以及理由。

（二）对今年未实行目标年薪计算工分制改革的医院，年终扣减院长年薪考评分5分。

（三）对目标年薪仍与科室或医务人员设定创收指标的，一经发现，年终扣减当年度院长年薪考评分5分。

（四）对年薪兑现结果（包括单项奖励）要进行公开。如发现未将上年度年薪兑现结果（包括单项奖励）公开的，扣减次年度院长年度综合考评分5分。各级医院必须将2014年度年薪兑现结果（包括单项奖励）以正式文件下发至各科室、各部门，并于2015年9月1日前报市医改领导小组，逾期上报的，扣减2015年度院长考评分10分。

三明市深化医药卫生体制改革领导小组

2015年8月13日

中共三明市委 三明市人民政府关于开展总医院组建工作的意见

明委〔2017〕21号

各县（市、区）党委和人民政府，市直各单位：

为进一步深化我市医药卫生体制改革，有效整合全市医疗卫生资源，提升基层医疗服务能力，推进分级诊疗，解决群众“看病难、看病贵”问题，现就开展总医院组建工作提出如下意见：

一、总体要求

（一）指导思想

认真贯彻党中央、国务院医药卫生体制改革的战略部署和全国卫生与健康大会精神，以促进基本医疗卫生服务公平性和可及性为目标，以优化医疗资源配置、提升基层医疗服务能力为重点，建立三明市总医院，推动医疗资源均衡和下沉，逐步建立不同级别、不同类别医疗卫生机构间目标明确、权责清晰的分工协作模式，推进分级诊疗制度建设，为“再上新台阶，建设新三明”提供强有力的卫生与健康保障。

（二）改革目标

以促进医疗资源均衡和下沉、推进分级诊疗为根本目的，打破区域内医疗卫生机构壁垒、破除行政层级分割，建立办医管理统一、内部管理规范、资源分配合理、医疗层级分明的区域性总医院，打造医疗卫生机构真正的命运共同体；积极推动管办分开、政事分开，建立总医院管理的专门机构和队伍，实施公立医院精细化管理，提高管理水平和运行效率，推进现代医院管理制度的建立。

二、基本原则

（一）坚持政府指导

加强政府宏观管理和规划引导，统筹优化医疗资源配置。对总医院的规划建设、可持续发展、重大投资等实行宏观管理。落实政府办医的领导、保障、管理和监督责任，切实维护和保障公立医院的公益性。

（二）坚持管办分离

通过建立总医院，明确各层级医疗卫生机构之间目标权责和分工协作机制，不断完善服务体系、运行机制和激励机制。明晰政府与总医院之间的责任关系，落实总医院人事、分配、经营及财务自主权。总医院实行责、权、利相统一的管理机制，明确总医院“两个主体”责任，即代表政府办医责任和监管公立医院国有资产的运营责任。

（三）坚持为民服务

坚持以人民健康为中心，利用技术帮扶、人才培养等有效手段，让集中在城市的医疗资源更多下沉到基层医疗卫生机构，不断提升基层医疗卫生机构服务能力，办好“老百姓家门口的医院”。推进居民健康管理，提升基层“健康守门人”的能力，增强群众获得感。

（四）坚持共同发展

充分调动和发挥各县（市、区）党委、政府和各有关单位的积极性，支持总医院的建设，实现良性发展、共同发展。

三、组建框架

（一）组建范围

构建横向到边、纵向到底的市、县、乡、村“四级联动”紧密型的总医院，实行人、财、物统一管理。

（二）市总医院组建办法

在整合县级总医院的基础上，组建市级总医院，不断完善全市现代医疗服务体系。

（三）县级总医院组建办法

1. 以县（市）为单位，以县级公立医院为骨干，整合全县（市）各级基层医疗卫生机构，组成 1 个紧密型的总医院。

2. 以医保打包支付为纽带，推进各级医疗机构与县域城乡居民开展健康签约服务，促进医疗机构服务模式转变。

3. 赋予县级总医院内部人事、分配、经营和财务管理权限，真正建立起总医院内部资源纵向调配的激励机制。

4. 明确县域医疗服务责任，厘清总医院服务清单，建立与市属医院“双向转诊”服务通道，避免医疗不足行为。

（四）职责分工

1. 总医院筹建领导小组职责

(1) 制定总医院组建工作意见；

(2) 审定总医院组建实施方案；

(3) 协调指导各地开展总医院组建工作；

(4) 检查督促总医院组建工作落实情况。

2. 卫计行政部门职责

(1) 履行医疗卫生行业主管的职责，不再行使对医疗卫生机构的直接管理职能，履行政策法规、行业规划、标准规范的制定和监督指导职责；

(2) 承担医改相关配套政策、总医院考核办法的研究制定和组织落实；

(3) 对接上级卫计行政主管及其他主管部门，向总医院下达各种行政指令或具体工作事项，并监督落实；

(4) 承担落实基层医疗卫生机构基本建设任务，统筹规划医疗卫生和计划生育服务资源配置；

(5) 加强对基层医疗卫生机构基本公共卫生服务的项目督导、考核；根据考核结果，并结合县级总医院提出的基本公共卫生服务项目资金分配方案，下拨基本公共卫生服务项目基金。

3. 总医院职责

(1) 管理所属基层医疗卫生机构，充分落实事业单位法人自主权，完善基层医疗卫生机构改革运行机制；

(2) 建立与卫计行政部门重大工作沟通、报告和人员流动情况报备制度，按有关组织程序，规范人事任免；

(3) 致力提升基层医疗卫生机构服务和管理能力，增强服务意识，强化内部管理，提高诊疗水平，规范服务行为；

(4) 落实基本公共卫生服务，加大基层医疗能力的培养带动，确保基本公共卫生服务工作得到加强，确保医疗技术水平和服务能力得到提升。

四、运行机制

（一）建立“七个机制”

1. 建立分工协作机制。建立城市公立医院与基层医疗卫生机构长期稳定的分工协作关系，逐步形成“基层首诊、双向转诊、急慢分治、上下联动”的就医格局。

2. 建立发展激励机制。由各级政府设立总医院发展专项资金用于学科建设、医学科研和人才培养、扶持中医药事业发展。县域总医院可统筹各分院业务收入增长部分，以调动积极性、保障可持续性。

3. 建立区域资源共享机制。市、县两级总医院建立医学影像中心、检验检查中心、消毒供应中心、后勤服务中心等，为下级医疗卫生机构提供一体化服务。在加强医疗质量控制的基础上，整合现有信息资源，开发建设医师多点执业管理、检查结果互认、医疗质量和医疗风险评估、应急指挥、远程诊疗等医疗卫生信息系统，实现信息互联互通和资源共享。

4. 建立现代医院管理和人才流动机制。创新管理模式，医生可根据工作需要，选择具有相应诊疗科目的医疗卫生机构开展多点执业，实行一体化管理。建立有利于留住人才、促进优质医疗资源下沉的人才流动机制，形成规范有效的医疗服务体系。

5. 建立双向转诊机制。明确各级医疗卫生机构服务清单，对确需到上级医院诊治的患者，基层首诊医生应主动与上级医院联系，上级医院应建立转诊绿色通道，对基层转诊病人特别是签约服务对象，优先安排专家接诊、优先安排检查、优先安排住院。

6. 建立业务指导和培训机制。充分发挥龙头医院的人才优势，安排学科带头人或主治医师以上职称的专家定期到各基层医疗卫生机构坐诊、会诊，开展巡回查房、疑难病例讨论和业务培训。同时，面向各医疗单位，组织各基层医疗卫生机构医务人员定期开展分年度、分梯次的人才培养和业务培训，不断提升基层医疗卫生机构业务素质和服务水平。

7. 建立全程健康管理服务机制。全面推行“医院－社区慢病一体化”管理项目，通过社区健康管理团队，实现对高血压、糖尿病等慢性病患者的实时动态管理。建立慢病报告管理信息系统，依托区域卫生信息平台，实现与居民电子健康档案互联互通。加快社保卡（市民卡）建设，依托区域卫生信息平台，实现居民健康档案与居民诊疗信息的安全有效衔接。

（二）实现“八个统一”

1. 统一人力资源管理。在市总医院内部设立人力资源管理部，管理协调人事调配，实行人员统一管理、院长统一任命、人员统一招聘使用。

2. 统一医疗业务管理。结合原有综合性医院、中医院及基层医疗卫生机构特点，设置不同的业务管理板块，由市总医院下设不同部门进行统一管理，做到规章制度统一、技术规范统一、人员培训统一、业务指导统一、工作考核统一。

3. 统一财务制度管理。根据卫生管理体制和财务管理制度的要求，由市总医院财务核算中心对内部各级医疗卫生机构的财务实行统一会计核算和财务收支管理，确保财务资料的真实性、完整性、合法性和合理性。同时，为适应国家对中医药事业发展的要求，各总医院要建立一套规范的中医院财务报表。

4. 统一绩效考核管理。市、县、乡镇（街道）医疗卫生机构实行绩效统一考核。县总医院根据绩效考核结果进行自主分配，做到多劳多得、优绩优酬、同工同酬，薪酬分配重点向临床一线、关键岗位、业务骨干和做出突出贡献的人员倾斜，并适当向基层医疗卫生机构的医务人员倾斜，合理拉开收入差距。

5. 统一资源配置管理。市总医院要进一步优化各级医疗卫生机构资源配置，按照资产处置相关规定，将闲置设备、设施流转到急需的医疗卫生机构。同时，加强县、乡两级医疗卫生资源要素和功能整合，所有资源实行共享，推行检查和检验结果互认，提高优质医疗资源规模化、集约化利用，提升基层诊疗能力。

6. 统一集中采购管理。市总医院负责成员医院大宗商品的采购，并认真落实药品（耗材）联合限价采购制度。县级总医院要对基层医疗卫生机构的药房管理、合理用药等执行情况进行指导和监督检查。

7. 统一信息化建设管理。按照市总医院医疗卫生信息化建设要求，构建市与县、县与基层两级医疗卫生机构日常紧密交互的新型医疗卫生服务模式，实现市、县、乡镇（街道）医疗卫生机构和村卫生所四级网络信息无缝对接，促进健康档案管理和双向转诊制度的进一步落实，促进基层医疗卫生服务能力持续提升。

8. 统一医保预付管理。医保基金对总医院采取统一预算的方式，实行“总额预付、超支不补、结余留用”制度。通过医保支付的调节作用，促进“小病在社区，康复回社区”利益机制的形成，并催生资源共享、双向转诊，鼓励通过加强内部管理降低成本、减少费用。

（三）保持“三个不变”

1. 机构设置和行政建制暂时保持不变。2017 年，全面启动并完成县级总医院组建工作，县、乡两级医疗卫生机构原有单位和人员的性质保持不变，县级医院和县级中医院整合成立总医院后，实行一个机构（一套班子、一套财务）、两块牌子，并保留原中医院和基层医疗卫生机构的名称及相应的财务管理制度。

2. 承担基本医疗、基本公共卫生服务的职能和任务保持不变。全市组建总医院后，县级总医院承担医疗保健服务、基层医疗卫生机构技术指导和人员培训等任务不变，发展中医药的职责和定位不能弱化。基层医疗卫生机构继续承担行政区域内基本公共卫生计生服务和基本医疗服务工作。同时，乡镇卫生院对村卫生所的行政管理和业务技术指导工作职能继续保持不变。

3. 财政投入保障机制保持不变。全市组建总医院后，市、县、乡（镇）政府对各级医疗卫生机构实行的财政投入政策和渠道保持不变。原有县、乡两级政府对各级医疗卫生机构的财政投入不能弱化，基层医疗卫生机构的人员工资、运行经费、基本建设、设备购置等发展建设经费和基本公共卫生服务经费要及时足额拨付。

五、实施步骤

（一）2017 年组建县级总医院和市区医联体

2017 年，在县级层面组建 10 个县级总医院；在市区层面组建 2 个市区医疗联合体，即市第一医院与梅列区基层医疗卫生机构整合、市中西医结合医院与三元区基层医疗卫生机构整合，分别组建医疗联合体；将市第二医院委托永安市管理，与永安市立医院和基层医疗卫生机构整合，组建永安市总医院，并自主管理和运营。年底前，各县（市）要建立有效运行的总医院，有关制度框架基本形成。2018 年，各县（市）要进一步完善上下联动、分工协作机制，实现优质医疗资源有序有效下沉，医疗资源利用效率和整体效益进一步提高，基层医疗卫生机构诊疗量占总诊疗量比例明显提升，就医秩序更加合理规范。

（二）2019 年组建市级总医院

2019 年，在整合县级总医院的基础上，组建市级总医院，实现市域内医疗资源进一步整合共享，基层医疗服务能力有效提升，不同级别、不同类别医疗机构间建立目标明确、权责清晰的分工协作机制，为患者提供较为全面的医疗卫生服务，逐步建立基层首诊、双向转诊、急慢分治、上下联动的分级诊疗模式。

六、强化保障

（一）强化组织领导

市里成立市总医院筹建工作领导小组，由市政府分管领导担任组长，市直有关单位和各县（市、区）政府主要领导为成员，下设办公室，挂靠市卫计委，负责市总医院的具体筹建工作。各县（市、区）成立由政府主要领导担任组长的县级总医院筹建领导小组，具体负责辖区内医疗卫生机构整合，以及参与市总医院组建对接工作。各地要参照本意见抓紧制定当地组建总医院的实施方案，明确目标任务及序时进度，确保按时、保质完成工作任务。各地制定的实施方案要上报市总医院筹建领导小组审批后方可实行。

（二）强化经费保障

市总医院成立后，市、县、乡三级政府举办公立医院的主体责任不变，各级财政要加大对公立医院的投入，确保政府投入的增长幅度略高于财政经常性支出增长幅度。对于公立医院改革中各级政府应承担的投入，如医院基本建设、大型设备购置、重点学科发展、人才培养、政策性亏损（含实行药品零差率财政补助资金）、承担公共卫生服务任务、人员基本工资财政“托底”、化解历史债务等，各级财政应按有关规定和标准纳入预算。同时，建立向省上和中央争取项目资金的机制。

（三）强化政策支持

各县（市、区）党委、政府和市直有关单位要从有利于市总医院及成员单位发展出发，突破原有的体制、机制，为市总医院内医疗卫生机构一体化管理提供相应的政策支持和保障，对市总医院成员单位在编制、人才流动、多点执业、医疗保障等提供优惠政策，允许市总医院各成员单位按编制总量控制原则，自主安排用编计划；要按照各自职责支持市总医院组建工作，及时研究解决市总医院及成员单位发展中遇到的困难和问题，加强指导和帮扶，推动市总医院稳步发展。

（四）强化舆论宣传

各级各有关部门要组织开展组建市级总医院和县级总医院工作目的、意义和政策措施的宣传工作，充分调动广大医务人员参与改革的积极性和主动性，全力争取广大群众和社会各界对组建总医院工作的理解与支持，为改革平稳顺利实施营造良好舆论氛围。

（五）强化指导督查

市委、市政府和市总医院筹建领导小组将对总医院工作开展经常性督导，及时了解工作中出现的新情况、新问题，有针对性地提出改进建议，增强工作的主动性、预见性和创造性，确保按时完成组建市总医院各阶段工作。

中共三明市委

三明市人民政府

2017 年 4 月 6 日

中共三明市委机构编制委员会关于印发《三明市公立医院机构编制备案制管理办法》的通知

明委编〔2020〕31 号

市直各单位，各县（市、区）委编委：

《三明市公立医院机构编制备案制管理办法》经市委机构编制委员会办公室审核，市委机构编制委员会审定，现予印发。

中共三明市委机构编制委员会

2020 年 7 月 28 日

三明市公立医院机构编制备案制管理办法

第一章　总则

第一条　为深化医药卫生体制改革和公立医院综合改革，落实公立医院用人自主权，根据《中央编办关于创新事业单位机构编制管理方式的意见》和《中共福建省委、福建省人民政府印发 < 关于加快医疗卫生事业发展的实施意见 > 的通知》以及《三明市人民政府办公室关于建立现代医院管理制度的实施意见》等精神，结合三明实际，制定本办法。

第二条　本办法所称公立医院，是指全市二级以上公立医院。

第三条　本办法所称机构编制备案制管理（以下简称“备案制管理”），是指公立医院在核定机构编制总量内的人员编制结构调整、人员编制使用、内设机构调整等事项按规定报同级机构编制部门备案。

第四条　公立医院备案制管理应当遵循事业单位分类改革要求，以强化公益属性，激发内在活力为目标，以部门协同、措施配套为支撑，创新公立医院人员编制结构调整、人员编制使用、内设机构调整的管理方式，为深化公立医院改革、促进医疗卫生事业发展提供有效的机构编制保障，总院医共体范围内同层级、同经费渠道的事业编制可以根据工作需要相互调整使用。超出机构编制总量的人员编制结构调整、人员编制调整、内设机构调整事项仍按规定权限和程序报批。

第二章 报送备案

第五条 纳入备案制管理的机构编制是指根据不同的公立医院等级、类型、床位数和机构编制核定标准，经同级机构编制委员会（以下简称“同级编委”）核定的机构编制数。

第六条 公立医院可在同级编委核定的人员编制总量内调整人员编制结构，并根据国家、省、市规定的岗位设置权限、程序和结构比例、岗位等级标准，设置行政管理、专业技术和工勤等类别的岗位，专业技术岗位占单位岗位总量的比例原则上不得低于85%，行政管理岗位和少量特殊工勤技能岗位不得超过15%。人员编制结构调整，应经同级卫健部门同意后，在5个工作日内报同级机构编制、人社部门备案。

第七条 公立医院要结合行业特点，全面落实人员聘用制度和岗位管理制度，变身份管理为岗位管理；积极推行后勤服务社会化，逐步压缩使用事业编制的工勤人员岗位。

第八条 公立医院在同级编委核定的人员编制总量内的用编计划、岗位设置方案和竞聘上岗实施方案等经同级卫健部门同意后，分别报同级机构编制、人社部门备案后组织实施。

第九条 公立医院根据人社部门核准的招聘计划，对新招聘工作人员实行自主公开招聘，规范招聘程序，完善聘用合同，扩大选人范围，避免“近亲繁殖”，确保招聘工作公开公平公正，并接受人社、卫健等相关部门的监督管理。

第十条 县（市、区）属公立医院人员逆向调入市属公立医院的，用编计划在报市委编办备案后，按照明委办〔2019〕35号文件规定办理。

第十一条 同级公立医院之间在编在岗人员发生人事关系变动的，在15个工作日内将人员变化情况经同级卫健部门同意后，报同级机构编制、人社部门备案，并办理出入编、调动手续。

第十二条 公立医院在同级编委核定的内设机构限额内的党政内设机构设置、更名、整合、撤销，应在5个工作日内将变动情况经同级卫健部门同意后，报同级机构编制部门备案。

第十三条 实行备案制管理的公立医院应依托“福建省机构编制管理信息系统”，实行实名制管理，及时更新人员变动信息数据、人员编制结构变动信息数据、内设机构调整信息数据链，确保信息数据及时更新、可查询。

第三章 监督管理

第十四条 公立医院备案制管理文件资料由同级机构编制、人社、卫健部门和公立医院分别存档，机构编制部门应定期会同卫健、人社等部门对备案制管理情况进行监督检查。

第十五条 对不按规定进行备案或违反规定调整机构编制事项的公立医院，同级机构编制部门可责令其限期改正；逾期不改正的，由同级机构编制部门取消其备案制管理资格。

第十六条　机构编制部门负责公立医院备案制管理工作，加强对公立医院备案事项的事中事后监管；财政、人社、卫健等部门负责加强政策衔接，共同做好备案制管理的相关工作；公立医院负责做好备案制管理的具体组织实施工作。

第十七条　机构编制、财政、人社、卫健等部门要加强协调配合，完善相关配套措施，形成推动公立医院备案制管理工作的整体合力。

第四章　附则

第十八条　本办法由中共三明市委机构编制委员会办公室负责解释。

第十九条　本办法自印发之日起施行。

三明市医改领导小组关于印发三明市医防协同融合工作实施方案（试行）的通知

明医改组〔2020〕7 号

各县（市、区）医改领导小组，市医改领导小组成员单位：

现将《三明市医防协同融合工作实施方案（试行）》印发给你们，请认真抓好落实。

三明市医疗领导小组

2020 年 8 月 6 日

三明市医防协同融合工作实施方案（试行）

根据全市医防协同融合暨疾控机构综合改革工作现场会精神，为加快“以治病为中心”向“以健康为中心”转变，构建区域健康管护组织（总医院），探索以区域健康管护组织（总医院）为平台，推进医疗服务与公共卫生服务协同融合发展，建立健全完善医防协同融合体系，切实将健康服务重心由后端的医疗向前端的预防转移，为群众提供全方位全生命周期的卫生与健康服务，特制定本方案。

一、工作目标

以习近平新时代中国特色社会主义思想为指导，认真贯彻落实全国卫生与健康大会精神和习近平总书记关于卫生健康和深化医改的重要指示批示，坚持以人民健康为中心，以改革创新为动力，以县域范围内常见病、多发病和重大疾病防治为重点，以健康促进和健康管理为手段，在总结试点地区疾控系统综合改革和各总医院（医共体）、妇幼保健院、皮肤病医院、精神专科医院开展医防协同融合试点经验的基础上，在全市范围内全面建立分级指导、健康管理、协同服务、利益共享、责任共担的医防协同融合机制，控制疾病危险因素，提升全民健康素养，推进全人群、全过程的预防、保健、医疗、慢病管理、康复等一体化健康服务，降低重点人群发病风险，实现由以治病为中心向以健康为中心转变，促进全生命周期健康，提高居民人均期望寿命。

二、实施范围

市区医共体，各县（市）总医院，各级疾病预防控制中心、妇幼保健院、公立精神卫生专科医院和皮肤病医院。

三、工作任务

（一）建立医防协同融合运行机制

1. 建立人员队伍协同融合机制。由各总医院和市区医共体牵头设立“医防协同融合办公室”，总医院（医共体）、疾控中心分别派驻人员到医防协同融合办公室，统一调度总医院及各基层分院和疾控中心、妇幼保健院、精神卫生等医疗卫生机构相关人员，协同推进医防协同融合。

2. 建立服务项目协同融合机制。各地可以参照医防协同融合项目清单（详见附件 1），确定本辖区医防协同融合项目清单并签订服务协议，做到规定动作不走样、自选动作有创新，做实基本公共卫生服务项目、传染病防治、免疫规划、妇女儿童保健、性病艾滋病防治、麻风病防治、慢性病管理、健康教育、疾病相关监测等工作，实现工作衔接联动、服务整合连续、人员柔性流动，为公众提供多层次、多维度的疾病防治服务。

3. 建立医防资源协同融合机制。推动总医院与疾病预防控制、精神卫生、妇幼保健等资源融合发展，落实区域慢性病防治、妇幼保健、精神卫生、医养结合、免疫规划管理和预防接种服务、筛查与体检平台、健康教育等公共卫生与医疗资源一体化管理，提升实验室检查检测能力，推进实验室共享，检查检测结果互认。推动区域内专业公共卫生机构与医疗机构数据互联互通，构建全民健康信息平台。

4. 建立医防协同融合工作机制。专业公共卫生机构与医疗机构要建立健全分工协作、优势互补、业务融合的合作机制。开展常见病、多发病和重大疾病及其危险因素监测和流行病学调查、综合防控干预策略与措施；切实承担常见病、多发病和重大疾病病例登记报告、危重急症病人诊疗工作，推动医疗资源、医疗及公共卫生人才、疾病病种三下沉，实施人群健康促进、高危人群发现和指导、患者干预和随访管理等基本公共卫生及医疗卫生服务，推进常见病、多发病和重大疾病的防、治、管整体融合发展。

5. 建立医防协同融合培训机制。有计划、有重点地开展公共卫生专业人员、医务人员互训工作，提高医务人员的公共卫生知识素养和公共卫生专业人员临床诊疗知识水平，不断优化知识结构。专业公共卫生机构和医疗机构要定期组织医务人员、公共卫生专业人员开展强化实践能力训练，培养一支“懂预防、懂治疗、能应急、能常态”的复合型人才队伍。

6. 建立医防协同融合考核机制。将健康融入所有政策，建立健全医防协同融合工作考核机制，制定专项考核标准（详见附件 2），在考核形式上，与公共卫生服务项目考评以及总医院年薪制考核相结合，一同进行，考核结果与专业公共卫生机构绩效工资、总医院工资总量核定挂钩。

（二）开展“四全”健康管理行动

以县域范围内常见病、多发病和重大疾病防治为重点，构建“预防、医疗、慢性病管理、康复”一体化医疗协同融合服务模式，努力实现全民健康。

1. 全覆盖健康筛查。以健康管理团队为主，采取“1+N”模式，融合公共卫生、街道社区等人员，选择 1～2 个社区开展网格化全面摸排居民健康状况，加大对疾病的早发现、早诊断、早治疗和规范管理，并在此基础上，逐步推广至辖区全人群。

2. 全过程健康干预。在健康筛查的基础上，实施常见病、多发病和重大疾病等高危人群患病风险评估和危险因素干预指导，全面推行医疗处方、运动处方、饮食处方、心理处方和疫苗处方“一病五方”制度，通过规范管理和行为干预，减少和延缓疾病并发症的发生，实现少得病、晚得病、不得大病的预期。一是开展超重肥胖、血压血糖升高、血脂异常等慢性病高危人群的患病风险评估和干预指导，提供合理饮食、科学运动、中医养生保健、体质辨识等咨询服务。二是加快推动数字化预防接种门诊建设，鼓励重点人群和高危人群接种成本效益较好的肺炎、流感、手足口病等非免疫规划疫苗。三是贯彻零级预防理念，设立校园健康讲堂，全面加强幼儿园、中小学营养均衡、口腔保健、视力保护、肥胖、龋齿等健康知识和行为方式教育，实现预防工作的关口前移。四是加强妇儿保健全程管理服务，落实妇女“两癌”检查、基本避孕服务及新生儿疾病筛查等妇幼健康公共卫生服务；做实 0—6 岁儿童健康管理，推进儿童早期发展促进服务；阻断艾滋病、梅毒、乙肝母婴传播，以科学备孕、孕产期保健、安全分娩为重点，降低孕产妇、婴幼儿死亡率。五是探索开展集疾病预防、风险评估、跟踪随访、干预指导于一体的职业健康管理服务，以尘肺病防治攻坚行动为主线，推进粉尘危害专项治理、职业健康监管、防治技术能力提升。六是深化“三位一体”新型结核病防治服务模式，健全疾控机构、定点医疗机构、基层医疗机构分工明确、协调配合的服务体系，提高结核病防治服务能力，实现早发现并全程规范治疗，提供系统连续的预防、治疗、康复等防治服务，降低肺结核传播蔓延风险，减少全人群感染率。七是加强社会心理服务体系建设，搭建基层心理服务平台，积极开展普通人群心理健康教育及特殊人群的日常心理疏导和干预工作。完善严重精神障碍综合管理体系，做好严重精神障碍患者日常发现、登记报告、随访管理、危险性评估、服药指导、心理支持等工作。

3. 全人群健康管控。引导树立“每个人是自己健康第一责任人”的理念，促进群众形成健康的行为和生活方式，构建自我为主、人际互助、医防支持的全人群健康管理模式。

开展常见病、多发病和重大疾病的疾病谱分析，以推进慢性病“一体化”管理为抓手，推广尤溪县“分区、分级、分类、分标”和市中西医结合医院“积分制”慢性病管理经验等做法，完善社区网格化管理，落实家庭医生签约履约服务，推进病人主动参与规范化管理和健康服务，加强主动随访、健康检测、健康档案的管理和居民健康信息的收集，实施“四早”措施（早筛查、早干预、早诊断、早治疗），特别是重视老年人常见慢性病、口腔疾病、心理健康的指导与干预，降低人群发病风险，打好慢性病管理攻坚战。

4. 全天候健康知识普及。建立健全健康教育体系，普及健康科学知识，教育引导群众树立正确的健康观。组织专家编制科学实用的常见病、多发病和重大疾病防治知识和信息指南，向社会发布；广泛宣传合理膳食、适量运动、戒烟限酒、心理平衡等健康科普知识，倡导“三减三健”，规范疾病防治健康科普管理，同时充分利用主流媒体和新媒体开展形式多样的慢性病防治宣传教育，专业公共卫生机构、医疗机构共同组建健康科普讲师团，以基本医疗、妇幼保健、中医养生、心理健康、慢性病和传染病防治等内容为核心，编制有关健康教育讲座课题清单，采取“你点我讲”菜单方式，针对不同人群特点和健康需求，选择健康教育授课专家和授课内容，增强健康教育的针对性；建设健康科普网络直播平台，定期开展健康知识宣讲直播，提高城乡居民健康知识知晓率和健康行为形成率，切实提升居民健康素养水平。

（三）推进医防数据信息共享

实现专业公共卫生机构与医疗机构信息系统数据融合，建立数据共享、共用的工作机制。构建远程医疗体系，发挥互联网医院效能，实现远程健康服务管理，建设集信息收集、综合健康评估和健康管理服务的信息化管理系统，实现医防数据共享、慢性病数据互联、疫情监测数据互通，通过构建一个覆盖全生命周期的全民健康信息平台，提高医防信息利用率和对各类疾病发病趋势的预警监控能力。

1. 突出数据信息整合。利用公共卫生机构与医疗机构信息整合平台收集数据，以高血压、糖尿病等慢性病为突破口，以心脑血管疾病、癌症、尘肺病早期筛查干预为切入点，每月对数据进行分析、评估，为开展慢性病管理、疾病早期预警与干预提供数据支撑，持续提升疾病管理质量，提高信息利用率和对各类疾病发病趋势的预警监控能力。

2. 突出传染病预测预警。要抓好疫情分析研判和预警，重点加强对新冠肺炎、艾滋病、流感、手足口病、登革热、结核病、水痘等传染病及可疑病例的监测；定期、不定期编制疫情动态简报，通过医防融合办下发给医疗机构，对重点传染病及可疑病例进行风险提示，采取有效的防治措施，降低传播风险。医疗机构要发挥好病例报告的前哨阵地作用，要加强对哨点医疗机构人员的规范化培训和管理，提升传染病预警报告能力，做好传染病及可疑病例排查，及早识别疑似病例和新发传染病。

3. 突出数据推广应用。以县为单位，基本摸清辖区内主要常见病、多发病和重大疾病状况、影响因素和疾病负担，开展营养和慢性病危险因素健康干预与疾病管理队列研究。运用大数据等技术，加强信息分析与利用，掌握常见病、多发病和重大疾病流行规律及特点，确定主要健康问题，为制定慢性病防治政策与策略提供循证依据。

（四）统筹推进相关工作

1. 加快专业公共卫生机构改革。各地要参照市政府办公室《关于印发三明市疾病预防控制中心综合改革方案（试行）的通知》（明政办〔2019〕53 号）和三明市深化医药卫生体制改革领导小组《关于将部分专业公共卫生单位纳入公立医院综合改革范畴的若干意见》（明医改组〔2017〕9 号）精神，及时研究出台切合本地实际的疾病预防控制中心综合改革方案和专业公共卫生机构改革方案，加快推进疾控中心人事管理、薪酬分配、绩效考核、对外开展技术服务等措施落实，推进其他专业公共卫生机构薪酬制度改革，加强妇幼卫生、精神卫生、皮肤健康等能力建设，激发内生活力，增强工作动力，助推医防协同融合。

2. 加快重点疾病课题研究。加强常见病、多发病和重大疾病防治基础研究、应用研究和转化医学研究，重点对位居全市疾病谱前几位的病种及其危险因素筛查进行课题研究，掌握其危险因素的流行状况和变化趋势，为制定预防控制策略和措施提供科学依据。

3. 发挥中医治未病优势。针对中医药具有优势的慢性病病种，充分发挥“中医治未病”养生理论和技术方法的健康文化独特优势，总结形成慢性病中医健康干预方案，制定中医治未病服务项目并推广应用。大力推广传统养生健身法，为人民群众提供全周期的中医健康服务。

四、保障措施

（一）强化组织保障

各县（市、区）要成立医防协同融合工作领导小组并下设领导小组办公室，加强医防协同融合工作的统筹推进和综合协调。认真落实开展医防协同融合工作的责任，制定具体实施方案，签订项目清单，明确职责分工，建立沟通协作机制，推进医防协同融合工作有序开展。

（二）强化责任分工

针对医防协同融合工作任务，各县（市、区）要细化目标，结合本地实际，切实做好统筹谋划与重点突破相结合，增强工作的针对性和实效性，不折不扣地抓落实，确保各项工作任务全面推进。

（三）强化投入保障

在确保各县（市、区）财政对专业公共卫生机构投入只增不减的前提下，积极推进公共卫生工作与总医院（医共体）建设的深度融合。完善医防协同融合经费管理制度，开展基本公共卫生服务相关技术指导有关经费可从健康促进经费中列支，保障重点疾病课题研究经费。

（四）强化督查考核

各县（市、区）医防协同融合工作领导小组办公室负责日常考核督办工作，市医改领导小组负责年终考核，考核结果纳入全年绩效考核评价体系。

附件 1

2020 年三明市医防协同融合项目清单

序号	项目名称	项目内容		责任单位（第一位为牵头单位）
1	设立“医防协同融合办公室”	由总医院（医共体）院长担任“医防协同融合办公室”主任，疾控中心主任担任办公室副主任，总医院（医共体）、疾控中心分别派驻人员到医防协同融合办公室，建章立制，协同推进医防协同融合		总医院（医共体）、疾控中心
2	资源共享	双方实验室共享，推进检查检测结果互认，提升实验室检查检测能力		总医院（医共体）、疾控中心
3	建立培训机制	制定医疗与预防专业培训规划，有计划、有重点地开展公共卫生专业人员强化实践能力训练，培养一支“懂预防、懂治疗、能应急”的复合型人才队伍		总医院（医共体）、专业公共卫生机构
4	开展“四全”健康管理行动	全覆盖健康筛查	组建健康管理团队，选择 1～2 个社区开展网格化全面摸排居民健康状况，建立健康档案	总医院（医共体）、疾控中心
		全天候健康知识普及	组建健康科普讲师团	疾控中心、总医院（医共体）
			编制科学实用的常见病、多发病和重大疾病防治知识和信息指南，向社会发布，广泛宣传合理膳食、适量运动、戒烟限酒、心理平衡等健康科普知识，规范疾病防治健康科普管理	总医院（医共体）、疾控中心
			采取“你点我讲”菜单方式，针对不同人群特点和健康需求，选择健康教育授课专家和授课内容；建设健康科普网络直播平台，定期开展健康知识宣讲直播	总医院（医共体）、疾控中心
		全人群健康管控	开展常见病、多发病和重大疾病的疾病谱分析	总医院（医共体）、疾控中心
			试点社区全人群实施“分区、分级、分类、分标、积分制”慢性病管理，落实家庭医生签约履约服务，实施“四早”措施。重点加强老年人常见慢性病、口腔疾病、心理健康的指导与干预	总医院（医共体）、疾控中心
		全过程健康干预	落实国家规定的基本和重大公共卫生服务项目	总医院（医共体）、专业公共卫生机构

（续表）

序号	项目名称	项目内容	责任单位（第一位为牵头单位）
		在试点社区开展超重肥胖、血压血糖升高、血脂异常等慢性病高危人群的患病风险评估和干预指导，提供合理饮食、科学运动、中医养生保健、体质辨识等咨询服务。全面推行医疗处方、运动处方、饮食处方、心理处方和疫苗处方“一病五方”制度	总医院（医共体）、疾控中心
		推动数字化预防接种门诊建设，鼓励重点人群和高危人群接种成本效益较好的肺炎、流感、手足口病等非免疫规划疫苗	总医院（医共体）、疾控中心
		加强妇儿保健全程管理服务人人均等化，落实妇女“两癌”检查、基本避孕服务及新生儿疾病筛查等妇幼健康公共卫生服务；做实0—6岁儿童健康管理，推进儿童早期发展促进服务；阻断艾滋病、梅毒、乙肝母婴传播，以科学备孕、孕产期保健、安全分娩为重点，降低孕产妇、婴幼儿死亡率	妇幼保健机构、总医院（医共体）
		设立校园健康讲坛，加强幼儿园、中小学营养均衡、口腔保健、视力保护、肥胖、龋齿常见病健康知识和行为方式教育，心理健康知识教育	总医院（医共体）、疾控中心、精神专科医院、妇幼保健院
		开展集慢性病预防、风险评估、跟踪随访、干预指导于一体的职工健康管理服务，推进粉尘危害专项治理、职业健康监管、防治技术能力提升	总医院（医共体）、疾控中心、监督
		深化“三位一体”新型结核病防治服务模式，提供系统连续的预防、治疗、康复等防治服务	总医院（医共体）、疾控中心
		加强社会心理服务体系建设，搭建基层心理服务平台，开展普通人群心理健康教育及特殊人群的日常心理疏导和干预工作。提升心理健康核心知识知晓率，完善严重精神障碍综合管理体系，做好严重精神障碍患者日常发现、登记报告、随访管理、危险性评估、服药指导、心理支持等工作	精神专科医院、总医院（医共体）
5	推进医防数据信息共享	实现县域医疗平台（总医院集成平台）与基层卫生信息系统的互联互通，构建一个覆盖全生命周期的全民健康信息平台。开放健康数据接口，实现医防数据共享、慢性病数据互联、疫情监测数据互通	卫健行政部门、总医院（医共体）、疾控中心、妇幼保健院

（续表）

序号	项目名称	项目内容	责任单位（第一位为牵头单位）
		每月开展慢病数据分析、评价、运用，为开展慢病管理、疾病早期预警与干预提供参考数据支撑	疾控中心
		传染病预测预警，发挥医疗机构发现病例的前哨阵地作用，规范哨点医疗机构人员培训和管理，提升传染病预警报告能力，做好传染病及可疑病例排查，及早识别疑似病例和新发传染病	总医院（医共体）、疾控中心
		抓好疫情研判和风险预警，重点加强对新冠肺炎、艾滋病、流感、手足口病、登革热、结核病、水痘等传染病及可疑病例的监测，开展疫情分析研判和预警。定期、不定期编制疫情动态简报，对重点传染病及可疑病例进行风险提示	疾控中心
6	加快专业公共卫生机构改革	出台切合本地实际的疾病预防控制中心综合改革方案和专业公共卫生机构改革方案，加快推进疾控机构人事管理、薪酬分配、绩效考核、对外开展技术服务等措施落实；推进其他专业公共卫生机构薪酬制度改革	卫健行政部门、专业公共卫生机构
7	加快重点疾病课题研究	对位居全市疾病谱前几位的病种及其危险因素筛查进行课题研究，掌握其危险因素的流行状况和变化趋势，为制定预防控制策略和措施提供科学依据	总医院（医共体）、疾控中心
8	发挥中医治未病优势	制定中医治未病服务项目并推广应用。大力推广传统养生健身法，为人民群众提供全周期的中医健康服务	总医院（医共体）

附件 2

2020 年三明市医防协同融合工作考核标准

考评项目	考评标准及计分		考核方法和指标说明	分值（分）
1. 设立“医防协同融合办公室”（4 分）	各县（市、区）总医院（医共体）牵头设立“医防协同融合办公室”，由总医院（医共体）院长担任办公室主任，疾控中心主任担任办公室副主任。总医院（医共体）、疾控中心分别派驻人员到医防协同融合办公室，统一调度总医院、各基层分院和疾控中心、妇幼保健院、精神卫生等医疗卫生机构相关人员，协同推进医防融合得 1 分，未成立不得分，派专人驻点得 1 分；制定规章管理制度、定期召开例会，得 1 分；驻点人员起到沟通、协调作用得 1 分，工作落实不力，酌情扣分		现场查阅佐证材料	4
2. 资源共享（2 分）	提升实验室检查检测能力，推进实验室共享，检查检测结果互认。制定共享项目清单并开展得 2 分，落实不到位，酌情扣分		现场查阅佐证材料	2
3. 建立培训机制（4 分）	有计划、有针对性开展公共卫生专业人员、医务人员互训工作得 2 分；定期不定期组织医务人员、公共卫生专业人员开展实践能力强化训练，培养一支“懂预防、懂治疗、能应急、能常态”的复合型人才队伍，得 2 分，落实不到位，酌情扣分		现场查阅佐证材料	4
4. 开展“四全”健康管理行动（62 分）	全覆盖健康筛查	以健康管理团队为主，采取“1+N”模式，融合公共卫生、街道社区等人员得 1 分，选择 1～2 个社区开展网格化全面摸排居民健康状况得 3 分，未开展不得分，未全面筛查酌情扣分	现场查阅佐证材料	4
	全天候健康知识普及	组建健康科普讲师团得 1 分，编制有关健康教育讲座课题清单，采取“你点我讲”菜单方式，每月针对不同人群特点和健康需求，选择健康教育授课专家和授课内容，得 1 分，少一次扣 0.2 分；建设健康科普网络直播平台，每月开展健康知识宣讲直播不少于1次，得 1 分，少一次扣 0.1 分。全民居民健康素养水平较往年有所提高得 1 分，降低不得分	现场查阅佐证材料	4
		编制科学实用的常见病、多发病和重大疾病防治知识和信息指南，向社会发布得 2 分，未开展不得分；广泛宣传合理膳食、适量运动、戒烟限酒、心理平衡等健康科普知识，倡导“三减三健”，规范疾病防治健康科普管理得 2 分，一项未开展扣 0.5 分	现场查阅佐证材料	4

（续表）

考评项目		考评标准及计分	考核方法和指标说明	分值（分）
		开展常见病、多发病和重大疾病的疾病谱分析，得2分，工作落实不力，酌情扣分	现场查阅佐证材料	2
	全人群健康管控	试点社区实施全人群“分区、分级、分类、分标、积分制”慢性病管理得1分，落实家庭医生签约履约服务得1分，开展老年人常见慢性病、口腔疾病、心理健康的指导与干预得1分。提升慢性病患者健康管理水平得1分，全人群规范管理率不低于90%，得1分，试点社区高血压、2型糖尿病患者住院人数较往年同期相比有所下降，得1分，医疗总费用下降，得1分。以上工作未落实，酌情扣分	现场查阅佐证材料	7
		落实国家规定的基本和重大公共卫生服务项目得5分，依据专项检查，按百分制年终考核85分以上得5分，每减少1分扣1分，80分以下不得分	现场查阅佐证材料及专项考核情况	5
		在试点社区开展超重肥胖、血压血糖升高、血脂异常等慢性病高危人群的患病风险评估和干预指导得1分，提供合理饮食、科学运动、中医养生保健、体质辨识等咨询服务得1分，相关高危人群患病率有所下降得2分，一类人群患病率升高扣1分，全面推行医疗处方、运动处方、饮食处方、心理处方和疫苗处方“一病五方”制度得2分，一种处方没开展扣0.5分，工作落实不力，酌情扣分	现场查阅佐证材料	6
	全过程健康干预	开展数字化预防接种门诊建设，每个县（市、区）推进1家数字化预防接种门诊建设，得2分；推广非免疫规划疫苗接种工作，非免疫规划疫苗（流感、肺炎）较2019年接种针次数提升20%，得2分，每少1%扣0.1分，扣完为止。建立疫苗追溯系统，系统覆盖率≥90%，疫苗从市、县、乡直至受种者全程可追溯。重大影响疫苗异常反应时间调查报告率≥90%，得2分，未达到指标不得分	现场查阅佐证材料	6
		加强妇儿保健全程管理服务人人均等化，妇女“两癌”检查完成年度应完成数的得2分；新生儿访视率、儿童健康管理率分别≥85%得1分，一项不达标扣0.5分；孕产妇孕期艾滋病、梅毒、乙肝检测率≥95%，艾滋病、梅毒感染孕产妇治疗率≥90%，所生儿童预防性治疗率≥90%得3分，一项不达标扣1分		6

（续表）

考评项目	考评标准及计分	考核方法和指标说明	分值（分）
	在学校设立校园健康讲堂得1分，开展幼儿园、中小学营养均衡、口腔保健、视力保护、肥胖、龋齿常见病健康知识和行为方式教育得1分，青少年近视率低于全市平均水平得1分，高于不得分，学生肥胖龋齿较往年相比有所降低得1分，高于不得分	现场查阅佐证材料	4
	开展集慢性病预防、风险评估、跟踪随访、干预指导于一体的职工健康管理服务，推进粉尘危害专项治理、职业健康监管、防治技术能力提升。落实2020年尘肺病攻坚行动实施方案工作措施，粉尘危害项目危害申报率、定期检测率、健康检查率、培训率、“三同时”实施率、监督检查率达到95%以上得5分，一项未达到扣1分，扣完为止	现场查阅佐证材料	5
	深化“三位一体”新型结核病防治服务模式，提供系统连续的预防、治疗、康复等防治服务。落实三明市结核病防治规划（2018—2020年），加强学校结核病防治工作，开展培训和质量控制，辖区内结核病流行病学调查和疫情处置得1分；开展耐多药筛查检测工作得1分；病原学阳性率≥50%，肺结核患者成功治疗率、规范管理率达到90%以上，得3分	现场查阅佐证材料	5
	加强社会心理服务体系建设，搭建基层心理服务平台，开展普通人群心理健康教育及特殊人群的日常心理疏导和干预工作，完善严重精神障碍综合管理体系，做好严重精神障碍患者日常发现、登记报告、随访管理、危险性评估、服药指导、心理支持等工作，在册率（‰）、管理率（%）、规范管理率（%）、服药率（%）、规律服药率（%）、精神分裂症服药率（%）、面访率（%）较往年有所提升，并达到全省平均水平以上得2分，低于全省平均水平一个指标扣0.5分。普通人群心理健康核心知识知晓率城市、农村分别高于70%、50%得2分，低于不得分	现场查阅佐证材料	4
5. 推进医防数据信息共享（15分）	实现县域医疗平台（总医院集成平台）与基层卫生信息系统的互联互通，构建一个覆盖全生命周期的全民健康信息平台。开放健康数据接口，实现医防数据共享、慢性病数据互联、疫情监测数据互通得3分，根据实绩、实施进度和配合程度，酌情扣分	现场查阅佐证材料	3
	开展慢病数据分析实施每月分析、评价、运用，为开展慢病管理、疾病早期预警与干预提供参考数据支撑得4分，少1个月扣0.5分，扣完为止。分析报告质量不高，酌情扣分	现场查阅佐证材料	4

（续表）

考评项目	考评标准及计分	考核方法和指标说明	分值（分）
	传染病预测预警，发挥医疗机构发现病例的前哨阵地作用，开展哨点医疗机构人员培训和管理得 1 分，提升传染病预警报告能力，做好传染病及可疑病例排查，及早识别疑似病例和新发传染病，得 2 分，发现漏报 1 例扣 1 分，扣完为止	现场查阅佐证材料	3
	抓好疫情研判和风险预警，重点加强对新冠肺炎、艾滋病、流感、手足口病、登革热、结核病、水痘等传染病及可疑病例的监测，开展疫情分析研判和预警得 3 分，未开展 1 项扣 0.5 分，扣完为止。每月编制疫情动态简报，对重点传染病及可疑病例进行风险提示得 2 分，少一份扣 0.5 分，扣完为止	现场查阅佐证材料	5
6. 加快专业公共卫生机构改革（6 分）	出台切合本地实际的疾病预防控制中心综合改革方案和专业公共卫生机构改革方案得 2 分，疾控机构落实人事管理、薪酬分配绩效考核、对外开展技术服务等措施得 2 分，推进其他专业公共卫生机构薪酬制度改革得 2 分，酌情扣分	现场查阅佐证材料	6
7. 加快重点疾病课题研究（4 分）	对位居全市疾病谱前几位的病种及其危险因素筛查进行课题研究，掌握其危险因素的流行状况和变化趋势，为制定预防控制策略和措施提供科学依据。开展课题设计得 1 分，形成研究方案得 1 分，课题研究结果具有指导意义得 2 分，研究工作不落实，酌情扣分。	现场查阅佐证材料	4
8. 发挥中医治未病优势（3 分）	制定慢性病中医健康干预方案并实施得 1 分，开展中医治未病服务项目并推广应用得 1 分，大力推广传统养生健身法得 1 分，为人民群众提供全周期的中医健康服务，工作不落实，酌情扣分	现场查阅佐证材料	3

三明市医改领导小组批转中共三明市委编办等四部门关于深化紧密型县域医共体人员管理意见的通知

明医改组〔2023〕4 号

各县（市、区）医改领导小组，市医改领导小组各成员单位：

三明市医改领导小组同意中共三明市委编办、三明市财政局、三明市人社局、三明市卫健委《关于深化紧密型县域医共体人员管理的意见》，现转发给你们，请认真贯彻执行。

三明市医改领导小组

2023 年 9 月 13 日

关于深化紧密型县域医共体人员管理的意见

中共三明市委编办　三明市财政局　三明市人社局　三明市卫健委

根据《中共中央办公厅 国务院办公厅印发〈关于进一步完善医疗卫生服务体系的意见〉的通知》（中办发〔2023〕10 号）、《中共中央办公厅 国务院办公厅印发〈关于进一步深化改革促进乡村医疗卫生体系健康发展的意见〉的通知》（厅字〔2023〕3 号）、《中共三明市委机构编制委员会关于印发〈三明市公立医院机构编制备案制管理办法〉的通知》（明委编〔2020〕31 号）、《中共三明市委 三明市人民政府关于开展总医院组建工作的意见》（明委〔2017〕21 号）精神，为进一步深化我市医药卫生体制改革，优化整合和有效利用县域医疗卫生资源，提升基层医疗卫生服务能力和保障水平，加快推进紧密型县域医共体建设，在编制使用、人员招聘、人事安排等方面赋予其更多自主权，结合我市实际，现就深化紧密型县域医共体人员管理提出以下意见。

一、总体要求

认真贯彻落实习近平新时代中国特色社会主义思想和党的二十大精神，践行新时代党的卫生与健康工作方针，深化医药卫生体制改革，推动医疗卫生资源合理配置和有序流动，推进紧密型县域医共体建设，进一步促进医疗资源上下贯通，打通人员编制规范统筹使用的“最后一公里”，使总医院（医共体）真正实现“一家人”“一条心”“一本账”，努力为人民群众提供高质量的基本医疗和公共卫生服务。

二、主要任务

（一）改革编制管理方式

在保持现有各基层医疗卫生机构事业单位性质和公益属性不变的基础上，将医共体范围内的乡镇卫生院、社区卫生服务中心从由县（市、区）卫健部门管理调整到总医院（医共体）管理，并将人、财、物、事、绩、管等全部收归由总医院（医共体）统筹管理，推动医共体内公立医疗卫生机构编制分别核定、统筹使用和管理。各总医院（医共体）的编制总量由总医院（含中医院）、乡镇卫生院、社区卫生服务中心等三个部分组成，总医院（医共体）可在核定的人员编制总量内，根据业务发展需要，统筹调剂同经费渠道的基层医疗卫生机构事业编制，经同级卫健部门审核同意，报同级机构编制部门备案后实施。县级机构编制部门应根据本区域内服务人口变化情况，每 5 年动态调整乡镇卫生院和社区卫生服务中心人员编制总量，同时确保乡镇卫生院用于专业技术人员的编制不得低于编制总额的 90%。

（二）优化人员调配管理

打通总医院（医共体）内部人员流动的壁垒，进一步优化人员调配管理。由各总医院（医共体）根据工作需要提出其在编在岗的财政核拨、财政核补事业单位人员的调配意见，经各县（市、区）医改领导小组会议研究同意，向同级卫健、编制、人社部门报备后组织实施。各总医院（医共体）负责直接办理交流人员的调配手续，各县（市、区）卫健部门要加强监督管理，规范调配程序。

1. 从总医院（医共体）交流至乡镇卫生院或社区卫生服务中心的人员，应符合以下条件之一：

(1) 经公开招聘考试进入事业单位，且近五年年度考核优秀 2 次以上或获得县级以上综合表彰奖励的；

(2) 符合我省“年度人才引进指导目录”要求或具有硕士以上学位的；

(3) 因工作需要，经上级部门任命至基层医疗卫生机构担任领导职务的，或具有中级及以上专业技术职称调配至基层医疗卫生机构担任技术骨干的。

2. 从乡镇卫生院或社区卫生服务中心交流至总医院（医共体）的人员，应具有中级专业技术职务或本科及以上学历，且需在基层医疗卫生机构工作满 5 年以上。

3. 在总医院（医共体）内曾“经费逆向”调配的人员，拟调往其他同级财政核拨单位的，需在基层医疗卫生机构工作满 3 年以上（或已满最低服务年限及其他约定的年限要求），并经同级编委会研究决定。

（三）强化财政经费保障

各总医院（医共体）要统一财务管理，实行县、乡、村公立医疗卫生机构“统一管理、集中核算、统筹运营”的财务管理制度，规范财务收支核算，完善内控制度建设，确保财务资料的真实性、完整性、合法性和合理性。各县（市、区）财政部门要按照基层医疗卫生机构核定编制总数给予人员经费保障，经相关部门核定使用的编制外人员要给予定额经费补助，经费由各总医院（医共体）统一管理。

（四）规范人员招聘方式

推动基层医疗卫生人才“县管乡用”，医共体内的人员由各总医院（医共体）统一招聘、培训、调配和管理。可根据服务人口、床位数、岗位需要等实际情况，以各总医院（医共体）名义统一招聘医技人员，规范做好跟岗培训。各总医院（医共体）要规范人员招聘程序，招聘方案经同级卫健、人社部门审核后组织实施。

三、强化各项保障

（一）加强组织领导

各县（市、区）党委、政府务必高度重视，将此项任务作为深化医改的重要内容，切实加强统筹协调，压实部门责任，形成工作合力，不断提高编制使用效率，建立能进能出、能上能下的灵活用人机制，优化医疗卫生资源配置。

（二）明确职责分工

各相关部门要共识共为，共同为总医院（医共体）人员编制统筹管理提供相应政策支持和保障。各级编制、人社部门负责落实编制、调配、人事薪酬制度改革等事项；财政部门要按基层医疗卫生机构编制总数给予人员经费保障，承担财政“托底”职责；卫健部门要加强对各总医院（医共体）的指导和监督，及时研究解决执行过程中遇到的困难和问题；各总医院（医共体）要及时强化制度建设，严格规范各项工作流程，有序推动内部人员优化整合。

（三）强化跟踪督促

本文件适用于三明市县域医共体内（不含三明市第一医院、第二医院、中西医结合医院）执行。各地各有关部门在执行过程中如有相关建议，请及时反馈市卫健委（人事科）。

补充说明

本书稿涉及的三明医改所有数据、政策及相关资料，均来自于三明市医改领导小组秘书处提供的政府及相关部门报表、文件、数据平台等一手资料，编写组严格遵循原始数据与相关政策资料保密原则，按照各章节编写需求进行规范、准确、科学的采集相关数据，并认真进行分析，所有数据与政策的分析结构真实可靠，没有违背国家现行法律法规、政策文件与有关制度。

特此说明。

明　强

2025年2月13日